大動脈解離
診断と治療のStandard

編著

井元清隆
横浜市立大学附属市民総合医療センター
心臓血管センター外科教授

上田敏彦
東海大学医学部心臓血管外科教授

安達秀雄
自治医科大学附属さいたま医療センター
心臓血管外科教授

中外医学社

●執筆者 (執筆順)

圷　宏一	日本医科大学付属病院心臓血管集中治療科講師
森崎 隆幸	国立循環器病研究センター研究所分子生物学部部長
森崎 裕子	国立循環器病研究センター研究所分子生物学部室長
中島　豊	福岡赤十字病院検査部部長
中川 和憲	九州大学大学院医学研究院病理病態学講師
村井 達哉	榊原記念病院病理部部長，東京都監察医
吉野 秀朗	杏林大学医学部循環器内科教授
下川 智樹	帝京大学医学部心臓血管外科教授
長尾　建	日本大学附属駿河台病院循環器内科研究所教授
高山 守正	榊原記念病院副院長/循環器内科
安達 秀雄	自治医科大学附属さいたま医療センター心臓血管外科教授
上田 達夫	日本医科大学付属病院放射線科
林　宏光	日本医科大学付属病院放射線科病院教授
加地修一郎	神戸市立医療センター中央市民病院循環器内科医長
渡橋 和政	高知大学医学部外科学（外科二: 心臓血管外科）教授
内田 敬二	横浜市立大学附属市民総合医療センター心臓血管センター外科准教授
井元 清隆	横浜市立大学附属市民総合医療センター心臓血管センター外科教授
荻野　均	東京医科大学心臓血管外科主任教授
内田 直里	あかね会土谷総合病院心臓血管外科部長
上田 敏彦	東海大学医学部外科学系心臓血管外科学教授
築部 卓郎	神戸赤十字病院/兵庫県災害医療センター心臓血管外科部長
川人 宏次	自治医科大学附属病院心臓血管外科教授
安達 晃一	自治医科大学附属さいたま医療センター心臓血管外科講師
輕部 義久	横浜市立大学附属市民総合医療センター心臓血管センター外科講師
鈴木 伸一	横浜市立大学附属病院外科治療学准教授
萩谷 健一	榊原記念病院循環器内科
桃原 哲也	榊原記念病院循環器内科
北原 大翔	慶應義塾大学病院心臓血管外科
志水 秀行	慶應義塾大学病院心臓血管外科教授
倉谷　徹	大阪大学低侵襲循環器医療学教授
木村 直行	自治医科大学附属さいたま医療センター心臓血管外科講師
坂倉 建一	自治医科大学附属さいたま医療センター循環器科講師
尾﨑 健介	川崎幸病院・川崎大動脈センター
山本　晋	川崎幸病院・川崎大動脈センター　センター長
田中亜由美	川崎幸病院・川崎大動脈センター　看護科長

はじめに

　わが国における大動脈外科治療は世界のトップレベルにあり，なかでも大動脈解離においては欧米諸国に比べはるかに良好な治療成績が得られています．この良好な成績の原動力となっているのが第一線で従事されている方の疾患に対する知見，および診断と治療の技術と思われます．2013年1月にこの素晴らしい知見，技術の交換を行い，さらに大動脈解離治療のレベルを向上させるべく，大動脈解離シンポジウムが発足しました．以後毎年開催され，ご講演いただいたup-to-dateの講演内容を最新の教科書として1冊の本とすべくこの「大動脈解離―診断と治療のstandard」が誕生しました．"standard"とありますが旧来の古典的な"standard"ではなく最新の画像診断法と最新の治療方法に基づいた最新，最善の"診断と治療"のための"standard"であります．

　大動脈解離は以前に比べ一般の方にも広く知られる疾患となりました．しかしながらその発生，急速な解離進行のメカニズムについてはいまだに未知の点も多く，その最新の知見について分子生物学的な立場と病理学的な立場から解説していただきました．特に解離発生の病理については30年以上にわたって病理学的に大動脈解離をみてこられたお二人の先生に執筆をお願いしました．

　大動脈解離の臨床的診断は時として非常に困難な場合があります．これは大動脈自体の解離，破裂による症状のみならず，全身の臓器の虚血に伴う多彩な症状で発症することがあり，またこれらの症状が病状の変化とともに刻々変動する可能性のあるためです．一方で早期の診断ができないために手術の時期を逸し救命できない場合も少なくなく，昨今はこの診断の遅れによる死亡例についての医療訴訟も散見されます．本書では発症時における診断のポイント，および急速に進化しつつある画像診断法とその新たな知見による新しい大動脈解離病態の理解について解説していただきました．

　急性A型大動脈解離の手術成績はInternational Registry of Aortic Dissection（IRAD）2010年の報告で急性期手術在院死亡率24％，German Registry for Acute Aortic Dissection Type A（2011年）にて30日死亡率17％，イタリアの6施設のRegistry（2012年）にて在院死亡率21％と欧米では20％前後の死亡率であるのに対し，我が国の成績は胸部外科学会の統計で在院死亡率約11％（2011年）と良好であります．第一線で多数の急性A型解離手術を行ってこられ方々に，良好な手術成績の要因である，biological glueの使用法，送血法，体外循環法を含めた，手術に対する基本的な考え方，手術のコツとpitfall，について記述していただきました．また我が国でも死亡率が10％未満とならない大きな原因の1つが術前および術中の臓器虚血ですが，多数のご経験から良好な成績を出されている方々にこの対策について述べていただきました．

　急性B型大動脈解離においては臓器虚血症例の治療にステントグラフトをはじめとする血管内治療が導入され，低侵襲で早期に臓器再灌流が得られるため，飛躍的に早期成績が向上しました．破裂例においても限られた症例でステントグラフト治療により良好な成績が得られています．またuncomplicated type Bにおいても，従来は外科治療に比し内科的降圧治療が早期成績，遠隔期成績ともに優れているとされていましたが，企業製の胸部大動脈ステントグラフトの登場により発症後6カ月以内の比較的早期のステントグラフトによるエントリー閉鎖施行例では，内科的降圧治療のみの症例群に比べ，発症後5年の大動脈関連死亡，大動脈関連イベントともに低かったと報告されました

(INSTEAD trial).これを受けて,現在 uncomplicated type B においても内科的降圧治療から早期ステントグラフト治療へのまさに転換期にあると思われますが,uncomplicated type B におけるステントグラフト治療の risk と benefit をどのように考えるか解説していただきました.

慢性大動脈解離においては内科的降圧治療に加え,症例によって A 型,B 型ともに open surgery またはステントグラフト治療が必要となってくる場合があり,follow-up 中の管理方法,治療のタイミング,治療戦略についても解説していただきました.

大動脈解離の病因,診断,治療について現在日本のトップレベルにあり,かつ第一線でご活躍中の方々の執筆による本書は,この疾患の理解を深め,診療レベルを向上させる上で必ずやお役に立てると考えております.

2015 年 12 月

井 元 清 隆

目　次

§1　大動脈解離の成因

1. 大動脈解離の病因はどう考えられているか？　〈圷 宏一〉　1
1. 解離の準備状態を作り出す中膜病変: 病理所見　1
2. 中膜病変を作り出す疾患各論　2
3. エントリーの形成のために必要なもの: 血行力学的ストレス　4
4. エントリーがない解離の始まりに必要なもの　5
5. 解離の進展　5

2. 遺伝性血管疾患と大動脈解離　〈森崎隆幸　森崎裕子〉　8
1. Marfan症候群と原因遺伝子　8
2. Loeys-Dietz症候群とその病因遺伝子　9
3. TGF-βシグナルの変化をきたすLoeys-Dietz症候群類縁疾患　9
4. Marfan症候群・Loeys-Dietz症候群および類縁疾患の治療　10
5. 血管型Ehlers-Danlos症候群と病因遺伝子　11
6. 平滑筋収縮蛋白質の機能異常による遺伝性大動脈疾患と大動脈解離　11
7. 大動脈疾患の病態とTGF-βシグナル系遺伝子とその異常　12

§2　大動脈解離の病理と疫学

1. 急性大動脈解離の病理　〈中島 豊　中川和憲〉　15
1. 大動脈の正常の構造—特に中膜の構造について—　15
2. 大動脈解離の病理形態学—中膜の構造の変化—　17
3. intramural hematoma（IMH）とpenetrating atherosclerotic ulcer（PAU）　18
4. 今後の見通し—さらなる形態学的研究の発展と臨床への還元—　19

2. 急性大動脈解離と突然死　〈村井達哉〉　21
1. 東京都監察医務院とは　21
2. 東京都監察医務院における急性大動脈解離剖検例の概要　21
3. 東京都内の急性解離発生ならびに急性解離による突然死の動向　24

3. 東京都大動脈スーパーネットワークの構築
　　　　　　　　　　　　　　　　　〈吉野秀朗　下川智樹　長尾 建　高山守正〉27
　1. 東京都 CCU ネットワーク ……………………………………………………… 27
　2. 東京都大動脈スーパーネットワークシステム ………………………………… 29
　3. 急性大動脈解離の発生頻度 ……………………………………………………… 30

§3　急性大動脈解離の診断

1. 症状と所見: 多彩で変動することが特徴 ……………………………〈安達秀雄〉34
　1. 大動脈解離発生時の症状は多彩である ………………………………………… 34
　2. 大動脈解離の症状は一時的に寛解する ………………………………………… 37
　3. 解離の見逃しを防止するにはどうすればよいか ……………………………… 38
　付）スポーツ中の急性大動脈解離の発生 …………………………………………… 39

2. CT ……………………………………………………………〈上田達夫　林 宏光〉41
　1. 急性大動脈解離に対する CT 診断 ……………………………………………… 41
　2. CT 診断のポイント ……………………………………………………………… 42
　3. PAU（penetrating atherosclerotic ulcer）…………………………………… 49
　4. Adamkiewicz 動脈の評価 ……………………………………………………… 50

3. 心エコー図 …………………………………………………………〈加地修一郎〉52
　1. 急性大動脈解離の存在診断 ……………………………………………………… 52
　2. 合併症の診断 ……………………………………………………………………… 54

4. 経食道心エコー ………………………………………………………〈渡橋和政〉57
　1. 解離の存在とエントリー部位の決定 …………………………………………… 57
　2. 破裂の診断 ………………………………………………………………………… 58
　3. 大動脈弁逆流の評価 ……………………………………………………………… 59
　4. 灌流障害の診断 …………………………………………………………………… 59
　5. 術中新たに発症する灌流障害 …………………………………………………… 61
　6. TEE のメリットを得るために …………………………………………………… 64

5. 血栓閉塞型大動脈解離 ………………………………………………〈内田敬二〉65
　1. 頻度 ………………………………………………………………………………… 66
　2. 診断における問題点 ……………………………………………………………… 66
　3. 治療における問題点 ……………………………………………………………… 68
　4. 病態についての考察 ……………………………………………………………… 69

§4 急性大動脈解離の治療

1. 急性A型大動脈解離に対する標準的外科治療 〈井元清隆〉 71
1. 急性A型大動脈解離の自然歴と手術適応 ······ 71
2. 解離病変の置換範囲と術式 ······ 72
3. 大動脈基部に対する処置 ······ 72
4. 手術手順 ······ 73
5. 大動脈解離による臓器灌流障害の対策 ······ 79

2. 急性A型大動脈解離に対する上行-弓部置換術の適応とコツ 〈荻野 均〉 81
1. 急性A型大動脈解離（AAAD）に対する外科治療全体の適応 ······ 81
2. 上行-弓部大動脈置換術（TAR）の適応 ······ 83
3. 上行-弓部大動脈置換術（TAR）の実際の手術手技（コツ） ······ 84

3. 急性A型解離に対するオープンステント治療 〈内田直里〉 91
1. 解離に対するオープンステントの歴史 ······ 91
2. 急性A型解離に対するオープンステント治療の利点 ······ 91
3. 急性A型解離に対するオープンステント治療の適応 ······ 92
4. 急性A型解離に対するオープンステントのグラフト選択 ······ 93
5. 急性A型解離に対するオープンステント手術方法 ······ 94
6. 急性A型解離に対するオープンステント治療の脊髄障害について ······ 96
7. J graft open stent graft を用いた急性A型解離手術 ······ 97

4. 急性A型大動脈解離手術における送脱血部位と体外循環 〈上田敏彦〉 99
1. 急性A型大動脈解離手術の体外循環 ······ 99
2. 急性A型大動脈解離手術の送血路 ······ 101
3. 送血路の選択 ······ 103

5. 臓器虚血への対応 105
a. 脳虚血 〈築部卓郎〉 105
1. 発生原因と頻度 ······ 105
2. 治療方針の変遷 ······ 106
3. 超急性期手術の有用性の根拠について ······ 107
4. 目標とすべき時間・術前管理について ······ 108
5. 手術術式・術後管理の工夫: 自験例を中心に ······ 109
6. 遠隔期手術成績 ······ 110
7. 早く手術を開始できる体制作り ······ 111

  b. 心筋虚血 ……………………………………………………〈川人宏次〉114
   1. 心筋虚血のメカニズム ……………………………………… 114
   2. 心筋虚血の発症時期 ………………………………………… 115
   3. 解離発症直後に生じる心筋虚血 …………………………… 115
   4. 大動脈解離の手術中に生じる心筋虚血 …………………… 117
   5. 術後に生じる心筋虚血 ……………………………………… 118
  c. 腸管虚血 ………………………………………………………〈安達晃一〉120
   1. 診断 …………………………………………………………… 120
   2. 治療 …………………………………………………………… 122
  d. 四肢虚血 ………………………………………………………〈輕部義久〉129
   1. 病態 …………………………………………………………… 129
   2. 頻度 …………………………………………………………… 129
   3. 診断 …………………………………………………………… 130
   4. 治療 …………………………………………………………… 130
   5. 治療成績 ……………………………………………………… 133
  e. トピックス: グルーについて ………………………………〈鈴木伸一〉134
   1. GRF glue ……………………………………………………… 134
   2. Fibrin glue …………………………………………………… 136
   3. BioGlue ………………………………………………………… 136

6. 急性大動脈解離の降圧治療とリハビリテーション ………〈萩谷健一　桃原哲也〉140
   1. 急性大動脈解離の降圧治療 ………………………………… 140
   2. 急性大動脈解離のリハビリテーション …………………… 141

7. B型大動脈解離に対するオープン手術 ……………………〈北原大翔　志水秀行〉146
   1. 急性B型大動脈解離 ………………………………………… 146
   2. 慢性B型大動脈解離 ………………………………………… 148

8. B型解離に対するステントグラフト治療 …………………………〈倉谷 徹〉154
   1. B型大動脈解離に対する治療戦略 ………………………… 154
   2. ステントグラフトデバイス ………………………………… 154
   3. 解離性大動脈瘤に対するステントグラフト治療 ………… 155
   4. 急性B型大動脈解離 ………………………………………… 156
   5. 慢性B型大動脈解離 ………………………………………… 157

§5 慢性期の大動脈解離

1. A型大動脈解離のフォローアップ 〈木村直行〉160
1. 急性A型大動脈解離近位側再建後の遠隔成績 160
2. 遠位大動脈に残存する偽腔開存が急性A型大動脈解離の予後に及ぼす影響 162

2. B型大動脈解離のフォローアップ 〈坂倉建一〉165
1. B型大動脈解離の慢性期の薬物療法 165
2. B型大動脈解離の慢性期に影響する急性期指標 167
3. 実際にどのようなフォローアップが望ましいのか？ 168

3. 手術治療のタイミングと手術術式（胸腹部置換を中心に） 〈尾﨑健介 山本 晋〉170
1. 適応 170
2. 術式 171
3. 当院の成績 175

§6 今後の課題

1. 医療安全と大動脈解離 〈安達秀雄〉178
1. 急性大動脈解離の診断で問題になる事項 178
2. 急性大動脈解離の治療で問題になる事項 181
3. 鑑定医，臨床評価医の注意点 182

2. 大動脈センターの設立と発展について ～大動脈チーム形成の有用性と今後の課題～ 〈田中亜由美 山本 晋〉184
1. 設立と発展 184
2. 大動脈センター職員の構成 184
3. 診療の流れに伴う各部署の役割 185
4. 今後の課題 187

索引 189

§1. 大動脈解離の成因

1. 大動脈解離の病因は どう考えられているか？

　急性大動脈解離は致死率の高い循環器救急疾患であり，いまだに治療成績が十分であるとはいえない．加えてその発症の原因も十分に明らかにされていない．高血圧や Marfan syndrome（MFS）はよく知られた要因であるが，これらでさえ，大動脈解離との関連が十分に明らかではない．本稿では急性大動脈解離の発症要因を様々な観点から検討してみた．

　急性大動脈解離は何もない正常の大動脈に突然起こるわけではない．発症は突然だが，それ以前にいわゆる「解離の準備状態」が時間をかけて作られており，それが大動脈壁の中膜病変であることがすでに 1958 年の論文に書かれている[1]．この中膜病変を作り出した要因こそが一般にいわれている「大動脈解離の原因」である．さらに大動脈解離の発症にはもう 1 つ，解離の発症の引き金となる「血行力学的ストレス」があるとされ，様々な要因が指摘されている．

1 解離の準備状態を作り出す中膜病変: 病理所見

　病理学的見地から「解離の準備状態」としての中膜の変性が指摘されている．中膜変性の基本所見は，1）弾性板の途絶，2）線維化（平滑筋の減少を伴うコラーゲン線維の増加），3）嚢状中膜壊死（cystic medial necrosis: CMN，含水性酸性ムコ多糖に代表される変性物質の蓄積＝cyst の形成），4）中膜壊死（弾性板の障害を伴わない，核のない領域の存在）などの組み合わせとして表現され[2]，これらが中膜の脆弱性の原因となっている．

a. 嚢状中膜壊死

　以前は CMN を主たる大動脈解離の病因とする考え方があった．しかし，解離症例全体で CMN は 8〜19％ 程度に認められるにすぎず[3-5]，またその程度も高度ではないことが知られている．一方 MFS においては，CMN は 82％ に認められ[5]，その程度も高度である．以上より，現在では大動脈解離症例における CMN は，MFS 以外の患者では大動脈解離発症の主因ではないと考えられている．軽度の CMN に関しては，その頻度が加齢とともに上昇し，高血圧患者は非高血圧患者に比べて軽度の CMN の割合が高いことが知られている[6]．

b. 弾性板の減少

　弾性板は弾性線維ともいわれ，中膜の弾性を作り出すうえで最も重要な構成成分である．大動脈解離における中膜病変として弾性板の減少を指摘する論文はいくつかあるが[5,7]，一方で有意な関連はないとする報告もある[8]．症例によって弾性板の減少の程度は軽度から高度までばらつきが認め

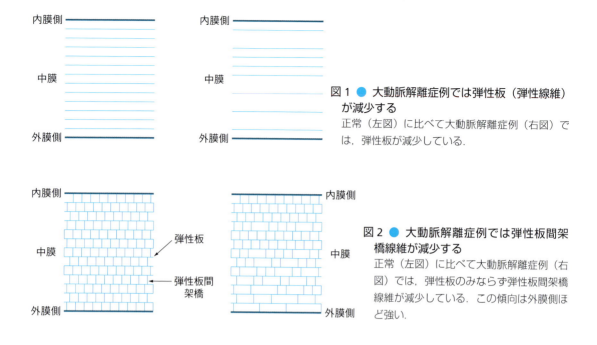

図1 ● 大動脈解離症例では弾性板（弾性線維）が減少する
正常（左図）に比べて大動脈解離症例（右図）では，弾性板が減少している．

図2 ● 大動脈解離症例では弾性板間架橋線維が減少する
正常（左図）に比べて大動脈解離症例（右図）では，弾性板のみならず弾性板間架橋線維が減少している．この傾向は外膜側ほど強い．

られている．弾性板は内腔からの力の方向とは垂直な構造物である（図1）．

c．弾性板間架橋線維の減少

弾性板間架橋線維とは弾性板同志を架橋している構造物であり，大動脈解離において弾性板間架橋線維の減少が報告されている[7,9]．高血圧患者においても，局所の弾性板間架橋線維の減少が大動脈解離症例とよく似た形で観察され，これが解離と関連するのではないかと指摘されている[9]．また弾性板間架橋線維の減少は内腔側と外膜側のshear stressの差の調節を困難とし，結果として生じる内膜のゆがみによってentryが形成されるとする主張もある[7]．弾性板間架橋線維は内腔からの力の方向とは並行な構造物である（図2）．

2　中膜病変を作り出す疾患各論

a．先天性疾患

遺伝子異常によって結合織の構成成分である弾性線維の異常を認め，大動脈壁，骨，肺などに生ずる結合組織の異常を総称して結合織障害とよぶ．大動脈壁において弾性線維は中膜の弾性を決定する最も重要な成分であり，この異常が大動脈解離を引き起こす．若年発症の大動脈解離をみたときには，まず結合織障害を想起することが重要である．近年続々と新しい遺伝子異常が明らかにされつつある一方で，若年発症の大動脈疾患の家族歴が明らかであるにもかかわらず遺伝子異常が明らかにならない例もある．

1）Marfan症候群

*FBN1*遺伝子の異常が，骨格系，心血管系，眼科系に病変を引き起こす代表的な結合織障害であり最も頻度が高い．臨床的に重要かつ高頻度の所見は大動脈基部拡張であり，A型大動脈解離の原

因となるため，大動脈基部拡張に対して積極的に手術を行う．B 型解離は背景のない大動脈から生じることも多く臨床的には予防が困難である．

2）Loeys-Dietz 症候群（Loeys-Dietz syndrome: LDS）

TGFBR1 または *TGFBR2* 遺伝子異常によって生じる．LDS は，MFS と類似の身体所見を示すケースから見た目はまったく普通であるケースまで，表現形は様々であり[10]，MFS に比べて結合織異常が心血管系にかたよっていることが多く，大動脈病変およびその分枝の病変に加えて，脳動脈，頸部動脈の異常を認めるケースが多い[11]．MFS 同様に A 型解離の原因となる大動脈基部拡張が重要な所見である．

3）血管型 Ehlers-Danlos 症候群（vascular type Ehelers-Danlos syndrome: vEDS）

COL3A1 遺伝子の異常によって引き起こされる．vEDS は EDS の亜型の 1 つであり，血管の脆弱性は，MFS のそれをしのぐとされている．頻度の高い所見は，気胸，腸管破裂，子宮破裂，動脈解離・破裂などである．動脈病変は分枝血管（肝動脈，脾動脈，上腸間膜動脈，総腸骨動脈など）の瘤，解離が多く[12]大動脈解離は少ない．また MFS，LDS に比して大動脈基部の拡張をきたす頻度は低い．

4）*ACTA2* 遺伝子異常

ACTA2 遺伝子異常によって平滑筋型アクチンに異常をきたし結合織障害が生じる[13]．身体所見の異常は明らかではなく，身体所見から *ACTA2* 遺伝子異常を予測することは困難である．

5）大動脈二尖弁（bicuapid aortic valve: BAV）

BAV は遺伝的疾患であるとする報告がある[14]．40 歳未満の若年性解離の 9％に，解離全体の 2％に，BAV を認めたとの報告がある[15]．解離との関連には 2 つの要素がある．1 つは血行力学的側面．BAV によって生じる大動脈弁狭窄，閉鎖不全が上行大動脈壁に血行力学的ストレスを作り出して大動脈の拡張が生じ，ひいては解離が生じると推測されている[16]．もう 1 つは先天性の結合織障害の側面．BAV が結合織障害に近い病態を呈して大動脈の脆弱性に関与しており[17]，*NOTCH1* 遺伝子の異常とのかかわりも報告されている[18]．

6）その他

MYH11 遺伝子異常（平滑筋型ミオシン異常）[19]，*SMAD3* 遺伝子異常（大動脈瘤・変形性関節炎症候群）[20]，Turner 症候群（45XO の染色体異常）[21]などにおける大動脈解離の報告がなされている．

7）遺伝子異常による結合織障害の占める割合

大動脈解離全体における MFS は 5％と報告されている[22]．一方，我々の検討では，若年発症の大動脈解離または瘤において MFS は全体の 60％程度，LDS 6％，*ACTA2* 遺伝子異常 5％，であった[23]．したがって MFS 以外の結合織障害が大動脈解離に占める割合は MFS 同等以下であると予想され，MFS と合わせても 10％未満と推定される．

b．後天性疾患

1）高血圧

高血圧は様々な形で大動脈解離の発症に関連する最も重要な要因である．1 つは中膜病変を作り出す点において．高血圧患者には軽度ではあるが弾性線維の減少などの中膜病変が知られている．また高血圧は中膜外側 1/3 の栄養血管であるところの vaso vasorum（VV）の血流低下を介して虚

血を引き起こし，中膜外側1/3の弾性を低下させる[24]．もう1つは血行力学的な大動脈壁の負荷によって解離のエントリーを作成すること．高血圧は大動脈壁圧と関連し，特に中膜への長軸方向への壁圧と関連するずり応力を作り出している[25]．いずれにせよ，高血圧は「解離の準備状態」「血行力学的な負荷」のいずれにも関与するため，「解離の原因は高血圧」ということはある意味で正しい．

2）閉塞型睡眠時無呼吸

近年，解離発症の重要な病因の1つと考えられるようになった[26,27]．Yanagiらは大動脈解離患者の13%に閉塞型睡眠時無呼吸を認めたと報告している[27]．解離が生じる機序は明らかではないが，無呼吸時の胸腔内圧の低下により大動脈内腔から外側へ向かう力が生じ，結果として中膜病変が生じるのではないかと考えられている．若年から高齢まで，大動脈解離の病因として一度は検討すべきである．

3）真性大動脈瘤

我々は解離症例の24%に真性大動脈瘤が合併し9%が真性大動脈瘤から解離が発症したと報告した[28]．真性大動脈瘤は大動脈壁の3層構造を保ちながら拡大するが，拡大が進行すれば3層構造さえも破壊される．そのように障害の進んだ瘤の端から解離がはじまることがある．

4）炎症性大動脈疾患（大動脈炎症候群，巨細胞性大動脈炎，Behçet病）

大動脈炎は解離の原因となるが頻度は低い．高安病の炎症の主座は中膜であり中膜壊死と弾性線維の断裂をきたす[29]．高安病の典型的な罹患部位は頸動脈，鎖骨下動脈であるが，大動脈基部にも比較的高率に炎症がおよび，大動脈基部の著明な石灰化を伴う拡張をきたして大動脈解離の原因となる．

5）妊娠，ステロイド

妊娠中は血液循環量が増加し，血圧も上昇して，血管には負荷のかかる状況であり，解離の危険因子とする考え方がある[30]．しかし，患者の多くはMFSなどの結合織障害をもつ患者であり，それ以外が妊娠中に解離を起こす確率は低いのではないかとする考え方もある[31]．ステロイド内服歴が長期にわたる場合にはコラーゲン線維の産生を阻害して，血管を脆弱にすることで，解離が生じるとされている[32]．

6）動脈硬化

動脈硬化による潰瘍病変（penetrating atherosclerotic ulcer）から解離を生じることがあるが頻度は低い．むしろ解離と動脈硬化は関連しないとする立場[33]が主流であり，症例の動脈硬化の程度は軽度〜中等度にとどまることが多く，また解離が動脈硬化部位で停止している所見も指摘されている[28]．

3　エントリーの形成のために必要なもの: 血行力学的ストレス

1）shear stressによる内膜のひずみ

動脈壁は内膜，中膜，外膜の3層で構成されている．このうち中膜が最も厚く大動脈の弾性を担っている．中膜の栄養は内膜側2/3が内腔からの血液の拡散によって，外膜側1/3は栄養血管であるvasa vasorum（VV）によって供給されており，虚血に対する耐性が異なる．高血圧はVVを障害

することが知られており，中膜外側 1/3 の領域に虚血が生じ，結果として大動脈壁の弾性は低下する．一方，中膜の内腔側 2/3 は虚血に陥りにくいので弾性は低下しにくい．したがって中膜の内膜側と外膜側との間に血管の弾性の差が生じる．大動脈壁は血流によって常に shear stress がかかっており，この弾性の差が中膜のずれとなり，その結果，血管内膜のゆがみが生じて破綻することでエントリーが形成されると考えられている[24]．

2）高血圧による長軸方向の圧力

前述のごとく高血圧は中膜の虚血を惹起するが，虚血を介さなくても高血圧が内膜，外膜に比較して中膜に最も強い負荷をかけていることがわかっている[25]．

3）大動脈基部の上下運動

大動脈基部は心臓の拍動とともに上下運動をしており，また，大動脈は弓部 3 分枝によって固定されている．これらによって大動脈壁は力学的なストレスにさらされている．特に大動脈基部から 2 cm 上の部分，腕頭動脈分岐部，大動脈峡部，などにおける長軸方向のストレスが大きいことが computer simulation によってわかっており，実際に解離のエントリーがそこに形成されている[34]．

4　エントリーがない解離の始まりに必要なもの

欧米で用いられる「intramural hematoma」は「エントリーのない解離」として定義され，本来は病理の概念である．日本では血栓閉塞型にあたる．Hirst らは autopsy における検討で 4％の解離症例にエントリーが発見できなかったと報告している[1]．最近の報告では，血栓閉塞型急性 A 型解離の手術症例における検討で，CT でエントリーがありと診断されたものが 52％，術中にエントリーが発見されたものは 78％であり，すなわち 26％は CT でエントリーが見落とされていたと報告されている[35]．これは CT におけるエントリーの検索の限界を示しているとともに，22％は実際にエントリーのない解離が存在する可能性が示されている．

解剖ではなく，画像診断でエントリーがないことを厳密に示すことは，診断技術の進んだ現在でも困難である．したがって，2011 年の日本循環器学会のガイドライン[36]では IMH という概念を臨床的にもちいることを否定している．一方，欧米では "IMH with ULP" などという言葉が学会，論文でもちいられ，ULP は一般にエントリーの名残であることを考えると，IMH という言葉の概念が混乱しているのが現状である．しかしながら，Hirst の解剖における報告[1]どおりにエントリーのない解離は実際に存在すると考えると，このことは中膜病変→エントリーの形成という順番で解離が形成されることの 1 つの傍証ではないかと考えられる．すなわち，「何らかの原因で中膜病変が進行し，エントリーが形成される前に中膜内で VV の破綻による出血が起これば，それが血腫となって長軸方向に広がって，真にエントリーのない解離が形成される」という仮説をたてることができるが，その真偽に関しては結論が出ていない．

5　解離の進展

エントリーが形成されるとそこから血液は内腔から外壁の方向へ侵入する．実験的には血液が中膜レベルの外 1/3 からさらに外側に入り込むと，一気に頭尾方向に解離が進展することが知られて

いる[37]．このようにして解離は中膜の外膜側 1/3 より外側においてしばしば頭尾方向に進展し，外膜直下に解離面ができることもある．この「中膜の外膜側近辺」とは前述のごとく VV の支配領域であり，解離進展のメカニズムにおいても中膜の脆さと VV の血流支配との関連があると考えられる．

おわりに

大動脈解離は，時間をかけて作られた「解離の準備状態」を背景にして，「血行力学的な負荷」が加わって，あるとき突然に発症する．「解離の準備状態」は病理学的には中膜病変であり，弾性板の減少と弾性板間架橋線維の減少であると想定され，その原因は高血圧，閉塞型睡眠時無呼吸，MFS を代表とする先天性結合織障害などである．また「血行力学的な負荷」の多くは高血圧によって生じる shear stress，大動脈基部の運動，などであると想定されている．

以上，大動脈解離の病因を検討したが，まだ不明な点は多く，大動脈解離の発症要因の解明のためには，結合織障害の原因となる遺伝子異常のさらなる発見，computer simulation による流体力学モデルの解析，各疾患における中膜病変の差異は何か，など多くの解決すべき課題が山積している．

■文献

1) Hirst AE Jr, et al. Dissecting aneurysm of the aorta: a review of 505 cases. Medicine (Baltimore). 1958; 37: 217-79.
2) Schlatmann TJ, et al. Histologic changes in the normal aging aorta: implications for dissecting aortic aneurysm. Am J Cardiol. 1977; 39: 13-20.
3) Wilson SK, et al. Aortic dissecting aneurysms: causative factors in 204 subjects. Arch Pathol Lab Med. 1982; 106: 175-80.
4) Larson EW, et al. Risk factors for aortic dissection: a necropsy study of 161 cases. Am J Cardiol. 1984; 53: 849-55.
5) Nakashima Y, et al. Dissecting aneurysm: a clinicopathologic and histopathologic study of 111 autopsied cases. Hum Pathol. 1990; 21: 291-6.
6) Carlson RG, et al. Cystic medial necrosis of the ascending aorta in relation to age and hypertension. Am J Cardiol. 1970; 25: 411-5.
7) 景山則正，他．大動脈の弾性板と架橋弾性繊維の病理組織学的検討―大動脈解離例における病因との関連について．J Jpn Coll Angiol. 2005; 45: 1003-9.
8) Roberts WC, et al. Aortic medial elastic fiber loss in acute ascending aortic dissection. Am J Cardiol. 2011; 108: 1639-44.
9) Nakashima Y, et al. Alterations of elastic architecture in human aortic dissecting aneurysm. Lab Invest. 1990; 62: 751-60.
10) Loeys BL, et al. Aneurysm syndromes caused by mutations in the TGF-beta receptor. N Engl J Med. 2006; 355: 788-98.
11) Kono AK, et al. High prevalence of vertebral artery tortuosity of Loeys-Dietz syndrome in comparison with Marfan syndrome. Jpn J Radiol. 2010; 28: 273-7.
12) Oderich GS, et al. The spectrum, management and clinical outcome of Ehlers-Danlos syndrome typeIV: a 30-year experience. J Vasc Surg. 2005; 42: 98-106.
13) Morisaki H, et al. Mutation of *ACTA2* gene as an important cause of familial and non-familial non-syndromatic thoracic aortic aneurysm and/or dissection. Hum Mutat. 2009; 30: 1406-11.
14) Cripe L, et al. Bicuspid aortic valve is heritable. J Am Coll Cardiol. 2004; 44: 138-43.
15) Januzzi JL, et al. Characterizing the young patient with aortic dissection: results from the International Registry of Aortic Dissection (IRAD). J Am Coll Cardiol. 2004; 43: 665-9.

16) Hahn RT, et al. Association of aortic dilation with regurgitant, stenotic and functionally normal bicuspid aortic valves. J Am Coll Cardiol. 1992; 19: 283-8.
17) Bonderman D, et al. Mechanisms underlying aortic dilatation in congenital aortic valve malformation. Circulation. 1999; 99: 2138-43.
18) Garg V, et al. Mutations in NOTCH1 cause aortic valve disease. Nature. 2005; 437: 270-4.
19) Zhu L, et al. Mutations in myosin heavy chain 11 cause a syndrome associating thoracic aortic aneurysm/aortic dissection and patent ductus arteriosus. Nat Genet. 2006; 38: 343-9.
20) van de Laar IM, et al. Phenotypic spectrum of the SMAD3-related aneurysms-osteoarthritis syndrome. J Med Genet. 2012; 49: 47-57.
21) Lin AE, et al. Aortic dilation, dissection, and rupture in patients with Turner syndrome. J Pediatr. 1986; 109: 820-6.
22) Nienaber CA, et al. International Registry of Acute Aortic Dissection. Gender-related differences in acute aortic dissection. Circulation. 2004; 109: 3014-21.
23) Akutsu K, et al. Genetic analysis of young adult patients with aortic disease not fulfilling the diagnostic criteria for Marfan syndrome. Circ J. 2010; 74: 990-7.
24) Angouras D, et al. Effect of impaired vasa vasorum flow on the structure and mechanics of the thoracic aorta: implications for the pathogenesis of aortic dissection. Eur J Cardiothorac Surg. 2000; 17: 468-73.
25) Gao F, et al. Fluid-structure interaction within a layered aortic arch model. J Biol Phys. 2006; 32: 435-54.
26) Sampol G, et al. Obstructive sleep apnea and thoracic aorta dissection. Am J Respir Crit Care Med. 2003; 168: 1528-31.
27) Yanagi H, et al. Acute aortic dissection associated with sleep apnea syndrome. Ann Thorac Cardiovasc Surg. 2013; 19: 456-60.
28) Tamori Y, et al. Coexistent true aortic aneurysm as a cause of acute aortic dissection. Circ J. 2009; 73: 822-5.
29) Miller DV, et al. Surgical pathology of noninfectious ascending aortitis: a study of 45 cases with emphasis on an isolated variant. Am J Surg Pathol. 2006; 30: 1150-8.
30) Nasiell J, et al. Aortic dissection in pregnancy: the incidence of a life-threatening disease. Eur J Obstet Gynecol Reprod Biol. 2010; 149: 120-1.
31) Oskoui R, et al. Aortic dissection in women＜40 years of age and the unimportance of pregnancy. Am J Cardiol. 1994; 73: 821-3.
32) Reilly JM, et al. Hydrocortisone rapidly induces aortic rupture in a genetically susceptible mouse. Arch Surg. 1990; 125: 707-9.
33) Roberts WC. Aortic dissection: anatomy, consequences, and causes. Am Heart J. 1981; 101: 195-214.
34) Beller CJ, et al. Role of aortic root motion in the pathogenesis of aortic dissection. Circulation. 2004; 109: 763-9.
35) Uchida K, et al. Intramural haematoma should be referred to as thrombosed-type aortic dissection. Eur J Cardiothorac Surg. 2013; 44: 366-9.
36) 大動脈瘤・大動脈解離診療ガイドライン（2011年度改定版）
http://www.j-circ.or.jp/guideline/pdf/JCS2011_takamoto_h.pdf
37) Mitsui H, et al. Correlation between the layer of an intimal tear and the progression of aortic dissection. Acta Med Okayama. 1994; 48: 93-9.

〈圷　宏一〉

§1. 大動脈解離の成因

2. 遺伝性血管疾患と大動脈解離

　大動脈解離は，高齢者では動脈硬化を病因とすることが多い．しかし，胸部，特に上行大動脈瘤ではおよそ20％に家族歴を認め，若年発症のこともある．腹部大動脈瘤についても10〜20％に家族内発症を認める．したがって，大動脈疾患は全体としてみれば非遺伝要因も関わる多因子疾患であるが，発症に遺伝要因の関与は少なくない．遺伝性血管疾患の代表はMarfan症候群であるが，近年，Marfan症候群など動脈以外の特徴的な身体所見を伴う症候群性大動脈疾患のみならず，非症候群性大動脈疾患の病因遺伝子の解明が進み，遺伝性血管疾患の病因ならびに病態の解明が進んでいる．本稿では，これら，若年発症あるいは遺伝性血管疾患のなかで，大動脈解離をきたしうる病因の解明された症候群性および非症候群性大動脈疾患について，病態解明に関するこれまでの進歩，診断，治療につながる知見をまとめる．

1　Marfan症候群と原因遺伝子

　Marfan症候群は，1896年にフランスの小児科医 A. Marfanにより最初に報告された，骨格系症状（高身長，クモ状指，側彎，漏斗胸・鳩胸など胸郭異常など），心血管系症状（大動脈瘤・解離，大動脈弁閉鎖不全，僧帽弁逸脱・閉鎖不全など），眼症状（水晶体偏位，近視/乱視など），その他（皮膚線条，ヘルニア，気胸など）の，全身に多彩な症状を呈する結合組織疾患である．Marfan症候群は常染色体優性の遺伝性疾患であり，その頻度はおよそ5,000人に1人程度であると推測されている．研究の進捗によりMarfan症候群の病因遺伝子座が同定され，ついで，1991年には原因遺伝子として細胞外マトリックスの主要成分であるフィブリリンをコードする*FBN1*遺伝子が同定された[1]．すなわち，Marfan症候群の病因は*FBN1*遺伝子の機能異常である．患者は*FBN1*遺伝子変異ヘテロ接合体であり常染色体優性遺伝形式を示し，病態発症には，当初，ドミナントネガティブ効果，すなわち，変異遺伝子の産生する蛋白質の機能異常（質的異常）が病態を引き起こすことが原因であると考えられていた．しかし，その後，患者の遺伝子解析が進み，およそ30％の患者で変異蛋白質が産生されず産生蛋白質が半減する「ハプロ不全」を呈することが明らかとなり[2]，質的異常のみならず，量的異常も病因となることが明らかとなった．すなわち，患者のなかで，早期停止コドンを生ずるナンセンス変異やスプライシング異常，フレームシフト変異をきたす遺伝子変異を認める例が少なくないこと，また，こうした患者では，異常mRNAが選択的に分解されるnonsense mediated mRNA decay（NMD）を生じて，*FBN1* mRNAの量が半減することが明らかとなった．こうした場合でも疾患としては質的異常と変わらず，フィブリリンの量的異常だけでも病因となることが明らかとなった．こうして個々の病因としての遺伝子変異は明らかとなってきた

が，遺伝子変異の種別（遺伝型）と臨床所見（表現型）との関係（genotype-phenotype correlation）は，現在でも必ずしも明らかではない．

　フィブリリンは2,800以上のアミノ酸よりなる巨大な糖蛋白分子で，それぞれがポリマーとなり，不溶性のmicrofibrilを形成する．microfibrilは，皮膚，腱，血管の弾性線維の必須成分であるほか，神経，筋肉，水晶体などの臓器・細胞・器官でも形態維持に重要な役割を果たしている．また，詳細は後述するが，フィブリリンは血管系の分化・増殖調節に重要な役割を果たすサイトカイン，TGF-βの活性調節に関わっている[3]．次に述べるが，現在では，Marfan症候群などの遺伝性大動脈瘤の病因は，フィブリリンの構造蛋白としての（質的）異常のみならず，量的変化（不足）によるTGF-βシグナル伝達系など細胞の機能制御機構の異常が病因として重要であると考えられるようになっている．

2　Loeys-Dietz症候群とその病因遺伝子

　Marfan症候群の病態の検討のなかで，$FBN1$遺伝子変異をもつMarfan症候群モデルマウス組織ではTGF-βシグナルの増強を認め[4]，また，フィブリリン蛋白質はTGF-βリガンド量を制御する作用をもち，フィブリリンの量的変化，ハプロ不全により細胞内のTGF-βシグナルの変化を生じることが明らかとなった．さらに，2004年に眼症状を認めないMarfan症候群（当時2型Marfan症候群とよばれていた）の病因としてTGF-βシグナルの2型受容体遺伝子（$TGFBR2$）の変異が同定[5]され，2005年に，2型TGF-β受容体あるいは1型TGF-β受容体の遺伝子（$TGFBR2/TGFBR1$）のどちらの変異でもMarfan症候群に似た症状を示すことが報告され，これらについて，特徴的な多彩な所見を呈する別疾患としてLoeys-Dietz症候群[6]が提唱されるようになった．

　Loeys-Dietz症候群は，Marfan症候群以上に大動脈病変の進行が速く解離の発症年齢も早く，大動脈以外の中小動脈にも瘤形成を認める場合が多いとされるため，疾患の管理上，中小動脈にも注意を払う必要がある．また，動脈蛇行，眼間開離や二分口蓋垂，頭蓋骨早期癒合，内反足など，Marfan症候群ではあまり認めない種々の奇形症状などを高頻度に認める．Loeys-Dietz症候群の頻度はMarfan症候群の10％ないし20％程度と少ないが，症例の蓄積が進むにつれ，臨床症状はより多彩であり，大動脈病変以外に所見の乏しい症例，大動脈病変の進行の遅い症例の存在も明らかになっており，診断には注意を要する．

3　TGF-βシグナルの変化をきたすLoeys-Dietz症候群類縁疾患

　Loeys-Dietz症候群やMarfan症候群では，前項で述べたように，病因とTGF-βシグナル系の機能異常とのつながりが深い．Loeys-Dietz症候群で見出された遺伝子変異は，ほぼすべて，TGF-βの受容体機能を低下させる質的変化をもたらすものであるが，組織における下流のTGF-βシグナルは，Marfan症候群での変化と同様に一様に亢進していることが示されている．このことは，TGF-βシグナルがフィードバック系を含め傍系の制御系が絡み合っていることを示し，こうしたTGF-βシグナル系の亢進が大動脈瘤・解離発症の病態の共通病因であると理解されるようになった．

また，類似の病態を示すが *FBN1*, *TGFBR1*, *TGFBR2* の遺伝子変異が同定されず Loeys-Dietz 症候群や Marfan 症候群とは診断されない患者について，TGF-β シグナル伝達系の他の遺伝子の解析が積極的に進められた．その結果，2011 年に受容体下流の R-Smad である *SMAD3* の遺伝子変異[7]，2012 年には TGF-β リガンドである *TGFB2* の遺伝子変異[8]，2015 年には，我々を含めた共同研究により，*TGFB3* の遺伝子変異も Loeys-Dietz 症候群に類似した病態を生ずる[9]ことが明らかとなり，これらを含めて Loeys-Dietz 症候群とする考え方もある．これらの症例では，すべて，TGF-β シグナルの亢進が示されていることから，TGF-β シグナルの亢進が症候性の大動脈瘤・解離の病態と深いつながりのあることがさらに裏付けられている．なお，*SMAD3* の遺伝子変異を有する症例については *TGFBR2/TGFBR1* 遺伝子変異を有する症例より少ないが，血管病変以外の所見に乏しい例，比較的，血管病変の発症が遅い例もあること，*TGFB2* あるいは *TGFB3* の遺伝子変異を有する症例は表現型が軽度であるとの報告があり，また，これらの症例は Loeys-Dietz 症候群に比すると見出された症例はまだ少数であることから，現在未発見の症例も少なからずあることが考えられ，今後の症例の蓄積が待たれる．

　また，眼間開離，口蓋裂，頭蓋骨早期癒合，クモ状指などの奇形症状や発達遅滞を主症状とする Shprintzen-Goldberg 症候群でも大動脈病変の合併のあることが知られていたが，2012 年に exome 解析により，病因遺伝子として TGF-β シグナル伝達系における Smad 抑制分子である *SKI* の遺伝子変異が同定されており[10]，TGF-β と大動脈病変との関連の深いことはさらに裏付けられているといえる．

4　Marfan 症候群・Loeys-Dietz 症候群および類縁疾患の治療

　Marfan 症候群・Loeys-Dietz 症候群などに対する治療法は，他の原因による血管疾患（大動脈瘤・解離）と同じく降圧療法が内科的に行われるが，Marfan 症候群については β 遮断薬による治療により，瘤の拡大や大動脈イベントならびに死亡率を有意に抑制し，良好な成績が得られている[11]ことから，β 遮断薬が第 1 選択薬と考えられ，ACC/AHA ガイドライン（2010 年）[12]では推奨治療とされている．降圧効果が不十分であれば他の降圧薬が併用される．

　一方，最近の Marfan 症候群の病因についての分子機能の検討により，フィブリリンの量的変化が TGF-β シグナルの変化を引き起こし，TGF-β シグナルの変化と血管病変との関係が明らかとなった．こうした知見をもとに，アンジオテンシン II 受容体拮抗薬（ARB）ロサルタンの TGF-β シグナルの制御作用に着目して大動脈瘤の発生抑制を期待する治療法が考案され，FBN1 変異モデルマウスでの実験でその効果が検証[13]された．現在，ヒトでの有効性を確かめるべく，ARB による治療は Marfan 症候群や Loeys-Dietz 症候群で期待され，臨床研究が多数行われるようになっている．

　一方，Marfan 症候群や Loeys-Dietz 症候群などについても，他の原因による大動脈瘤と同様に，拡大した大動脈瘤に対して大動脈解離を防止する目的で外科的治療法（大動脈置換術）が行われる．Marfan 症候群については基部径 45 mm を超える場合あるいは年間 5 mm 以上の拡大（急速拡大）の場合に手術治療を考慮するとされるが，Loeys-Dietz 症候群では基部径 42 mm を超える場合とされている．また，妊娠を考慮する場合には，Marfan 症候群では基部経 40 mm を超える場合には手

術治療を考慮するとされる（ACC/AHA ガイドライン：2010 年）[12]．なお，手術法については可能であれば自己弁温存大動脈基部置換術（David 法）を，そうでなければ人工弁付大動脈基部置換術（Bentall 法）が行われる．なお，血管内ステント治療は次に述べる Ehlers-Danlos 症候群を含めた Marfan 症候群など結合織疾患では原則として禁忌とされている．

5　血管型 Ehlers-Danlos 症候群と病因遺伝子

　血管型 Ehlers-Danlos 症候群は，皮膚の血管透過性，易出血性，特徴的顔貌，動脈・腸管・子宮など，組織脆弱性を特徴とする常染色体優性遺伝性疾患である．発症頻度は数万人に 1 人とまれではあるが，若年での症状が軽微であり，致死性になり得るイベント（動脈解離，腸管破裂，臓器破裂など）が発生するまで，症状があまり顕著でなく見逃されることもある．病因は血管を含め種々の臓器細胞で発現する 3 型コラーゲンの質的変化あるいは量的変化であり，3 型コラーゲンをコードする COL3A1 遺伝子の変異[14]が病因として同定される．蛋白質の機能異常は種々の臓器に生じ，他の型の Ehlers-Danlos 症候群のように皮膚や大関節の過伸展を認めることは少ないが，皮膚の非薄化や手指末節の関節伸展性を認め，血管系では，大小問わず全身の動脈の解離や破裂を生じうる．血管以外に血気胸，腸管破裂，周産期の子宮破裂なども致死性となるイベントとして生じうる．症例によっては若年での症状が軽度であること，まれな疾患であるが孤発例でも遺伝性疾患として次世代についても 50％遺伝すること，女性では周産期の注意が必要である，など，疑わしい所見のある場合には，本疾患の可能性を認識して診断する必要のある遺伝性血管疾患である．診断された血管型 Ehlers-Danlos 症候群に対しては，治療目的以外の診断的カテーテル検査は大動脈解離を引き起こす危険性があり，原則として行うべきではない，とされる．一方，診断例に行われる手術成績は未診断例での手術成績に比すると経過がよいとの報告もあり，必要な場合には適切な侵襲的治療が選択されるべきと考えられる．

6　平滑筋収縮蛋白質の機能異常による遺伝性大動脈疾患と大動脈解離

　遺伝性胸部大動脈疾患（瘤・解離）のなかには，Marfan 症候群や Loeys-Dietz 症候群などのように全身性症状を伴わず，非症候群性のものもある．こうした非症候群性の遺伝性（家族性）大動脈瘤/解離は症候群性に比すると頻度は低いが，平滑筋の機能に関係する遺伝子の変異が病因として報告されるようになった．すなわち，血管平滑筋細胞における主要な細胞骨格である平滑筋αアクチンをコードしている ACTA2 遺伝子の変異[15]，平滑筋ミオシン重鎖遺伝子 MYH11 や平滑筋ミオシンキナーゼ遺伝子 MYLK の変異が遺伝性血管疾患をきたす病因遺伝子変異として報告されている．ACTA2 遺伝子の変異はこれらのなかでは比較的多く，他はまれであり，いずれも常染色体性優性遺伝形式をとる．ただし，患者を発端者とする場合もあり，家族歴がない大動脈瘤や解離症例でもその病因に遺伝子変異のある可能性は否定できない．これらの症例では多くの場合，大動脈瘤あるいは解離が主症状ではあるが，冠動脈疾患やもやもや病様の脳血管障害の合併が多いとの指摘もある．また，一部の特殊な変異を有する症例では，網状皮斑や虹彩異常（iris flocculi）の合併（ACTA2：Arg149Cys 変異[15]），脳内血管異常（内頸動脈の近位部拡張と遠位部狭窄，中大脳動脈

の放射状分枝），動脈管開存症，縮瞳異常，膀胱不全，腸回転異常など多臓器にわたる平滑筋機能異常の合併（*ACTA2*: Arg179His, Arg258His, Arg258Cys 変異）などの特殊な病態が報告され，これらの所見が存在する場合，遺伝性大動脈疾患を考慮すべきといえる．

7 大動脈疾患の病態と TGF-β シグナル系遺伝子とその異常

　最近の大動脈疾患の分子遺伝学的研究の進歩でもっともめざましい点は，大動脈病変の発症と TGF-β シグナル伝達系との関係の解明である（図1）．前項までに紹介した大動脈疾患原因遺伝子のうち，*FBN1*，*TGFBR1*，*TGFBR2*，*SMAD3*，*TGFB2*，*TGFB3*，*SKI* は，いずれも TGF-β シグナル伝達系に関与する遺伝子であり，これら遺伝子の変異を有する患者の血管組織では，一様に TGF-β 下流シグナルの亢進が認められている．このことから，前項で触れたが，TGF-β の抑制作用を有する薬剤 ARB ロサルタンの投与が大動脈瘤モデルマウスで試され有効性が報告されている．現在，ヒトでの ARB の大動脈瘤発症・進展防止効果について，有効性の検討が進められ，関連するシグナル伝達系をターゲットにした新しい薬剤の探索も進められている．ただし，遺伝性血管疾患のうち，*ACTA2* 遺伝子，*MYH11* 遺伝子，*COL3A1* 遺伝子などの変異を有する患者では，一般に TGF-β シグナル系の亢進は認めていないことから，すべての遺伝性大動脈疾患の病態と治

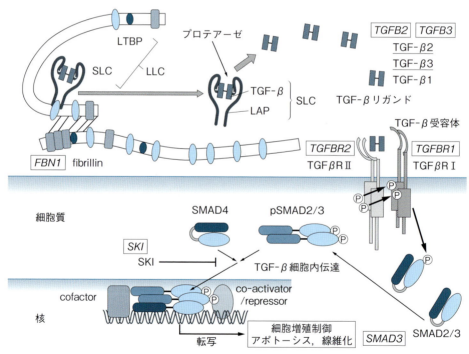

図1 ● TGF-β シグナル系と大動脈疾患病因遺伝子
Marfan 症候群ならびに類縁疾患の病因遺伝子（*FBN1*，*TGFBR1/2*，*TGFB2*，*TGFB3*，*SMAD3*，*SKI*）はいずれも TGF-β シグナル系の制御に関わる遺伝子であり，その機能の変化の結果としていずれも TGF-β シグナルの亢進を生ずる．このことから，TGF-β シグナル制御作用のある ARB がこれらの疾患に対する治療薬として注目されている．

療標的がTGF-βシグナルであると考えることはできない．今後，TGF-βシグナル系の変化のみならず，疾患の発症や病状進展をきたす機序の解明などの研究が進捗して，病態のさらなる理解と新しい治療法の開発が行われることが期待される．

おわりに

　近年の研究の進歩により，遺伝性血管疾患の病因遺伝子がかなり明らかとなり，大動脈瘤や解離の遺伝要因について，これまでその関与は知られるが不明であった病態の詳細との関係についての理解がかなり進んだ．しかしながら，治療については，現在なお，降圧薬を中心とする保存的な内科治療法と大動脈置換術を中心とする外科的修復法が主体である．外科的修復法の安全性が高まってきたとはいえ，これらはいずれも根本的に疾患本体に対する治療法とはいい難い．すなわち，遺伝性血管疾患の病因としての遺伝子変異とそれによって引き起こされる病態について理解を進め，血管病変の進行を食い止め，その修復を促進させる方法や薬剤の開発が求められている．一方で，病因としての原因遺伝子変異など遺伝情報が明らかにできた場合には，生命の危機に直結しうるイベントの発生を最小限にし，必要な介入を行うことが肝要である．すでに述べたが，遺伝性疾患であっても孤発例もあり，孤発例でも次世代への病因遺伝子変異の伝達は優性遺伝形式では50％であることから，リスクを有する同胞や子の健康管理は重要であり，家族および社会の啓蒙を推進する活動も重要と考えられる．

■文献

1) Dietz HC, et al. Marfan syndrome caused by a recurrent de novo missense mutation in the fibrillin gene. Nature. 1991; 352: 337-9.
2) Faivre L, et al. Effect of mutation type and location on clinical outcome and *FBN1* mutations: An international study in 1,013 probands with Marfan syndrome or related phenotypes. Am J Hum Genet. 2007; 81: 454-66.
3) Robinson PN, et al. The molecular genetics of Marfan syndrome and related disorders. J Med Genet. 2006; 43: 769-87.
4) Neptune ER, et al. Dysregulation of TGF-β activation contributes to pathogenesis of Marfan syndrome. Nat Genet. 2003; 33: 407-11.
5) Mizuguchi T, et al. Heterozygous *TGFBR2* mutations in Marfan syndrome. Nat Genet. 2004; 36: 855-60.
6) Loeys BL, et al. A syndrome of altered cardiovascular craniofacial, neurocognitive and skeletal development caused by mutations in *TGFBR1 or TGFBR2*. Nat Genet. 2005; 37: 275-81.
7) Van de Laar IMBH, et al. Mutations in *SMAD3* cause a syndromic form of aortic aneurysms and dissections with early-onset osteoarthritis. Nat Genet. 2011; 43: 121-6.
8) Boileau C, et al. *TGFB2* mutations cause familial thoracic aortic aneurysms and dissections associated with mild systemic features of Marfan syndrome. Nat Genet. 2012; 44: 916-21.
9) Bertoli-Avella AM, et al. Mutations in a TGFβ ligand, *TGFB3*, cause syndromic aortic aneurysms and dissections. J Am Coll Cardiol. 2015; 65: 1324-36.
10) Doyle AJ, et al. Mutations in the TGF-β repressor *SKI* cause Shprintzen-Goldberg syndrome with aortic aneurysm. Nat Genet. 2012; 44: 1249-54.
11) Shores J, et al. Progression of aortic dilatation and the benefit of long-term beta-adrenergic blockade in Marfan's syndrome. N Engl J Med. 1994; 330: 1335-41.
12) Hiratzka LF, et al. 2010 ACCF/AHA/AATS/ACR/ASA/SCA/SCAI/SIR/STS/SVM Guidelines for the diagnosis and management of patients with thoracic aortic disease. J Am Coll Cardiol. 2010;

55: e27-129.
13) Habashi JP, et al. Losartan, an AT1 antagonist, prevents aortic aneurysm in a mouse model of Marfan syndrome. Science. 2006; 312: 117-21.
14) Superti-Furga A, et al. Ehlers-Danlos syndrome typeIV: a multi-exon deletion in one of the two COL3A1 alleles affecting structure, stability, and processing of typeIII procollagen. J Biol Chem. 1988; 263: 6226-32.
15) Guo DC, et al. Mutations in smooth muscle α-actin ($ACTA2$) lead to thoracic aortic aneurysms and dissections. Nat Genet. 2007; 39: 1489-93.

〈森崎隆幸　森崎裕子〉

§2. 大動脈解離の病理と疫学

1. 急性大動脈解離の病理

　急性大動脈解離の画像診断や治療が近年飛躍的な進歩を遂げているのに対して，その病理形態学に関してはほとんど進歩がない状態が長らく続いている．しかし，大動脈解離を発症しやすい遺伝性血管疾患や，偽腔閉塞型解離などの多様な病態の存在がしだいに明らかになるにつれ，急性大動脈解離の病理形態学を理解し，それを臨床の場に生かす必要性が増しているように思われる．本小論では，基本的な形態学的理解を深めることを目的として，大動脈の正常の構造と急性大動脈解離の病理学的変化について述べてみたい．

1　大動脈の正常の構造―特に中膜の構造について―

　動脈は大動脈を代表とする弾性型動脈（図1a）と，全身に分布する中小型の動脈である筋型動脈（図1b）の2種類に大きく分けられる．弾性型動脈も筋型動脈のいずれも内膜，中膜，外膜の3層からなっており，中膜が壁の大半を占めているが，その構造は両者で大きく異なっている．筋型動脈では中膜は多量の平滑筋細胞からなり，能動的に収縮することを主たる役割の1つとしている．一方，弾性型動脈では中膜に多量の弾性線維が存在しており，受動的な拡張と収縮を主たる役割としている．これはwindkessel効果を生み，血液の滑らかな流れを作ることに大きく寄与している．

　大動脈中膜は主に平滑筋細胞，弾性線維，膠原線維，基質（プロテオグリカンなど）の4つの成

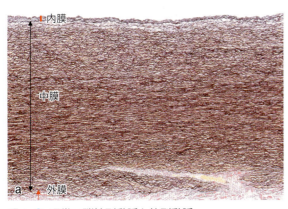 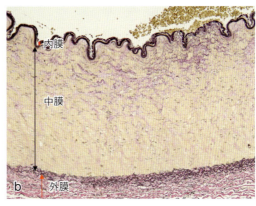

図1　正常の弾性型動脈と筋型動脈
　aは弾性型動脈（上行大動脈）であり，中膜において横に走る多量の茶褐色の線維は弾性線維である．bは筋型動脈（脾動脈）であるが，中膜には弾性線維（茶褐色に染まっている線維状物質）が乏しく，平滑筋細胞（黄色に染まっている細胞成分）が多い．Elastica van Gieson染色

分からなっているが，これらは組織化された層状の構築をしている．図2は正常の大動脈壁を蟻酸で処理して弾性線維のみを残し，走査電顕で観察したものである．大動脈中膜の弾性線維は，同心円状に配列する弾性板（図では水平方向に走っている）と，その弾性板間の相互の橋渡しをする架橋弾性線維（図では垂直方向に走っている）からなっており，あたかも建築物にみられる骨組みのような構造をしている[1]．これをシェーマで示すと図3aと図3bのようになる．また，それぞれの弾性板の間には平滑筋細胞，膠原線維，基質が存在し，サンドイッチ状の構造をしている（図3c）．このサンドイッチ構造はlamellar unitといわれ，大動脈中膜を構成する1つの層の単位を形成している[2]．lamellar unitは上行大動脈では50層以上，下行大動脈では30層以上存在している．バウムクーヘンのような構造を想像するとわかりやすい（図3a）．

しかし，中膜がバウムクーヘンやサンドイッチと異なるのは，さまざまなストレスに耐えうるような強靭な構造になっていることである．例えば，先に述べたように弾性線維は弾性板同士が架橋弾性線維によって連結されることによって全体的に統一された1つの骨組み様構造を形成している（図2, 3b）．また，平滑筋細胞の細胞質は架橋弾性線維と複雑に絡み合い，結合している（図3c）[3]．大動脈は心臓の収縮や拡張に合わせた拡張や収縮，また，shear stressなどの流体力学的な力など，多様なストレスに常に曝されている．このようなストレスに耐えて大動脈の形状を保つことができるのは，この構成成分相互の連結構造があるためと考えられる．

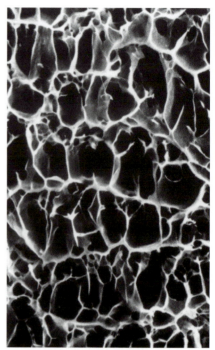

図2 ● 正常の大動脈中膜における弾性線維の構築
蟻酸処理後の走査電顕像

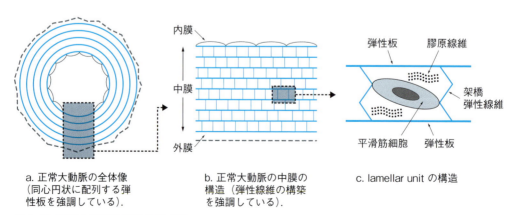

a. 正常大動脈の全体像（同心円状に配列する弾性板を強調している）．

b. 正常大動脈の中膜の構造（弾性線維の構築を強調している）．

c. lamellar unitの構造

図3 ● 正常大動脈の構造の模式図
弾性線維を中心とした構造を描いている．

2 大動脈解離の病理形態学—中膜の構造の変化—

　大動脈解離は「大動脈壁が中膜のレベルで2層に剥離（解離）し，動脈走行に沿ってある長さをもち二腔になった状態」と定義される（図4）[4]．解離はほとんどの場合中膜の外側で生じる．内膜裂孔はほとんどの場合存在し，Stanford A 型の大動脈解離では上行大動脈の弁輪より数cm末梢の部位に生じることが多い[5]．興味深いのは，力学的な観点からはこの部位が最もストレスが強くかかる部位であり，何らかの血行力学的変化が解離の発生に大きく関与していることが強く示唆される[6]．

　大動脈解離の組織像としては以前より囊胞状中膜変性（cystic medial degeneration）（図5）が特徴的な変化とされ，解離の発症の最重要の要因と考えられてきた．囊胞状中膜変性は大動脈中膜に限局的に弾性線維と平滑筋細胞の消失や減少，ならびにプロテオグリカンの沈着が生じ，あたかも囊胞のようになる病変である[5]．この病変は以前より囊状中膜壊死（cystic medial necrosis: CMN）といわれてきたものであるが，実際には壊死組織や壊死細胞が病変内にみられるわけではないため，最近では囊胞状中膜変性や囊胞状中膜変化（cystic medial change）などの名称が用いられる傾向にある．囊胞状中膜変性の発生のメカニズムは現在も明らかにされてはいないが，変性や形成異常が原因として疑われている．

　囊胞状中膜変性は，Marfan 症候群を代表とする遺伝性結合織疾患の大動脈解離の大動脈中膜には高頻度にみられ，病変の大きさも大きいことから解離の発生に関与していることが強く示唆される．我々の調査では，Marfan 症候群の大動脈解離症例において約8割の症例に囊胞状中膜変性が認められた[5]．しかし，遺伝性結合織疾患以外の通常の大動脈解離症例においては，約2割程度の症例にしか囊胞状中膜変性を見出すことができず，また，病変も小さかった[5]．このことは，解離の発症のすべてを囊胞状中膜変性だけで説明するのは困難であることを示している．

　では，通常の大動脈解離にはどのような形態学的変化が見出せるのであろうか．残念ながら通常

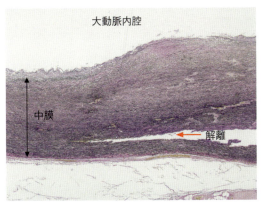

図4 ● 大動脈解離の組織像
解離は中膜の外側で発生している．Elastica van Gieson 染色

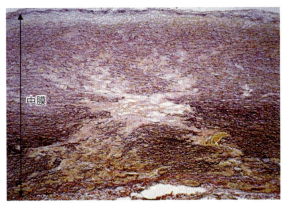

図5 ● 囊胞状中膜変性
中膜に囊胞状の病変がみられる．病変内には弾性線維や平滑筋細胞は乏しく，プロテオグリカンの沈着がみられる．Elastica van Gieson 染色

の光学顕微鏡による組織学的観察では変化を見出すことが難しいのが実情であり，このことが大動脈解離の病理学的研究の進歩を阻む大きな原因になっている．しかし，電子顕微鏡によって詳細に観察すると弾性線維の微細な構築の異常を見出すことができる．図6は大動脈解離症例の大動脈の非解離部における弾性線維の構築を走査電顕で観察したものである．我々の検討では通常の大動脈解離の症例の6割において，図のように弾性板と弾性板の間に存在する架橋弾性線維（図では垂直方向に走るはずのもの）の減少が特に中膜外側において認められた[1]．一方，同心円状に配列する弾性板（図では水平方向に走っている）には大きな変化は認められなかった．この構造異常を正常の弾性線維の構築（図3b）ならびに嚢胞状中膜変性（図7a）と対比するためにシェーマで表わすと図7bのようになる．このような変化からは，弾性板同士の結合の減弱や，弾性線維と平滑筋細胞の連結の減弱が生じ，層と層との間に「ずれ」を起こす力（shear force）や，上下に引き剥がす力（tearing force）に対して抵抗性が減弱することが予想される（図7c，7d）[7]．

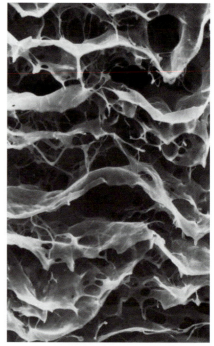

図6 ● 大動脈解離症例の中膜外側の弾性線維の構築
蟻酸処理．走査電顕像

つまり，大動脈解離症例の大動脈中膜は，解離が発生する前から特定な力に対して脆弱な状態にあり，何らかの力が作用した際に解離が発生し，かつ伸展する可能性があると考えられる．興味深いことにTGF-βのレセプターの遺伝子異常であり，大動脈の解離を発症しやすいとされているLoeys-Dietz症候群においても架橋弾性線維の減少を示唆する記述がなされている[8]．さらに，大動脈解離の誘発実験においてβ-aminopropionitrile（BAPN）を投与したラットの大動脈にも同様の変化が認められている[9]．これらのことは，基礎疾患や種を問わず，大動脈解離の発生に上記のような弾性線維の構築異常が普遍的に関与していることを強く示唆している．

3　intramural hematoma（IMH）と penetrating atherosclerotic ulcer（PAU）

画像診断の進歩に伴ってIMHとPAUなどの大動脈解離関連病変が発見されるようになってきた．IMHという名称は誤った病態の理解に進む可能性があるため本邦では臨床的には用いないよう勧告されているが[4]，病理学的にはIMHは「intimal tearのない大動脈解離」と明確に定義することができる病態である．その頻度は決して多いものではなく，村井の報告によれば大動脈解離症例71例中の2例のみであるが[10]，逆にいえばintimal tearのない症例も確実に存在する，ということもいえる．IMHに関する病理学的研究はほとんどなされていないが，大動脈解離の発生メカニズムを知るためにも必要であり，その研究には興味がもたれるところである．内田らは画像的にIMHと診断された症例の大動脈を組織学的に観察し，IMHでは通常の大動脈解離に比してより外側で解離

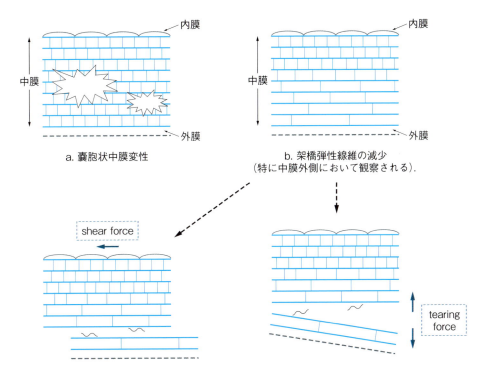

図7 ● 大動脈解離症例の大動脈中膜にみられる構造異常の模式図
aは囊胞状中膜変性，bは中膜の弾性線維の構築異常を示している．cとdは，bのような構造異常が生じた場合に推定される変化を示している．

が生じていることを報告し，破綻が生じやすい傾向があることを示唆している[11]．

一方，PAU は，粥状硬化巣が潰瘍化して penetration を生じ，中膜にまで至れば大動脈解離を生じ，外膜にまで至れば pseudoaneurysm を生じるとする考え方である．しかし，粥状硬化と大動脈解離との関連は明瞭ではなく，また，PAU がどの程度大動脈解離の発生に関わっているかは明らかにはされてはいない．PAU は大動脈解離の発生に関与するよりも，pseudoaneurysm を発生させる頻度の方が多いという報告もみられる[12]．

4 今後の見通し―さらなる形態学的研究の発展と臨床への還元―

近年の形態学的観察法やモダリティの進歩には目覚ましいものがある．例えば多光子顕微鏡（multiphoton microscopy）によって大動脈の弾性線維と膠原線維の微細な構築を非破壊的かつ3次元的に観察できることが報告されている[13]．また，築部らは位相差X線CTにより，大動脈中膜の微細な構築の変化を非破壊的に観察することできることを報告している[14]．このような方法により，大動脈解離の形態学的変化と発生伸展のメカニズムが，よりダイナミックに，かつ詳細に解明されることが期待される．一方，これらの形態学的知見をどのように臨床に還元し，生かしていくかという点も大きな課題である．将来，高解像度を有するモダリティーにより大動脈壁の詳細な構

造を観察できるようになれば，大動脈解離の予防や治療の改善に大きな役割を果たすことが期待される．

■文献

1) Nakashima Y, et al. Alterations of elastic architecture in human aortic dissecting aneurysm. Lab Invest. 1990; 62: 751-60.
2) Clark JM, et al. Transmural organization of the arterial media. The lamellar unit revisited. Arteriosclerosis. 1985; 5: 19-34.
3) Dingemans KP, et al. Extracellular matrix of the human aortic media: an ultrastructural histochemical and immunohistochemical study of the adult aortic media. Anat Rec. 2000; 258: 1-14.
4) 髙本眞一, 他. 大動脈瘤・大動脈解離診療ガイドライン（2011年改訂版）. 日本循環器学会ガイドライン. 2011. p.1-105.
5) Nakashima Y, et al. Dissecting aneurysm: a clinicopathologic and histopathologic study of 111 autopsied cases. Hum Pathol. 1990; 21: 291-6.
6) Nathan DP, et al. Pathogenesis of acute aortic dissection: a finite element stress analysis. Ann Thorac Surg. 2011; 91: 458-63.
7) Nakashima Y. Pathogenesis of aortic dissection: Elastic fiber abnormalities and aortic medial weakness. Ann Vasc Dis. 2010; 3: 28-36.
8) Maleszewski JJ, et al. Histopathologic findings in ascending aortas from individuals with Loeys-Dietz syndrome (LDS). Am J Surg Pathol. 2009; 33: 194-201.
9) Nakashima Y, et al. Alteration of elastic architecture in the lathyritic rat aorta implies the pathogenesis of aortic dissecting aneurysm. Am J Pathol. 1992; 140: 959-69.
10) 村井達哉. 大動脈解離と突然死〜東京都観察医務院における1,320解剖例の統計的研究〜. 日法医誌. 1988; 42: 564-77.
11) Uchida K, et al. Pathologic characteristics and surgical indications of superacute type A intramural hematoma. Ann Thorac Surg. 2005; 9: 1518-21.
12) Harris JA, et al. Penetrating atherosclerotic ulcers of the aorta. J Vasc Surg. 1994; 19: 90-8.
13) Boulesteix T, et al. Micrometer scale ex vivo multiphoton imaging of unstained arterial wall structure. Cytometry A. 2006; 69: 20-6.
14) Tsukube T, et al. Impact of synchrotron radiation-based X-ray phase-contrast tomography on understanding various cardiovascular surgical pathologies. Gen Thorac Cardiovasc Surg. 2015; Sep 1.[Epub ahead of print]

〈中島 豊　中川和憲〉

§2. 大動脈解離の病理と疫学

2. 急性大動脈解離と突然死

　近年における医療の著しい進歩は，かつて治療困難な疾患の1つとされた急性大動脈解離の予後を大幅に改善させているが，医療機関に辿り着く以前に本症により死亡する症例，あるいは医療機関に搬送されても適切な診断・治療がなされる間もなく死亡する症例は現在でもなお少なくない．これらの突然死例の多くは，異状死として警察に届けられ検死の対象となるが，行政解剖をはじめとしたわが国における異状死体の死因究明のためのシステムはいまだ十分でなく，正確な死因決定がなされないまま埋葬されるケースがかなりあるものと考えられている．したがって，大動脈解離についても急性解離による突然死数，あるいは突然死例を含めた急性大動脈解離の発生頻度についての全国規模での数字は明らかでないのが現状である．本稿では，東京都23区で発生した異状死の死因究明を担う東京都監察医務院のデータから，急性大動脈解離による突然死の実態について述べることとする．

1 東京都監察医務院とは

　東京都監察医務院は東京都福祉保健局の一部署であり，所在地は東京都文京区大塚である．ここには，死体解剖保存法第8条により東京都知事から任命された監察医（常勤・非常勤）が勤務し，死体の検案・解剖に従事している．対象となる死体は，医師法第21条に定められた『異状死』であり，外因死（自殺，他殺，事故死など：後遺症による死亡を含む）や死因不明の死体がこれに該当する．監察医は警察官立ち会いの下で死体を検案し，死体検案のみで死因が判断できない場合には解剖（行政解剖）によって死因を究明する．筆者は1979年から東京都監察医を拝命し，現在に至っている．

　近年の東京都監察医務院における死体の年間取扱い数は，検案がおよそ13,000〜14,000体内外，解剖が2,300〜2,900体内外であり，東京都23区内における全死亡者の約18％程度が監察医の検案を受けていることになる．

2 東京都監察医務院における急性大動脈解離剖検例の概要

a. 総数

　戦後間もなくGHQの要請により発足した監察医制度の下で，現場の監察医の間では大動脈解離（剝離性大動脈瘤/解離性大動脈瘤）が突然死の重要な原因疾患の1つであることはある程度常識となっていたが，1988年に筆者は東京都監察医務院で1949〜1987年に行政解剖された73,442例の剖

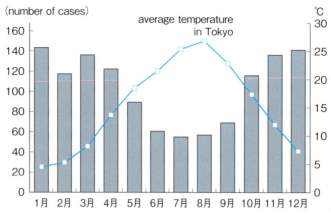

図1 ● 急性大動脈解離剖検数の月別分布（村井達哉．日法医誌．1988; 42: 564-77）[1]
東京都監察医務院．1949〜1987年．

検記録を調査検討し，そのうち1,320例（1.8%）が大動脈解離による死亡であることを報告した[1]．1,320例（男798/女522）の内訳は，急性解離1,248例，慢性解離72例で，大多数が急性解離による死亡であった．そして急性解離の半数以上（61.4%）は着院時すでに心肺停止，あるいは往診を要請された近医が現場で死亡確認を行ったなどのいわゆるpre-hospital deathであることが示された．

b. 急性大動脈解離による突然死の季節差

急性大動脈解離剖検例の死亡月別分布（図1）をみると，冬季に多発する一方で，夏季には少ない傾向が明らかに認められる[1]．このような季節変動は，筆者の発表当時には一般に広く知られていないものであったが，現在では救急医療や循環器診療に携わる現場では常識となっている．

c. 急性解離突然死例における直接死因（破裂・出血部位）（図2）

急性解離の1,248剖検例について，破裂・出血の有無や部位を検討したところ，全体の86.6%にあたる1,081例は心嚢内への破裂出血による心タンポナーデで死亡していた[1]．破裂・出血部位としては以下，左胸腔，右胸腔，後腹膜，縦隔，腹腔と続き，破裂のない症例も19例（1.5%）に認められた．

破裂を伴わない急性解離突然死例の直接死因について，筆者らの研究グループは冠動脈への解離の波及（図3）や房室結節部への出血の浸潤（図4）が重要であると考えている[2-4]．冠動脈ことに左冠動脈への解離波及は左室の広範な虚血を生じ，病理学的な梗塞の所見（心筋線維の壊死）が生じる以前に短

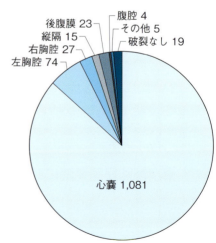

図2 ● 急性解離1,248例における破裂・出血部位（村井達哉．日法医誌．1988: 42: 564-77）[1]

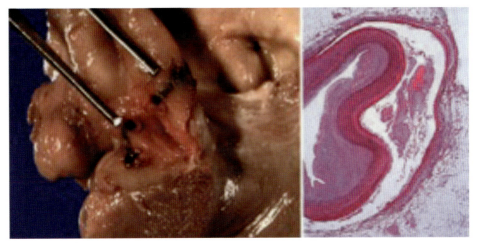

図3 ● 左冠動脈への解離波及例
右は組織像: Elastica-HE 染色

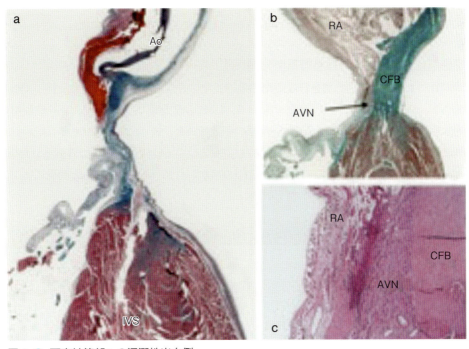

図4 ● 房室結節部への浸潤性出血例
a, b: Masson トリクロム染色, c: HE 染色
IVS: 心室中隔, Ao: 大動脈, RA: 右房, AVN: 房室結節, CFB: 中心線維体

時間で死亡したと考えられる例がまれならずみられる．その一方で，病理解剖において時おりみられる腹部分枝への解離波及や偽腔起始による腸管壊死は，突然死例ではほとんど認められない．また，真性大動脈瘤や慢性大動脈解離（慢性解離性大動脈瘤）においてみられる肺・食道・十二指腸などの臓器への穿破についても，急性解離例でこれらの所見をみることはまずない．ただし筆者は，急性解離による突然死例で，解離腔が右室腔に穿破して死亡したとみられる1例（図5）を報告し

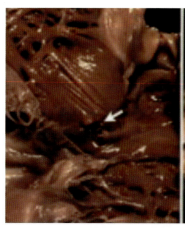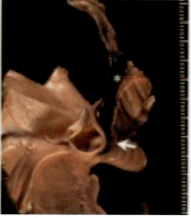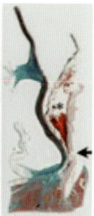

図5 ● 解離腔の右室腔への穿破例
＊：解離腔，→：穿破部

たことがある[5]．

d. 急性解離突然死例における解離型分類

　前項に述べたように，急性解離による突然死の多くは心嚢内への破裂・出血を伴っており，解離型としてはStanford A型が9割を占めている．DeBakey分類については，筆者の最初の発表時（1988）ではⅡ型＞Ⅰ型であったものが，最近の筆者の調査（後述：2008〜2010年に剖検された急性解離222例）ではⅠ型＞Ⅱ型と逆転しており，この点については今後さらに検討を重ねたい．なお，Stanford A型解離例には，DeBakeyⅠ型・Ⅱ型のほか，弓部・胸大動脈・腹大動脈にエントリーを有し上行大動脈への逆行解離を伴う例も含まれる．

3　東京都内の急性解離発生ならびに急性解離による突然死の動向

a. 大動脈スーパーネットワーク

　前述のように，わが国では急性大動脈解離に関する全国規模での統計はなく，解離の正確な発生頻度や突然死の頻度は不明である．しかし近年，東京都では循環器科医を中心とした東京都CCUネットワークに心臓血管外科，救命センターを包括した組織として，大動脈スーパーネットワークを構築し，急性大動脈解離ならびに真性大動脈瘤切迫破裂をひとくくりにした『急性大動脈症』に対する取り組みが稼働された．この取り組みの結果，以前は人口10万人あたり年間3人程度ではないかと推測されてきた急性大動脈解離の発生頻度が，東京都では人口10万人あたり8.8人（病院外心肺停止を含む）と高値であることが示されている[6]．スーパーネットワークの取り組みの詳細については，本書において次稿に杏林大学の吉野先生が執筆されているので，そちらを参照されたい．

b. 東京都監察医務院における検案・解剖例の近年の動向と急性大動脈解離

　1988年に筆者が報告した当時，東京都監察医務院における大動脈解離剖検例は増加傾向にあり，

年間40～60例内外というレベルであった．その後も筆者は本症剖検例の調査を継続していたが，剖検数は漸増にとどまり年間平均約60例とやや頭打ちの状態であった[7]．

その一方で，監察医務院の死体検案総数は，筆者の最初の報告時には年間約7,000体程度であったものが，1999年以降は10,000体を突破し，近年は前述のように年間13,000～14,000体内外と四半世紀の間に倍増している．それにもかかわらず，行政解剖数は最初の報告当時の年間約2,200体から，現在の2,300～2,900体とあまり増加していない．死体検案総数の増加に見合うだけの解剖体数の増加は，監察医務院の解剖体制（解剖台などの解剖設備や解剖当番の人数など）の制約から困難と思われ，結果的に剖検率の低下につながっている．それと同時に，死体検案数の増加には単に突然死や自殺，事故死などが増加しているということだけではなく，救急医療体制の整備に伴い心肺停止状態の患者が受診歴のある医療機関とは異なる病院に救急搬送されることなどによる異状死届出数の増加，あるいは核家族化に伴う独居者の増加などの社会的要因が関与しているのではないかとも考えられる．

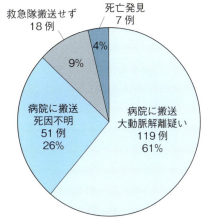

図6 ● 検案のみで急性解離と診断された症例（n＝195）

そこで筆者は，2008～2010年における行政解剖例に加えて，2009年については12,943体の全検案記録を調査して死体検案のみにより急性大動脈解離と診断された症例についても検討を加えることとした．その結果，解剖により急性解離と診断された例は3年間で222例（2008年74例，2009年69例，2010年79例）であるのに対して，2009年に死体検案のみで解剖されることなく急性解離による死亡と診断された例は195例にのぼった．したがって，解剖施行例と解剖非施行例を併せた急性大動脈解離による死亡総数は264例であり，年間死体検案総数に対する比率は2.0％である．

筆者が監察医として勤務し始めた時代には，死体検案のみにより監察医が大動脈解離と診断するケースは非常にまれであったので，検案のみにより多くの診断がなされていることは，剖検率の低下という監察医務院の事情だけでなく，時代の変化により本症による突然死の実態が広く認識されるようになった結果でもあると思われる．また，検案のみで診断された195例を詳細にみると，6割に相当する119例では救急医療のなかであるいは死後においてCTスキャンや超音波検査などにより大動脈の解離や心タンポナーデなどが臨床的に把握されており（図6），医学的根拠をもって監察医が行政解剖を省略し，検案のみで診断を下したことがうかがえる．近年の画像診断の進歩は，医学の進歩のなかでも傑出した部分があり，Aiなど死体への応用も盛んになってきている．このことが，剖検率が低下しているなかにあっても診断の質をある程度維持してきていることは否めないであろう．

以上のように，東京都23区内で発生した異状死のなかで，急性大動脈解離の占める割合は約2％であり，実数としては解剖例・非解剖例を併せて年間260～280例程度とみられる．

前述の大動脈スーパーネットワークは，区部だけでなく多摩地区も含めた取り組みであるが，23区内の急性大動脈解離に関しては東京都監察医務院におけるデータと併せることにより（スーパー

ネットワークの対象死亡例を異状死届出の有無で分ける必要がある），本症の発生頻度をより正確に把握することが可能になると考える．

■文献

1) 村井達哉．大動脈解離と突然死—東京都監察医務院における1,320剖検例の統計的研究—．日法医誌．1988; 42: 564-77.
2) 村井達哉, 他．急性大動脈解離の死因について；95剖検例の病理学的研究．法医学の実際と研究．1990; 33: 193-6.
3) 村井直子．Stanford A型急性大動脈解離における冠動脈解離；突然死への関与に関する病理学的研究．法医学の実際と研究．1999; 42: 315-24.
4) 村井達哉, 他．急性大動脈解離における冠動脈解離の合併；剖検例の病理学的検討．日病会誌．1999; 88: 287.
5) 村井達哉, 他．右室内への穿破を伴う急性大動脈解離の1剖検例．日病会誌．1995; 84: 193.
6) 高山守正, 他．急性大動脈スーパーネットワーク．In: 鈴木　亨．最新医学別冊　大動脈瘤・大動脈解離．改訂第2版．東京: 最新医学社; 2013．p.26-34.
7) 村井達哉．突然死例からみた大動脈解離．脈管学．2001; 41: 153-7.

〈村井達哉〉

§2. 大動脈解離の病理と疫学

3. 東京都大動脈スーパーネットワークの構築

　急性大動脈解離は，3大致死的循環器系疾患（急性心筋梗塞，急性肺動脈血栓塞栓症，急性大動脈解離）の1つである．これら3大疾患の診断と治療には，いずれも迅速性が要求される．急性大動脈解離においては，適応例に対して緊急手術が成功すればその予後は良好であり，診断と治療が遅れれば心タンポナーデや大動脈破裂など破滅的な予後をたどる．急性A型解離においては，急性心筋梗塞，急性肺動脈血栓塞栓症と異なり，内科医が行う血管内治療や内科的治療のみでは良好な救命率が得られず，心臓血管外科，麻酔科を含めた緊急外科治療チームが必要であり，また，必ずしも典型的な胸痛症状で来院するとは限らず，来院時ショック例にもしばしば遭遇し，救急医学チームとも密な連携体制の構築が必要である．

1 東京都 CCU ネットワーク

　東京都CCUネットワークは，急性心筋梗塞の急性期治療成績を向上させるために，東京都医師会，東京消防庁の協力を得て，1982年に12の施設で開始された．以後，加盟施設数は増加し，現在，東京西部山間部を含め，東京都全域にわたって24時間態勢で急性心筋梗塞をはじめとする循環器救急疾患を収容処置できる71施設によって組織構成されている（図1）．3カ月ごとに連絡会議を

*Founded in 1978

*Organization
　　Major Hosp. in Tokyo　12 CCU→18 CCU→21 CCU→29 CCU
　　　　　　　　　　　　54 CCU→62 CCU→67 CCU(2009.11)→71 CCU(-2015.1)
　Sponsored & Cooperated with
　　Tokyo Fire Department
　　Tokyo Medical Association
　　Tokyo Metropolitan Government
　　　　⇒Meeting Record as TMG Official
*Night Population　12,573,000 people
　　Daytime　　　　15,480,000 people
*Ambulance System
　　23 Boroughs＋Tama District: 233 Stations
　　724,436 Em. Transport/2011 (64% Acute Disease)
*Annual Meeting Subject:
　　Em. Medical Administration and Government Policy
　　Ambulance System, Em. Transport and Admission Issues
　　Each Term Actual CCU Admission Results
　　Various Problems to Manage Network system

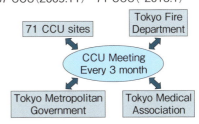

図1 ● 東京都 CCU ネットワークの活動

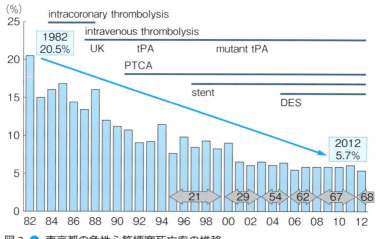

図2 ● 東京都の急性心筋梗塞死亡率の推移

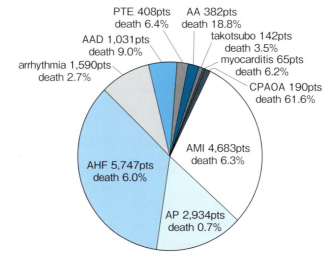

図3 ● 2011年のCCUへの患者収容数（東京都CCUネットワークデータベースより）(total 17,172 patients, total mortality 5.3%)

招集し，収容患者数を集積し，入院患者数の実態把握につとめてきた．急性心筋梗塞の治療成績は，CCUネットワーク発足当初18％であった院内死亡率は，ステントを用いたPCIが一般化した2000年ごろから院内死亡率はほぼ6％にまで低下し，2012年には5.7％に減少した（図2）．急性心筋梗塞，不安定狭心症，急性心不全，急性肺塞栓症などCCUに収容される疾患が多様化したなかで，急性大動脈解離，大動脈瘤切迫破裂をあわせた，いわゆる急性大動脈疾患の発生頻度は，2011年の集計では，急性心筋梗塞4,683例に対し，急性大動脈解離1,031例，大動脈瘤切迫破裂382例の収容が記録された．このときの急性大動脈疾患の院内死亡率は急性大動脈解離が9.1％，大動脈瘤切迫破裂が18.8％と，他の循環器救急疾患に比べ高い値を記録した（図3）．これら急性大動脈疾患の収容数は，東京都CCUネットワーク加盟施設のCCUに収容された症例数を示しており，主に循環器内科が管理しているCCUに収容された症例数であった．急性大動脈疾患はその超急性期には，救急

救命センターや心臓血管外科へ直接搬入されることがしばしばあることを考慮すれば，この急性大動脈疾患発症の実態を把握するためには，CCUのみならず救急救命センターや心臓血管外科へ直接入室する症例をも把握することが必要となる．そこで，CCUネットワーク加盟施設を中心に，各施設の救急医学科や心臓血管外科にも協力を仰ぎ，東京都全域におよぶ急性大動脈解離，大動脈瘤切迫破裂の発生症例数を全例把握し，同時に可及的速やかに患者を適切な病院へ救急搬送するシステムが提案され，実行された．これが，東京都大動脈スーパーネットワークである．

2 東京都大動脈スーパーネットワークシステム

急性大動脈疾患では，発症早期の致死的合併症から救命するためには，診断を疑ったら，可及的速やかに診療可能施設へ直接搬送することが重要であるから，転院転送による治療開始までの時間のロスを可能な限り短縮するために，疑ったら直ちに特定施設へ搬送するシステムが考案された（図4）．すなわち，東京都を4つの地域に分割し，おのおのの地域ごとに，毎日24時間態勢で積極的治療を施行できる施設（重点病院）と，重点病院の診療体制は確保できないが可能な限り患者収容に協力しようという施設（支援病院）を，過去3年間の診療実績から選定した．図5は23区東部地区の病院分布を示す（図5）．救急隊は，急性大動脈疾患を疑ったら，まず，重点病院に収容を依頼し，収容不能であれば，次に支援病院へ依頼するというシステムである．これによって，後で述べるように，病院選

図4 ● 大動脈スーパーネットワークの概念

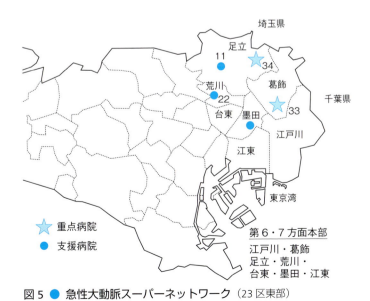

図5 ● 急性大動脈スーパーネットワーク（23区東部）

定のセカンドコールまでに90％近い症例が病院選定され収容された．

3　急性大動脈解離の発生頻度

　急性大動脈解離の発生頻度に関する正確な数値の報告がない．これまでわが国では10万人に年間3〜5人と報告されている[1]．最近，イギリスから人口10万人対年間6人という[2]，これまでにない高い発生率が報告された．この報告では，10年間にわたる特定地域の住民を観察し，その期間内に発生した症例数から算出した数値であった．しかし，世界のトップレベルを走って超高齢者社会に突入しつつあるわが国においては，迅速な診断治療のネットワーク体制を構築するのは，その地域全体の発生頻度の正確な把握が必要である．発生頻度を把握するには，地域全体で発生する数値を正確に捉える必要があり，患者の搬入されるすべての病院からもれなく報告される必要がある．そこで，東京都CCUネットワークでは，2010年11月から1年間における急性大動脈解離と大動脈瘤切迫破裂例の詳細な発生状況調査を行った．循環器内科，心臓血管外科のみならず，救急診療科の協力を得て，急性大動脈解離と大動脈瘤切迫破裂の東京都における発生をほぼ把握できるデータの収集に成功した[3]．このデータには来院時心肺停止例における急性大動脈解離確定診断例も加えられた．東京都の人口は夜間と日中とでは異なるが，この調査の結果，急性大動脈解離の発生頻度は，人口10万人に対して年間10人，対1万人に年間1人という高い発生頻度であることが判明した（表1）．東京都CCUネットワークのデータによれば，同時期に発生する急性心筋梗塞4に対して1の発生頻度であった（図6）．

　また，119番通報から救急隊による医療機関への患者搬入までの時間の中央値は，それまで38分であったが，37分となり，医療機関選定は2次コールまでで89％の症例で決定されていた（図7）．

　現在，東京都CCUネットワークでは，ホームページ上で一般市民に向けたキャンペーンを開始した（図8）．そこでは，急性大動脈解離に関する市民向けの説明を行うとともに，普段にない激しい胸痛を自覚した場合には，可及的速やかに119番へコールし，指示を仰ぐよう指導している．

まとめ

　急性大動脈スーパーネットワーク12カ月間の実績をまとめると，

■ 表1 ■ 急性大動脈解離発生数

年	対象地域	対象人口	発生数/10万人/年
1997	大阪府北中部	600万人	3.1
1998	三重県	160万人	3.7
1999	阪神地区	1000万人	2.7
1991〜2000	大阪府高槻市	37万人	2.6
1997〜2005	岩手県	100万人	5.2
2002〜2012	英国	92,000人	6.0
2011〜2012	東京都	1200万人	10.0

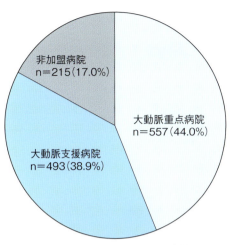
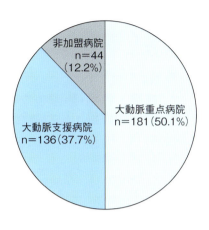

図6 ● 急性大動脈疾患の年間発生数

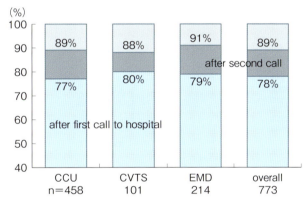

図7 ● 受け入れ部門ごとの患者受け入れ決定までの電話回数（Tokyo Acute Aortic Supernetwork）
CCU: Coronary Care Unit（循環器内科）　CVTS: 心臓血管外科
EMD: 救急医学科

①12カ月間に急性大動脈解離 1,265 例，真性大動脈瘤 361 例を搬送収容，計 1,626 例であった．
②搬送時間は CCU，心臓血管外科，救命センターのいずれも早く，全体の平均は 44 分であった．2009 年より 4 分の短縮があった．
③患者受入れ要請は 78％が第 1 回の要請で，89％が第 2 回の要請で可能であった．

　急性大動脈解離の発生頻度は，これまで人口 10 万人比年間 3〜5 人とされてきたが，東京都大動脈スーパーネットワークの報告から人口 10 万人比年間 10 人と従来の倍以上の発生が示唆された．これにより，循環器内科医のみで治療の可能な急性心筋梗塞や急性肺動脈血栓塞栓症と異なり，急性大動脈解離・大動脈瘤切迫破裂など急性大動脈疾患の治療には，地域を広範にカバーする多施設

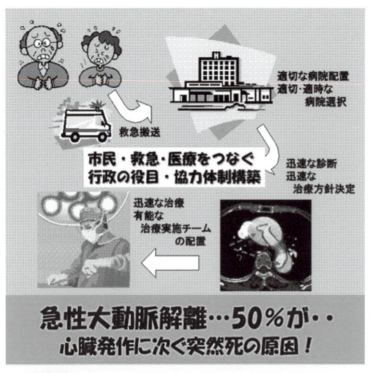

図8 ● 東京都CCUネットワーク/急性大動脈スーパーネットワークホームページより（東京都CCU連絡協議会より許可を得た）

による救急医療体制の構築が必要であることが判明した．急性大動脈疾患の診療体制を確立するには，1つの医療機関のみでは困難であり，循環器内科，心臓血管外科，救急医学科，麻酔科など関係するすべての診療科と患者の診療に当たる地域全体の医療機関，救急隊の連携協力体制の確立が欠かせない．

■文献
1) 福本　仁．ERにおける急性大動脈解離の管理．救急医学．2002; 26: 1462-7.
2) Dominic PJ, et al. Population-based study of incidence and outcome of acute aortic dissection and premorbid risk factor control. Circulation. 2013; 127: 2031-7.
3) 高山守正，他．急性大動脈スーパーネットワーク: http://www.ccunet-tokyo.jp/aorta/index.html

〈吉野秀朗　下川智樹　長尾 建　高山守正〉

§3. 急性大動脈解離の診断

1. 症状と所見: 多彩で変動することが特徴

　大動脈解離の診療は，急性期と慢性期とではその内容が大きく異なる．発症2週間以内の急性期では治療の時期を失すると，診断の遅れが患者の死に直結することがまれではない．一方，正確な診断が早期に行われ，適切に治療が行われると，救命される可能性は現在ではかなり高くなっている（緊急手術の救命率は全国平均で80％以上，本書§4. 急性大動脈解離の治療の項を参照のこと）．そのため，診断が遅れて患者が死亡した場合，遺族は医療機関や担当医の責任を追及する事態が一部で発生している．

　大動脈解離では心停止は突然に発症し，心停止が発生した後では，救命することはほとんど不可能である．したがって，急性大動脈解離診療における最大のポイントの1つは，解離発症直後から心停止発生前までの間の限られた時間内に，解離発生の可能性に考えが至り，治療が開始できるかどうかにかかっている．一方，この限られた時間内においても症状は必ずしも一定ではなく，実際には寛解することがよくみられる．解離発生後の症状は一定ではなく，一時的に寛解することを知っていることは，解離を見逃さないための重要なポイントになっている．

　循環器診療の現場では，急性大動脈解離は急性心筋梗塞に次いで2番目に多い突然死の原因疾患であり，大動脈解離の診療は避けて通ることはできない．担当医は大動脈解離発生時の多彩な症状について知っているとともに，その症状が一時的には寛解することについても注意を払い，解離の存在を見逃さず，病態に応じた的確な診断と治療を実施することが求められている．

1　大動脈解離発生時の症状は多彩である

　大動脈解離では発生時に大動脈壁に亀裂（エントリー）が入り，それが急速に進展して大動脈壁が内膜と外膜とに分離されてしまうと考えられている．大動脈の全長にわたり解離が進展するのに要する時間は，きわめて短時間である．患者は「突然背中をバットでたたかれたような衝撃を受けた」，「背中に電撃を受け，前胸部にまできて動けなくなった」，「胸が突然苦しくなり，動けなかった」などと急性解離発症時の症状を訴えている．

　開胸手術中に筆者が実際に経験した急性大動脈解離発生例の場合，大腿動脈に発生した解離が上行大動脈に進展するまでの時間はわずか数秒であった．大腿動脈に送血用カニューレを挿入した部分がエントリーとなり，全長に解離が進展した例であった．

　上行大動脈に解離が発生して，菲薄化した外膜が破綻して心タンポナーデとなれば，圧迫により急速に心臓から血液の拍出が不能となり，冠動脈血流が途絶して心停止となる．心嚢内の血液を排除しない限り，心拍動は再開できず，脳への血流は再開しない．これが突然死の原因となる．

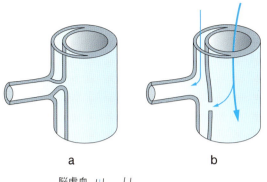

図1 ● 大動脈分枝が偽腔の圧迫により閉塞される場合の模式図
(安達秀雄. 大動脈疾患の診断と手術. 2版. 東京: メディカル・サイエンス・インターナショナル; 2006. p.90)[1]

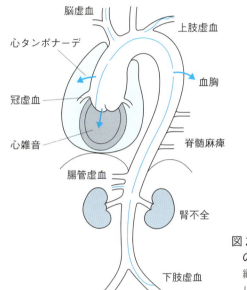

図2 ● 急性大動脈解離における各臓器への影響(安達秀雄. In: 田林晄一, 栗林幸夫, 編. 大動脈瘤・大動脈解離診療のコツと落とし穴. 東京: 中山書店; 2006. p.10)[2]

　大動脈解離では，大動脈からの分枝はいずれも閉塞される可能性があり(図1)，そのため，急性解離の症状，所見は多彩となるのである[1]．

　大動脈解離の診断における第1のポイントは，多彩な症状を見逃さないことである．

　大動脈解離による大動脈分枝の血流障害は，大動脈から分枝する以下のすべての動脈に発生する可能性がある．①冠状動脈，②腕頭動脈や頸動脈，③鎖骨下動脈，④肋間動脈，⑤腹腔動脈，⑥上腸間膜動脈，⑦左右の腎動脈，⑧左右の腸骨動脈や大腿動脈．

　それぞれの血管の血流障害により，特有の症状が出現する．各動脈の血流障害で発生する症状は，①冠状動脈の血流障害では狭心症や心筋梗塞，②腕頭動脈や頸動脈の障害では脳梗塞や意識障害，③鎖骨下動脈の障害では上肢の脈拍減弱や冷感，痛み，壊死，④肋間動脈の障害では脊髄麻痺(下半身麻痺)，⑤腹腔動脈の障害では腹痛，虚血性胃炎，肝障害，胆嚢壊死，⑥上腸間膜動脈の障害では腹痛，虚血性腸炎，腸管壊死，⑦腎動脈の障害では腎梗塞，急性腎不全，⑧腸骨動脈や大腿動脈の障害では下肢の脈拍減弱，虚血，冷感，壊死などが発生する可能性がある．そして，⑨大動脈の解離そのものに伴う胸痛，腰痛，背部痛，大動脈弁逆流(大動脈基部の解離)，大動脈壁の破綻による胸腔内大量出血などがある(図2)[2]．

　筆者は上記のほとんどの症状を直接，間接に経験したので，その具体例を簡潔に示し，読者と経

験を共有したい．なお，○で囲んだ数字は，上記の各動脈分枝と符合している．

①冠状動脈: 他院で右冠動脈の閉塞による急性心筋梗塞と診断され，心不全治療のために大動脈バルーンポンプ（IABP）が大動脈内に挿入された．大動脈造影検査を行ったところ，A型急性大動脈解離と診断され，救急車でIABPが駆動されたまま当院に搬送され，手術治療を行った．上行大動脈置換と右冠動脈へのバイパス手術を行い，IABPは手術中に抜去し，患者は救命され，自宅退院となった．心筋梗塞などの虚血性心疾患で発症する例が急性大動脈解離例の5～10％程度に認められ，頻度は低くはない．

②頸動脈: 失神があり，脳梗塞と診断され，脳CT検査を行った後，当院の神経内科病棟に入院した．頸部の聴診で血管雑音があり，血管超音検査を実施したところ，頸動脈に解離病変を認めた．造影CT検査を行ったところ，急性大動脈解離と判明した．ただちに緊急手術（上行・弓部大動脈人工血管置換術）を行ったが，それは入院3日目であった．

③鎖骨下動脈: 左右いずれかの上肢脈拍が減弱し，左右差がみられる例が多数ある．

④肋間動脈: 突然下半身麻痺を発症し，近くの救急病院に入院した．原因は不明だったが，後から急性大動脈解離が原因と判明した．強い胸痛や背部痛はなかったという．当院には車いすで来院した．突然発症した下半身麻痺が主訴であった．

⑤腹腔動脈-1: 腹痛で来院し，胆嚢炎として治療を受けていた．数日後に造影CT検査を行い，急性大動脈解離と判明した．消化器外科で胆嚢摘出術を受ける予定になっていた．

⑤腹腔動脈-2: 腹痛で来院し，胃炎と診断され，胃・十二指腸の内視鏡検査を行った．内視鏡検査で虚血性胃炎の所見があり，その後に造影CT検査を行い，急性大動脈解離と診断された．内視鏡検査時に突然死する危険があった．

⑤＋⑥腹腔動脈＋上腸間膜動脈: 繰り返す胃痛，腹部痛があり，胃・十二指腸の内視鏡検査を行い，出血性胃炎と診断されて，粘膜保護薬や潰瘍治療薬が処方された．しかし，数日間にわたり症状は改善せず，その後，黄疸および重篤な肝機能障害が出現した．CT検査を行ったところ，胃・十二指腸，ならびに肝臓を含む腹部臓器の広範囲な血流障害，壊死が認められ，解離による腹腔動脈と上腸間膜動脈の閉塞が認められた．全身状態が不良なため，手術治療には至らず死亡した．

⑦腎動脈: 血尿，背部痛があり，腎結石を疑われたが，最終的には大動脈解離であった．

⑧大腿動脈: 左大腿動脈の急性動脈閉塞（塞栓症）と診断され，血栓除去手術実施中に心停止となった．経食道エコー検査でA型急性大動脈解離と診断され，心タンポナーデとなっていることが判明した．右下肢の急性動脈閉塞は，大動脈解離による右大腿動脈の血流途絶が原因であった．

⑨-1: 腰痛があり，整形外科病院に入院した．腰痛に対して牽引療法などを受け，症状が軽快したので退院した．翌日，自宅で突然死した．死後の検査で大動脈解離と判明した．

⑨-2: 胸痛，徐脈から狭心症と診断され，カテーテル検査室に搬入されて，冠動脈造影検査を行い，右冠動脈（＃3，75％狭窄）内にステントが留置された．血栓予防のために抗凝固薬が投与された．入院3日目に，頸動脈の解離から脳虚血と，それに引き続いて，抗凝固薬が投与されていたために脳出血を併発した．CT検査を行ってはじめて急性大動脈解離と判明した．後から左室造影所見を確認すると，当初から大動脈解離であることが判明した．脳出血が増悪し

ないことを確認後，手術治療（上行大動脈置換手術）を行った．運良く突然死をまぬがれたが，循環器専門医によって，誤った診断の元に治療が続けられていた例であった．

以上のように大動脈解離は多彩な症状を示す．

2　大動脈解離の症状は一時的に寛解する

　大動脈解離の診断で注意しなければならない第2のポイントは，症状が一時的に改善することがあるため，初診時の印象として，重症感に乏しい場合があることである．

　急性解離による胸痛や意識消失，下肢虚血などの症状が突然に発症しても，その後一時的に症状が改善したため，診察時には重症感に乏しい例が実はまれではない．解離発生時の症状が一時的には寛解するということを知らないと，解離の存在を見逃す危険性がある．解離の存在を見逃すと，突然の心肺停止などの重大結果となり，診療していながら救命できない恐れがでてくる．

　実際の診療で解離の存在が見逃された例は枚挙にいとまがないほど多い．筆者が直接に経験，関係したものだけでも，①脳梗塞（一過性脳虚血発作）と診断されて神経内科の病棟でリハビリテーションが実施されていた例，②下肢の急性動脈閉塞と診断されて血栓除去が試みられた例，③急性腰痛症による腰痛および下肢痛と診断されて整形外科病院で牽引されていた例，④軽い狭心症と診断されて帰宅した例，⑤筋肉痛と診断されて帰宅した例，などがある．これら5例はいずれも診療経過中にショックあるいは心肺停止となった．

　このうち，①の神経内科に入院していた例のみが緊急に上行・弓部大動脈置換手術を実施して救命された．脳虚血は頸動脈の解離および心タンポナーデによる低血圧によるものであった．自宅で倒れて，脳梗塞の疑いで神経内科病棟に入院した．入院時には血圧は安定し，胸痛の訴えはなかった．脳CT検査で小さな脳梗塞巣が確認され，軽度の脳梗塞，一過性脳虚血発作として治療を受けていたが，受け持ち医が聴診したところ大動脈弁閉鎖不全を疑う拡張期雑音を認めた．そのため心エコー検査，次いで胸部の造影CT検査を行い，頸動脈の解離を伴う急性大動脈解離と診断され，心臓血管外科紹介となった．緊急に弓部分枝の再建を伴う上行・弓部大動脈置換を行い救命された．

　②の下肢動脈急性閉塞例は，突然の左下肢痛で発症した例である．本人は足をひきずりながらも，自力歩行で来院した．右大腿動脈はよく触知したが，左大腿動脈の拍動は触知せず，急性の左大腿動脈血栓塞栓症と診断し，局所麻酔下に左大腿動脈を露出し，血栓・塞栓の除去術を開始した．大腿動脈を切開して，血栓除去操作を実施中に突然心停止となった．心肺蘇生措置をしながら，心エコー検査，経食道エコー検査を行ったところ，心タンポナーデの状態であった．大腿動脈内に血栓はなく，真腔の圧迫による血流障害が下肢虚血の原因であった．急性解離と診断し，心肺蘇生を続けながら緊急上行大動脈置換術を実施したが，術後脳障害が遷延して死亡した．

　③の急性腰痛を主訴とした例は，腰痛の治療で整形外科病院に2日間入院し，軽快退院した直後に，自宅で心肺停止となった．死因は心タンポナーデであった．以前から血圧は高く，突然発症した腰痛や下肢痛は解離によるものと判断された．

　④の軽い狭心症と診断された例および，⑤の筋肉痛と診断された例は，いずれも救急外来を受診した例で，入院させずに帰宅させた．帰宅後に，自宅で心肺停止となり死亡した．

外来受診前には一度自宅で倒れており，救急車が要請されていた．発症時には家族などの周囲の人は重症感を感じていたが，外来受診時には症状は寛解していた．歩行も可能であり，強い胸痛などの訴えはなかった．死後の病理解剖あるいはCT検査により，死因は大動脈解離による心タンポナーデと確定された．

Stanford A型大動脈解離の発生当初は，心嚢内に出血して心臓が圧迫され，血圧が低下するものと思われる．これが移動困難や倒れる原因となる．圧迫が進行して血液の拍出が途絶えれば心停止となり，救命は不可能である．血圧が低下し，出血が一時的に止まった場合は，代償機能が働いて血圧が回復することがあり，その際は症状も一時的に改善するものと考えられる．また，心嚢内に出血しない場合でも，頸動脈の解離により脳の血流低下が発生することがある．内膜剝離の状況は変化するので，脳血流の改善が得られれば，症状は改善する．血圧低下時には脳血流も低下するので，健忘状態（記憶障害の一種）が発生する可能性が高く，患者本人は失神状況を訴えないことも，臨床現場ではよく経験するので注意が必要である．

3 解離の見逃しを防止するにはどうすればよいか

急性解離発症時の症状は多彩であり，しかも症状は寛解するとすれば，どのようにして解離の見逃しを防止できるのであろうか．

外来診療時に解離の存在を見逃さないためには，第1に，症状出現時の状態をなるべく詳しく知ることが重要である．発症時に典型的な胸痛や背部痛があった例のみでなく，意識消失や歩行不能があった例については，解離の存在を疑う必要がある．この際，本人は記憶を失っていることがまれではないため，発症時の状況は，発見者や家族に詳しく聞くことが有用である．よく聞いてみると，急性解離例ではやはり症状が急激に，あるいは突発的に出現していることが多い．初診時（発症から一定時間が経過）には重症感がなくとも，発症時に重症感を感じさせる症状があった場合は要注意である．発症時の重症感を思わせる症状と，担当医が診た軽い症状との不一致，乖離が解離症状の特徴ともいえる．おそらく内膜フラップが位置を変えるために，阻血状態の改善が出現するのであろう．通常の急性心筋梗塞や急性動脈血栓塞栓症などでは，症状は一方的に悪化していくが，解離の場合は違っている．症状の寛解があれば，解離の可能性がある．経時的に症状の変化をたどることで解離診断にいきつくことが多い．

第2に，心雑音（AR）の有無，脈拍の左右差などの身体所見を見逃さないことである．急性腰痛などの場合でも，最低限左右の大腿動脈を触知し，左右差がないことを確認しておくことは必要である．急性の腰痛，下肢痛の発生状況を詳しく聞くことは，整形外科的腰痛症と鑑別するために重要である．

第3に，胸部X線所見，ECG所見を確認することである．縦隔陰影の拡大は解離の存在が示唆される．胸痛があるにもかかわらず，ECGの異常所見に乏しければ解離を疑う．一方，ECG所見で心筋虚血が認められても，解離を否定することにはならない．ECGで異常所見があった場合は，まず心エコー検査を行い，心機能，壁運動の異常，弁膜症や大動脈解離の有無を診断する必要がある．上行大動脈が見にくければ，弓部大動脈や腹部大動脈をスキャンし，フラップが認められれば，解離の疑いが濃厚である．

第4に，解離の確定診断には画像診断が必須なので，少しでも解離を疑った場合には，造影CT検査あるいは心エコー検査により，解離の有無を確認する必要がある．

急性解離の診断においては，発症時の初期症状が一時的に改善する例が多いことを強調したい．急性解離の治療成績が向上してきているからこそ，現在ではより一層初診時に解離の存在を見逃さないことが重要となっている．

付）スポーツ中の急性大動脈解離の発生

近年，中高年層にスポーツへの意識が高まり，スポーツジムに通ったり，野外スポーツに参加したりする中高年者が増えている．健康寿命が伸び，スポーツに参加する中高年者が増加していることは喜ばしいが，スポーツ中に急性大動脈解離を発症する例が散見されるので，一定の注意も必要と思われる．

最近14年間の当院での急性A型大動脈解離に対する手術例をみると，445例の手術例中，15例はスポーツ中の発症であった（表1）．このうち7例は練習場を含むゴルフプレー中の発症であり，中高年におけるゴルフ，あるいはジムなどでの運動においては，急激な血圧上昇を伴う過度の運動は避けた方が安全と思われる．ゴルフでは，ショットの際に発症している例が多く，急激な血圧上昇と，体幹のひねりが発症に関与している可能性が考えられる．

エルゴメーターを用いた計測によると，強度の運動負荷では最高血圧が 200 mmHg 以上に上昇することが知られている．中高年においては，強度の運動負荷は急性大動脈解離の発症をはじめ，さまざまな健康障害をきたす可能性があるので，注意が必要である．中高年のスポーツは，過度にならない適度の負荷で，長期に継続することが望ましい．

表1 スポーツ中に発症した急性大動脈解離
（自治医科大学附属さいたま医療センター，2001年1月〜2014年1月）

No.	年齢	性別	スポーツの種類	初発症状	高血圧の有無	Marfan症候群
1	43	M	ゴルフ（練習場，ショット中）	胸痛	+	−
2	48	M	ゴルフ（練習場，ショット中）	失神	+	−
3	52	F	ゴルフ（コース，ショット中）	失神	+	−
4	60	M	ゴルフ（練習場，ショット中）	背部痛	+	−
5	74	M	ゴルフ（コース，ショット中）	胸痛	−	−
6	53	M	ゴルフ（コース，パター中）	背部痛	+	−
7	71	M	ゴルフ（コース，ショット中）	胸痛	+	−
8	50	M	ウエイトリフティング	背部痛	+	−
9	69	M	ウエイトリフティング	背部痛	+	−
10	59	M	自転車	背部痛	−	−
11	75	F	自転車	失神	+	−
12	23	M	マラソン	胸痛	−	+
13	57	F	フェンシング	胸痛	+	−
14	64	F	卓球	胸痛	+	−
15	66	F	水泳	胸痛	+	−

■文献

1) 安達秀雄. 大動脈疾患の診断と手術. 2版. 東京: メディカル・サイエンス・インターナショナル; 2006. p.90.
2) 安達秀雄. 解離診断の落とし穴―解離発生時の初期症状は一時的に改善する. In: 田林晄一, 栗林幸夫, 編. 大動脈瘤・大動脈解離診療のコツと落とし穴. 東京: 中山書店; 2006. p.10.

〈安達秀雄〉

§3. 急性大動脈解離の診断

2. CT

　急性大動脈解離は，循環動態が短時間に急激に変化し，重篤な状態に陥る可能性のある救急疾患であるため，可及的速やかに最適な治療を行う必要があり，そのためには迅速かつ正確な画像診断が必須である．画像診断法としては，単純X線，CT，MRI，超音波，血管造影などがあるが，なかでもCTは侵襲が低く，簡便かつ短時間で非常に多くの情報を得ることができるため，単なる診断のみならず治療方針の決定や経過観察などにおいても中心的な役割を果たしており[1]，現在の急性大動脈解離の診断においては必要不可欠な検査である．したがって，急性大動脈解離のCT診断に熟知していることは，急性大動脈解離の診療に携わるすべての医師にとって大切である．本稿では，急性大動脈解離におけるCT画像診断の役割に関して，撮影法および画像診断のポイントを中心として概説する．

1 急性大動脈解離に対するCT診断

a. MDCTの進歩

　MDCT（multi-detector-row computed tomography；多検出器列型CT）とは，体軸方向に複数のX線検出器列を配置し，X線管球が1回転する間に複数の画像情報を取得することが可能であり，かつ高速回転型ガントリーとを備えたCT装置である[2]．従来のCTでは1列しか装備されていなかったX線検出器が，MDCTでは64列から320列にまで多列化されたことで，体軸方向の空間分解能（画像の厚み）を0.5〜1 mm程度にまで薄くすることができ，より高精細な画像を取得することが可能となった．また，X線管球の回転速度が従来の1秒/回転から0.5〜0.3秒へと短縮されたことにより，検査時間が大幅に短縮し，時間分解能が向上した．このように，近年のMDCTの進歩により，時間分解能および空間分解能は飛躍的に向上し，より短時間で広範囲の撮影により，高精細な画像が得られるようになった．そして，MDCTにより得られた画像データを用いることで，冠状断像や矢状断像などのmulti-planar reformation（MPR），立体感のあるvolume rendering（VR），血管造影に類似した投影像であるmaximum intensity projection（MIP），血管の中心軸に沿った長軸方向の断面像であるcurved planar reformation（CPR）など，さまざまな3次元的な画像を再構成できるようになり，より精密な診断が可能となった．他にも，近年における大動脈解離に対するCT診断の進歩として，逐次近似再構成法による大幅な放射線被曝の低減や，心拍動によるアーチファクトを低減する心電図同期撮影法，術後の脊髄梗塞を回避するために行う術前のAdamkiewicz動脈同定といった新たな試みが行われている．

b. CT撮影法

　急性大動脈解離のCTでは，単純CT，造影早期相，約3分後の造影後期相を撮像することを基本とする．単純CTは，壁の石灰化の程度，解離を示唆する内膜石灰化の内方偏位の有無に加えて，偽腔閉塞型解離の急性期における偽腔内血腫の認識などの評価に有用であり，省略すべきではない．また，偽腔開存型解離のなかには，偽腔の血流が非常に遅い場合があり，早期相では偽腔が造影されない症例があるので，造影後期相も撮像する必要がある．

　造影CTでは，肘静脈から非イオン性造影剤を自動注入器により3 mL/秒前後の注入速度で注入しながら，全大動脈の良好な造影早期相の撮像を行うことを原則とするが，解離が腸骨動脈以下まで進展している場合やアクセスルートである腸骨・大腿動脈の評価が必須である血管内治療になる可能性を考慮し，鼠径部まで撮像しておいた方がよい．造影剤の総量は100 mL以内で十分であり，撮像時間によって加減する．

c. 心電図同期撮影

　CT撮像において，上行大動脈には心拍動によるアーチファクトが生じることがしばしばあり，形態評価の妨げとなったり，大動脈解離との鑑別が問題となったりする．また，以前は大動脈弁および冠動脈への解離波及の評価や上行大動脈のflap（内膜と中膜の一部からなる隔壁）を同定することが困難なことがあった．近年のMDCTの進歩により，心電図同期CTによる撮像が可能となり，これらの問題を解決するのみならず，上行大動脈およびその根部に生じるValsalva洞動脈瘤や大動脈弁輪拡張症（annuloaortic ectasia: AAE）の評価にも絶大な効果を発揮している．心電図同期撮影の問題点として，放射線被曝があげられるが，最近登場した逐次近似再構成法では大幅な被曝低減が可能となり，従来の1/2以下の実効線量での撮影も可能となった．

2　CT診断のポイント

　大動脈解離の臨床的病型は，1) 解離の範囲，2) 偽腔の血流状態，3) 病期の3つの視点により表1のように分類されている[1]．急性大動脈解離のCT診断のポイントは，①解離の存在診断，②病型分類（解離形態および進展範囲，エントリー/リエントリーの同定），③合併症（破裂，心タンポナーデ，大動脈の主要分枝閉塞による臓器虚血など）の有無に関する評価を行い，緊急手術の適応があるかどうかの判断をすることである[1]．

a. 解離の存在診断

　存在診断とは，解離に関連する症状を認めた場合に，これが実際に解離によるものか否かを判断することにある．単純CTでは，内膜石灰化の内方偏位が解離により剝離したフラップを示唆する重要な所見であり，これにより解離の存在が推定される（図1a）．また偽腔閉塞型解離の急性期には，凝血塊あるいは血腫によって満たされた偽腔が，大動脈壁に沿って長軸方向に広範囲に存在する三日月状の高濃度域として認められる（図1b）[3]．造影CTでは，偽腔開存型では造影される二腔構造を，偽腔閉塞型では造影されない偽腔を証明することにより大動脈解離の診断が確定する（図

表 1　大動脈解離の分類

1. 解離範囲による分類
    Stanford 分類
        A 型: 上行大動脈に解離があるもの
        B 型: 上行大動脈に解離がないもの
    DeBakey 分類
        Ⅰ型: 上行大動脈に tear があり弓部大動脈より末梢に解離が及ぶもの
        Ⅱ型: 上行大動脈に解離が限局するもの
        Ⅲ型: 下行大動脈に tear があるもの
        Ⅲa 型: 腹部大動脈に解離が及ばないもの
        Ⅲb 型: 腹部大動脈に解離が及ぶもの
    DeBakey 分類に際しては以下の亜型分類を追加できる
        弓部型: 弓部に tear があるもの
        弓部限局型: 解離が弓部に限局するもの
        弓部広範型: 解離が上行または下行大動脈に及ぶもの
        腹部型: 腹部に tear があるもの
        腹部限局型: 腹部大動脈のみに解離があるもの
        腹部広範型: 解離が胸部大動脈に及ぶもの
        （逆行性Ⅲ型解離という表現は使用しない）
2. 偽腔の血流状態による分類
    偽腔開存型: 偽腔に血流があるもの．部分的に血栓が存在する場合や，大部分の偽腔が血栓化していても ULP から長軸方向に広がる偽腔内血流を認める場合はこの中に入れる
    ULP 型: 偽腔の大部分に血流を認めないが，tear 近傍に限局した偽腔内血流（ULP）を認めるもの
    偽腔閉塞型: 三日月形の偽腔を有し，tear（ULP を含む）および偽腔内血流を認めないもの
3. 病期による分類
    急性期: 発症 2 週間以内．この中で発症 48 時間以内を超急性期とする
    慢性期: 発症後 2 週間を経過したもの

循環器病ガイドシリーズ．大動脈瘤・大動脈解離診療ガイドライン（2011 年改訂版）
http://www.j-circ.or.jp/guideline/pdf/JCS2011_takamoto_h.pdf（2015 年 12 月 15 日閲覧）

1, 2）．この際，偽腔閉塞型解離の偽腔と大動脈の壁在血栓の鑑別がしばしば問題となる．臨床的には，急性解離では症状を伴うことが多いことが鑑別点となるが，CT 上の鑑別点としては，解離は中膜に生じるため，内腔面が整であることが多い一方，動脈硬化性変化である壁在血栓の内腔面は不整であることにより区別される．

b．病型分類

病型分類としては，解離範囲による分類（Stanford 分類，DeBakey 分類）と偽腔の血流状態による分類を行う．このためには，解離形態および進展範囲，エントリー/リエントリーの同定が必要である．

Stanford 分類はエントリー（入口部）の位置にかかわらず解離が上行大動脈に及んでいるか否かで A 型と B 型に分けている（図 3a）．上行大動脈に解離が及ぶ Stanford A 型解離の場合，心タンポナーデ，心筋虚血，大動脈弁閉鎖不全症などの致死的合併症を起こす可能性が高いことから緊急手術の適応とされるため，解離が上行大動脈に及ぶかどうかを診断することはきわめて重要であ

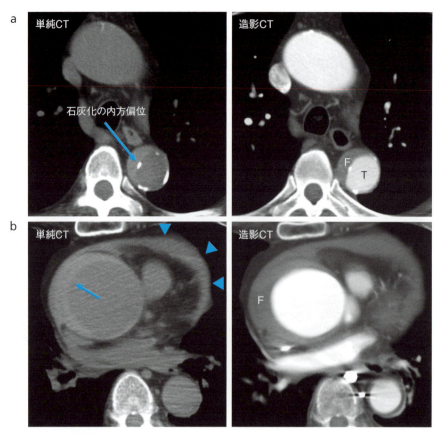

図1 ● 偽腔閉塞型大動脈解離
 a．下行大動脈に内膜石灰化の内方偏位を認め（矢印），大動脈解離の存在が示唆される．造影CTでは，偽腔（F）の造影効果がみられず，偽腔閉塞型解離と診断される．
 b．単純CTにて上行大動脈の右側辺縁に三日月状の高吸収域（矢印）を認め，閉塞した偽腔の急性期を表す．この所見は造影すると判別しにくくなる．また，吸収値の高い心嚢液貯留を認め（矢頭），心タンポナーデが示唆される．
 T: 真腔，F: 偽腔

る．ただし，これらの致死的合併症を伴わない偽腔閉塞型のA型解離は比較的予後良好であり，わが国では内科的治療が優先される傾向がある．一方，合併症のないStanford B型解離は，降圧を中心とした内科的治療が原則であるが，合併症を有するStanford B型解離は，外科治療や血管内治療を考慮する必要がある．このため，画像診断により合併症の有無を判断することが非常に大切である．

　DeBakey分類は解離の範囲とエントリーの位置によりⅠ型，Ⅱ型，Ⅲ型（a, b）と分類しており（図3b），解離範囲を具体的に示したものであり，外科・血管内治療の際には有用であるが，弓部大動脈や腹部大動脈にtear（亀裂）が存在する場合は，亜型分類が必要となる．エントリー／リエントリーはフラップの断裂像として認識され，横断像の上行・下行大動脈では撮像面がフラップと垂直に走行するため同定しやすいが，大動脈弓部にエントリーが存在するものは，撮像面がフラップと平行になるため認識しにくいことがあり，注意が必要である．また，心拍動によるアーチファク

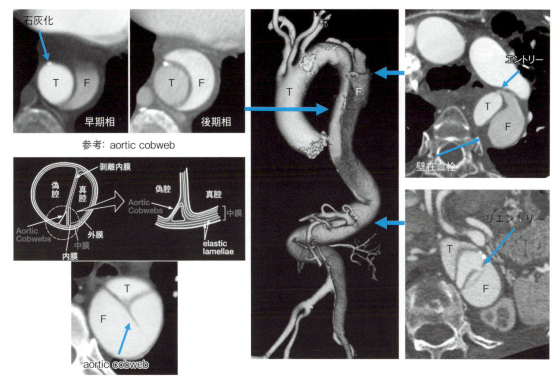

図2 ● 偽腔開存型大動脈解離（Stanford B 型，DeBakey Ⅲ b 型）
弓部大動脈〜腹部大動脈（左腸骨動脈）に連続する偽腔開存型大動脈解離を認める．エントリーは下行大動脈に存在し，リエントリーは腹部大動脈に同定される．真腔（T）は早期相にて偽腔（F）よりも先に造影され，内腔は狭小化しており，動脈壁には石灰化を有する．一方，偽腔は後期相にて真腔よりも遅れて造影され，内腔は拡大し，壁在血栓を有している．volume rendering（VR）法による 3 次元 CT により大動脈解離の全体像が把握できる．
T: 真腔，F: 偽腔
参考: aortic cobweb（林 宏光，他．日医放会誌．1995; 55: 402-8[7]）より改変）
偽腔（F）内に索状の構造物（aortic cobweb）を認める．

トにより上行大動脈におけるフラップやエントリーの同定が困難な場合には，心電図同期撮像が有効である．

　偽腔の血流状態による分類では，偽腔開存型，偽腔閉塞型，ULP 型に分けられる（図4）．造影 CT 上，偽腔が造影されれば偽腔開存型，されなければ偽腔閉塞型と判断するが，偽腔閉塞型には，内膜に tear が存在しないものと，内膜に tear を生じてはいるが画像診断で認識できないものが含まれる[4]．欧米でいう IMH（intramural hematoma）は前者を指し，病理学的に「tear のない大動脈解離」のことであるが[5]，IMH という言葉は病理学的な診断に基づくことから，厳密には画像診断で判断できるものではない．したがって，本邦のガイドラインでは IMH という診断名は臨床で用いないこととされている[1]．一方，ULP（ulcer-like projection）とは，血管造影や造影 CT などの画像診断においてみられる所見である「閉塞した偽腔内への造影剤の潰瘍様突出像」のことであり，ULP が存在する解離を ULP 型解離という．ULP は画像上の所見であることから，それらのなかには種々の病態（tear，分枝の断裂部位，動脈硬化性潰瘍部位等）が含まれるという認識が重要である．

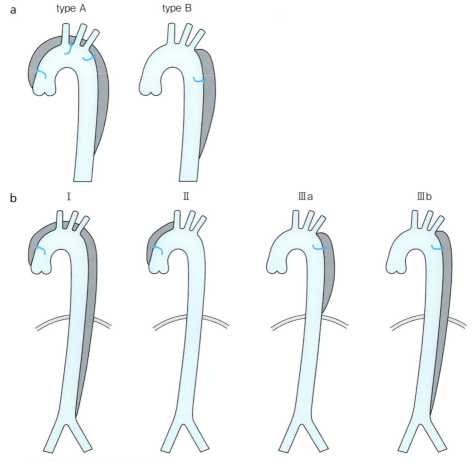

図3 ● 解離範囲による分類
 a．Stanford 分類: entry（矢印）の位置にかかわらず，解離が上行大動脈に及んでいる A 型と及んでいない B 型に分類している．
 b．DeBakey 分類: 解離の範囲と entry（矢印）の位置により I 型，II 型，IIIa 型，IIIb 型に分類している．

c. 偽腔開存型

　偽腔開存型では真腔と偽腔の両者が造影されるため，しばしば真腔と偽腔の判別に苦慮するが，造影 CT における真腔と偽腔の判別法として一般に以下のポイントがあげられる（図2）[1]．
　①通常，内腔の拡大した腔が偽腔であり，真腔は狭小化していることが多い．
　②動脈壁の石灰化を有する腔が真腔である（例外として，慢性解離例で偽腔壁に石灰化をきたすことがある）．
　③壁在血栓を有する腔が偽腔である（偽腔は血流が遅いため血栓が形成されやすい）．
　④dynamic study では先に造影される腔が真腔であり，偽腔は遅れて造影される．
　⑤aortic cobweb の所見（大動脈中膜が解離するときに不完全にはがれた中膜の一部が索状の構造として偽腔内に認識される）が認められれば偽腔である[6,7]．
　偽腔開存型の中には偽腔の血流が非常に遅い場合があり，造影早期相では偽腔が造影されず，造

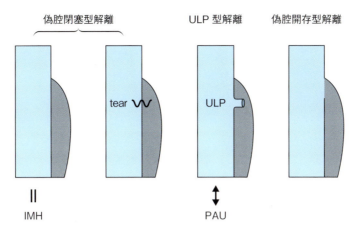

図4 ● 大動脈解離の分類（栗林幸夫．心CT. 2011; 10: 1-9[4]）より改変）
大動脈解離は，偽腔に血流の認められない「偽腔閉塞型」，閉塞した偽腔内へ局所的な内腔の突出（ULP）を有する「ULP型」および偽腔に血流があり二腔を呈する「偽腔開存型」に分類される．偽腔閉塞型で内膜の亀裂を有しないものは狭義のIMHに相当し，またULP型解離の中にはPAUとの鑑別を要するものがある．

影後期相になってから造影される場合があるので，後期相にて偽腔の血流を確認する必要がある．

d. 偽腔閉塞型とULP型

　偽腔閉塞型の急性期には，凝血塊・血腫によって満たされた偽腔が，単純CTで三日月状の高濃度域として大動脈の長軸方向に連続して広範囲に認められるのが特徴的である[4]．この所見は造影すると判別しにくくなるので注意が必要である（図1）．偽腔閉塞型は偽腔開存型に比較して予後が良好とされ，治療経過も異なるが，偽腔閉塞型解離の特徴として，偽腔が徐々に退縮する一方で偽腔内に新たな血流が生じたりすることがある．経過中に偽腔内に血流が出現し，潰瘍様病変を形成することがあり，このようにしてできた潰瘍様病変がULPである（図5）．ULPは経過中に拡大して瘤化したり，再解離を生じたり，あるいは破裂に至るものもあり[8]，ULPのサイズにかかわらず病態が不安定な例も含まれていることから，臨床的に重要である．したがって，2011年に改訂された大動脈瘤・大動脈解離診療ガイドラインでは，偽腔閉塞型解離とULP型解離を別個の病態として定義するようになり，ULP型解離は偽腔開存型解離に準じた対応が推奨されている[9]．CT後期相でULP周囲の解離腔や解離腔の外膜側直下に認められる造影効果は，偽腔内血栓が十分に器質化する以前の流動性を有する不安定な状態を示唆し，再解離や二腔性解離への移行が高頻度である[10]．
　一方，近年，大動脈内腔との連続がはっきりしないまたは小さな連続性をもつ血栓化解離腔内の小造影域を，IBPs（intramural blood pools）として，ULPと区別して取り扱う報告もみられる[11]．CTの分解能の点から両者を区別することが時に難しい場合もあると考えられるが，肋間動脈や腰動脈起始部の血栓化解離腔内に形成されるblood poolsには，内膜破綻を伴わないものも存在する可能性があり，今後さらに予後を含めて検討することが必要である．

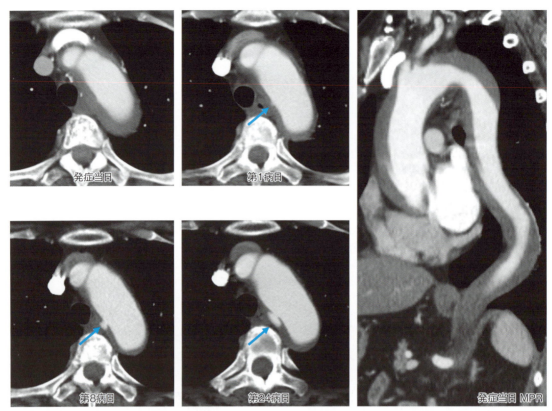

図5 ● 偽腔閉塞型解離からULP型解離への移行
胸痛にて受診し，CT施行．発症当日のCTではULPははっきりとせず，偽腔閉塞型解離と診断されたが，第1病日のフォローアップCTにて弓部大動脈の偽腔内にごく小さなULP（矢印）を指摘され，その後のフォローアップCT（第8病日，第24病日）にて経時的に増大している（矢印）．

e．合併症の評価

　上行大動脈に解離が存在するStanford A型では，心タンポナーデの有無や大動脈弁閉鎖不全症の程度，心筋虚血の有無を判断する必要がある．心電図同期CTを用いれば，大動脈弁の逸脱や冠動脈への解離波及を観察できることもあるが，これらの評価には心エコーが有用である．CTでは解離した大動脈の心嚢内破裂によって生じる心タンポナーデや，胸腔・縦隔・後腹膜腔などへの破裂による出血を評価することが可能であり，単純CTにて高吸収液体貯留（血性心嚢液），造影CTにて造影剤の血管外への漏出像（extravasation）がみられることがある（図1b）．心タンポナーデは，心嚢液が比較的多量に貯留した場合には診断可能であるが，少量の場合は診断が困難となることに留意する．また，大動脈主要分枝としては，冠動脈，弓部三分枝，腹腔動脈，上腸間膜動脈，腎動脈，総腸骨動脈への解離波及に関する評価が重要である．特に冠動脈や頸動脈，上腸間膜動脈への解離の波及は，心筋梗塞や脳梗塞，腸管虚血などの重篤な合併症を引き起こす可能性が高く，注意深い経過観察が必要である．解離により主要分枝の栄養臓器が虚血に陥るメカニズムとして，分枝自体に解離が及んで狭窄，閉塞をきたす場合（静的閉塞 static obstruction）と，解離が及ばないが真腔が偽腔に圧排されて分枝の血流が低下する場合（動的閉塞 dynamic obstruction）があり，解離

が分枝に及ばなくても虚血が起こり得るため，画像所見のみではなく，臨床所見と組み合わせて判断する必要がある．

3 PAU（penetrating atherosclerotic ulcer）

Stansonらは大動脈の粥状硬化性病巣が潰瘍化して中膜以下にまで達することがあることを指摘し，これをPAUとした[12]．この考えでは潰瘍のpenetrationが中膜に達した場合には大動脈解離になる可能性がある．しかし，penetrationは中膜を越えて外膜へと進展する場合が多く大動脈解離になるものはまれとする報告もあり，PAUと大動脈解離の関連にはまだ不明な点が多い．PAUと前述したULPとを混同しているものもあるが，PAUは病理学的概念であり，原因論である．これに対しULPは画像所見上の概念であり，PAUの画像所見の一部もこのなかに含まれる．PAUは動脈硬化に伴う粥状硬化性潰瘍が，内膜や外膜側に進展するも粥状硬化による中膜の硬化のため解離の進展が妨げられ，限局解離様の所見を呈する．CT画像では大動脈内腔から嚢状に突出する血流腔としてみられ（図6），内膜下血腫を伴うこともある．好発部位は胸部下行大動脈や腎下部の腹部大動脈とされる．一方，ULP型解離は偽腔閉塞型解離より発生するため，解離腔が限局していることは少なく，通常は長軸方向に連続する解離腔を伴うことにより，鑑別可能である．しかし，臨床的

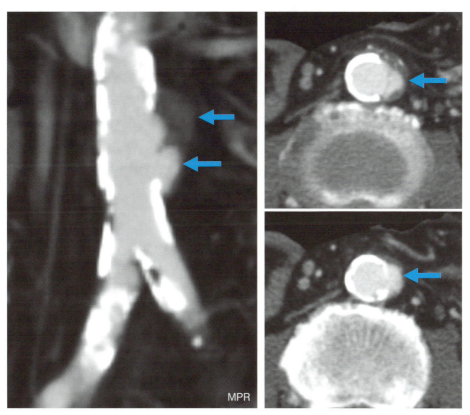

図6 ● PAU（penetrating atherosclerotic ulcer）
腹部大動脈に大動脈内腔から嚢状に突出するPAUを認める（矢印）．

にPAUと大動脈解離などを区別することが困難な場合に遭遇することもあり，これらを一括して急性大動脈症候群として取り扱うこともある[13]．

4 Adamkiewicz動脈の評価

大動脈解離の手術あるいは血管内治療における合併症として，下肢対麻痺が生ずることがあり，その原因として，脊髄を栄養するAdamkiewicz動脈の血流障害が考えられている．近年のMDCTやMRIの進歩により，Adamkiewicz動脈の描出が可能となり，術前にこれらの画像検査を用いて非侵襲的に同定を行い，術後の対麻痺を回避しようとする試みがなされている．Adamkiewicz動脈の分岐する肋間，腰動脈は個人差が大きいが，Th8～L1の間で左側から起始する頻度が高いといわれている[14]．太さは0.8～1.3 mm程度であり，前脊髄動脈と合流する際に特徴的な「ヘアピンカーブ」を形成するので，これを同定の目安とし，肋間あるいは腰動脈との連続性を証明する（図7）．MDCTによるAdamkiewicz動脈の描出能は70～90％と高く，非侵襲的診断法として有用であると思われる[15]．

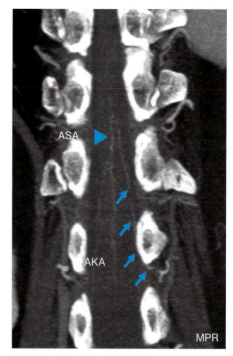

図7 ● Adamkiewicz動脈
造影CT，MPR像にて，左第1腰動脈より起始し，特徴的なヘアピンカーブを形成して前脊髄動脈（ASA: 矢頭）へと合流するAdamkiewicz動脈（AKA: 矢印）を認める．

おわりに

急性大動脈解離におけるCT画像診断の役割に関して，撮影法および画像診断のポイントを中心として解説した．MDCTは急性大動脈解離の画像診断において中心的な役割を担う検査法であり，診断のみならず治療法の選択や予後評価にも寄与している．本稿で概説したCT診断について正確かつ確実に理解し，日常診療に役立てて頂ければ幸いである．

■文献

1) 高本眞一, 他. 大動脈瘤・大動脈解離診療ガイドライン（2011年改訂版）. 循環器病の診断と治療に関するガイドライン（2010年度合同研究班報告）. 2011.
2) 林 宏光. 大動脈瘤・大動脈解離とMDCT. 急性大動脈解離のMDCT診断. 心CT. 2011; 10: 58-66.
3) Yamada T, et al. Aortic dissection without intimal rupture: diagnosis with MR imaging and CT. Radiology. 1988; 168: 347-52.
4) 栗林幸夫. 大動脈瘤・大動脈解離とMDCT. 大動脈疾患の診断におけるMDCTの役割. 心CT. 2011; 10: 1-9.
5) Evangelista A, et al. Acute intramural hematoma of the aorta: a mystery in evolution. Circulation. 2005; 111: 1063-70.

6) Williams DM, et al. Aortic cobwebs: an anatomic maker identifying the false lumen in aortic dissection—Imaging and pathologic correlation. Radiology. 1994; 190: 167-74.
7) 林　宏光, 他. 大動脈解離: CTによるAortic cobwebsの検討. 日医放会誌. 1995; 55: 402-8.
8) 川俣博志, 他. 血栓閉鎖型大動脈解離のulcerlike projectionの検討―発生頻度, 発生部位および経時的変化を中心として. 脈管学. 1994; 34: 1017-32.
9) Matsuo H. Thrombosed type of aortic dissection: its clinical features and diagnosis. Int J Angiol. 1998; 7: 329-34.
10) 林　宏光, 他. 血栓閉鎖型大動脈解離の造影CT後期相の検討. 日医放会誌. 1995; 55: 845-54.
11) Wu MT, et al. Intramural blood pools accompanying aortic intramural hematoma CT appearance and natural course. Radiology. 2011; 258: 705-13.
12) Stanson AW, et al. Penetrating atherosclerotic ulcers of the thoracic aorta: natural history and clinicopathologic correlations. Ann Vasc Surg. 1986; 1: 15-23.
13) Nienaber CA, et al. Aortic dissection: new frontiers in diagnosis and management: Part I : from etiology to diagnostic strategies. Circulation. 2003; 108: 628-35.
14) Koshino T, et al. Dose the Adamkiewicz artery originate from the lager segmental arteries? J Thorac Cardiovasc Surg. 1999; 117: 898-905.
15) Yoshioka K, et al. MR angiography and CT angiography of the artery of Adamkiewicz: noninvasive preoperative assessment of thoracoabdominal aortic aneurysm. RadioGraphics. 2003; 23: 1215-25.

〈上田達夫　林　宏光〉

§3. 急性大動脈解離の診断

3. 心エコー図

　急性大動脈解離は胸痛あるいは背部痛を主訴に発症し，胸痛の鑑別診断として常に念頭におくべき疾患である．病理学的には，大動脈壁が中膜レベルにおいて2層に解離し，一定の長さをもつ二腔の状態を呈するのが特徴である．70〜80％の症例で胸痛・胸背部痛を主訴に来院するが，脳血管障害による失神や大動脈弁閉鎖不全症による心不全症状を主訴とする場合もある．本症は，きわめて予後の悪い致死的疾患で，未治療で放置すれば発症後24時間以内に1/4が死亡すると報告されている．したがって診断は的確かつ迅速に行わねばならない．

　急性大動脈解離の診断は，1）解離の部位，2）致死的合併症の2つに分けられる．解離の部位についてはDeBakey分類とStanford分類があるが，治療を考える上では，解離が上行大動脈にあるかどうかで分類するStanford分類がわかりやすい．すなわち上行大動脈に解離が及ぶ場合，Stanford A型と称し，解離が及ばない場合，B型と称する．一般的に，A型の場合は緊急手術が勧められる．致死的合併症は，1）心タンポナーデ，2）胸腔内破裂，3）大動脈弁閉鎖不全，4）脳血流障害，5）冠循環障害（心筋虚血），6）腎および腹部臓器の虚血があげられる．解離の部位および致死的合併症の有無を正確に診断することが，治療方針を決定する上で不可欠といえる[1]．したがって，心エコー図による急性大動脈解離の診断は，大動脈解離の存在診断と合併症の診断の2つに分けられる．この2点について解説する．

1　急性大動脈解離の存在診断

　急性大動脈解離の存在診断には造影CT検査，なかでもMDCTによる検査が有用であり，まず第1に行われるべき検査である．病歴や身体所見から急性大動脈解離が疑わしい場合は，造影CT検査を施行する必要がある．造影CT検査により，解離部位および範囲，偽腔の状態，側枝への解離の有無などの重要な情報が得られる．これに対して，経胸壁心エコー図は大動脈のごく一部しか観察できないため，存在診断は不得手である．また，胸郭変形や狭小肋間，肥満，肺気腫を有する場合や人工呼吸をしている場合は，診断に必要な十分な画質を得ることができないことが多い．

　経胸壁心エコー図による急性大動脈解離の診断のポイントは，真腔と偽腔を分ける可動するフラップをみつけることである．注意しないといけないのは，鏡面像や多重反射によるアーチファクトがしばしばフラップのように観察されることである．いくつかの角度から観察できること，周囲の構造物とは異なった動きをすることで鑑別する．カラードプラ法により真腔と偽腔の血流を観察するのも有用である．A型解離の場合，まず大動脈弁直上の上行大動脈を観察することにより解離の存在診断が可能である．図1, 2に，経胸壁心エコー図で上行大動脈の解離が診断可能であった例

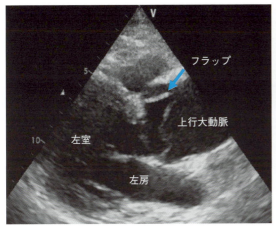

図1 ● Stanford A型急性大動脈解離例における経胸壁心エコー図所見（傍胸骨長軸像）
上行大動脈の大動脈弁直上に可動するフラップ（矢印）を認める．

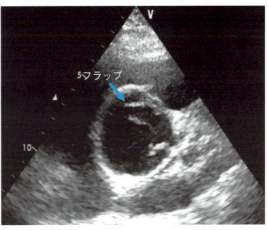

図2 ● Stanford A型急性大動脈解離例における経胸壁心エコー図所見（傍胸骨短軸像）
上行大動脈に可動するフラップ（矢印）を認める．

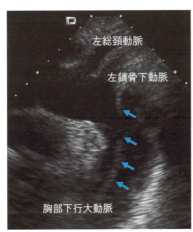

図3 ● 胸骨上窩アプローチによる下行大動脈の解離所見
胸骨上窩アプローチにより，遠位弓部から下行大動脈にフラップ（矢印）を認める．

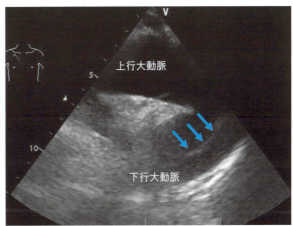

図4 ● 前胸部アプローチによる下行大動脈の解離所見
前胸部アプローチにより，遠位弓部から下行大動脈にかけてフラップ（矢印）を認める．本例は右大動脈弓であったため右前胸部（左上シェーマ参照）からのアプローチで観察できたが，弓部が通常の症例では胸骨上窩アプローチで描出する．

の心エコー所見を示す．下行大動脈に解離が存在する場合，胸骨上窩からのアプローチにより描出できることがあり，一度は試みる価値はある．図3，4には胸骨上窩アプローチなどの通常とは異なったアプローチでB型解離が診断可能であった例のエコー所見を示す．また，腹部大動脈を描出するのも有用である．腹部大動脈は比較的容易に描出可能であり，腹部にフラップが存在し解離と診断できれば，胸部大動脈にも解離が存在する可能性が高く，造影CT検査で確認する必要がある．図5には腹部大動脈で認められた大動脈解離例のエコー所見を示す．

一般に，経胸壁心エコー図による急性大動脈解離の診断精度は，上行大動脈に解離が存在するA

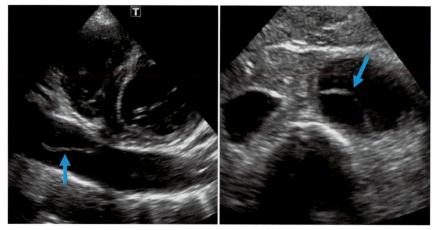

図5 ● 腹部大動脈に解離が認められた例のエコー所見
本例は腹部大動脈にフラップ（矢印）が認められ，大動脈解離と診断された．

型の場合，感度77〜80％，特異度93〜96％と比較的良好と報告されているが，下行大動脈の描出は不得手なため，B型の場合，診断精度は低くなる[2,3]．したがって，経胸壁心エコー図は存在診断においては，存在を疑うきっかけとなるような補助的な位置づけといえる．すなわち，ベッドサイドで簡単に施行できるという特徴を生かして，胸痛の鑑別診断の際に通常のルーチン検査として施行する断面に加えて，上行大動脈の観察や，胸骨上窩アプローチによる下行大動脈の描出あるいは腹部大動脈の描出を試みて，急性大動脈解離が疑わしい症例を発見していくことが心エコー図の役割と考えられる．もちろん，疑わしい症例に対しては，造影CT検査を施行して診断を確定する必要がある．

2 合併症の診断

急性大動脈解離の発症後の死亡率は1〜2％/時間という報告[4]があり，その死因の多くが合併症による．先述した合併症のなかで，心タンポナーデ，大動脈弁閉鎖不全，心筋虚血の診断には経胸壁心エコー図が有用であり，以下にそれぞれ解説する．Stanford A型解離の場合，原則緊急手術が必要になることが多いが，合併症がある場合，手術を急ぐ必要がある．特に心タンポナーデや心筋虚血が認められた場合，ショックを伴い，そのまま心停止に至る可能性が高いため，可能な限り急いで手術室に運ばないと救命できない．また，大動脈弁閉鎖不全症を合併した症例では弁置換・弁形成などの術式選択に経胸壁心エコー図での詳細な大動脈弁の観察が有用である．

a．心タンポナーデ

急性期における大動脈解離の死因としては最も頻度が高く，剖検例では死因の70％と報告されている．解離した大動脈の心嚢内破裂もしくは切迫破裂に伴う血性滲出液が原因であるが，量と貯留速度と発症までの時間経過が異なることに注意が必要である．心嚢ドレナージは急激な血圧の上昇を伴い，再破裂のリスクを高めるので基本的に推奨されていないが，ショック状態のときにどうす

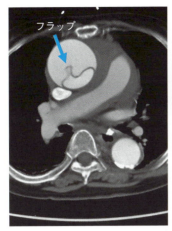
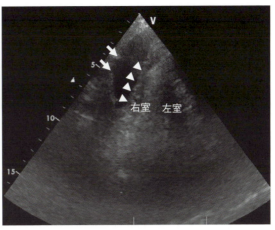

図6 ● 心タンポナーデを伴う急性大動脈解離の胸部造影CT所見
上行大動脈の偽腔開存型解離を認め，Stanford A型大動脈解離と診断された．

図7 ● 図6の症例に合併した心タンポナーデの経胸壁心エコー図所見（四腔断面像）
全周性に心嚢液（矢印）を認め，右室の虚脱所見を認める（矢頭）．

るかなど，見解は定まっていない．心タンポナーデは，心嚢水貯留が少量でも起こりうるし，また血腫であることが多いので，注意が必要である．また時間とともに劇的に変化するのも特徴で，バイタルに変動があれば心エコー図で心嚢水の状態を再検すべきである．救急外来で手術を待っている間に，心嚢に破裂して心停止にいたることもある．図6，7に，急性大動脈解離に合併した心タンポナーデ例のCT所見と経胸壁心エコー図所見を示す．

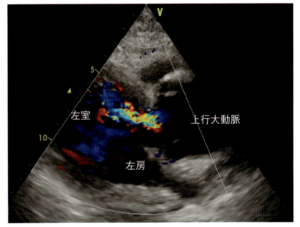

図8 ● Stanford A型急性大動脈解離に合併した大動脈弁閉鎖不全症の経胸壁心エコー図所見
カラードプラ法で大動脈弁閉鎖不全症を認める．また，フラップと拡大した上行大動脈を認める．

b. 大動脈弁閉鎖不全症

発症頻度はStanford A型解離の60～70%であるが，弁への手術操作が必要な症例は約半数と報告されている[5]．外科的治療の必要性を判断するためにも逆流のメカニズムを評価することが大切となる．発症の機序としては，①STJ（sino-tubular junction）の拡大による大動脈弁のtethering，②基部への解離の波及による弁逸脱，③フラップによる弁尖の接合不全が考えられている[6]．解離による弁逸脱は無冠尖に多いことも特徴的である．大動脈弁閉鎖不全症の程度は，術式を決定する際に重要な情報となるため，術前に十分に評価しておくことが望ましい．図8に，急性大動脈解離に合併した大動脈閉鎖不全症の

経胸壁心エコー図所見を示す．

c. 心筋虚血

　Stanford A 型解離の 3〜9％ で発症すると報告されており，大動脈基部では解離が右側に沿って生じることが多いため右冠動脈に多くみられることが報告されている[7]．胸痛以外にも房室ブロックなど様々な症状を呈する．心電図での評価に加えて，心エコー図検査で壁運動の評価をして，虚血の可能性を調べておくことが望ましい．また上行大動脈基部レベルの冠動脈起始部の評価が可能であれば，解離が冠動脈に及んでいるかを観察しておくことが必要である．

　また元々，虚血性心疾患をもっている例が，急性大動脈解離を発症することも多い．このような場合，たとえ解離が冠動脈に及んでいなくても，手術リスクや治療経過に影響を与える可能性が高い．発症時に，壁運動異常や弁膜症の程度も含めて心機能を十分に評価しておくことが，重要である．

■文献

1) 2010 年度合同研究班報告．大動脈瘤・大動脈解離診療ガイドライン（2011 年改訂版）．2011: http://www.j-circ.or.jp/guideline/pdf/JCS2011_takamoto_h.pdf.
2) Hiratzka LF, et al. 2010 ACCF/AHA/AATS/ACR/ASA/SCA/SCAI/SIR/STS/SVM Guidelines for the diagnosis and management of patients with thoracic aortic disease. A Report of the American College of Cardiology Foundation/American Heart Association Task Force on Practice Guidelines, American Association for Thoracic Surgery, American College of Radiology, American Stroke Association, Society of Cardiovascular Anesthesiologists, Society for Cardiovascular Angiography and Interventions, Society of Interventional Radiology, Society of Thoracic Surgeons, and Society for Vascular Medicine. J Am Coll Cardiol. 2010; 55: e27-e129.
3) Erbel R, et al. 2014 ESC Guidelines on the diagnosis and treatment of aortic diseases: Document covering acute and chronic aortic diseases of the thoracic and abdominal aorta of the adult. The Task Force for the Diagnosis and Treatment of Aortic Diseases of the European Society of Cardiology (ESC). Eur Heart J. 2014; 35: 2873-926.
4) Hagan PG, et al. The International Registry of Acute Aortic Dissection (IRAD): new insights into an old disease. JAMA. 2000; 283: 897-903.
5) Fann JI, et al. Preservation of aortic valve in type A aortic dissection complicated by aortic regurgitation. J Thorac Cardiovasc Surg. 1991; 102: 62-73; discussion-5.
6) Movsowitz HD, et al. Transesophageal echocardiographic description of the mechanisms of aortic regurgitation in acute type A aortic dissection: implications for aortic valve repair. J Am Coll Cardiol. 2000; 36: 884-90.
7) Spittell PC, et al. Clinical features and differential diagnosis of aortic dissection: experience with 236 cases (1980 through 1990). Mayo Clin Proc. 1993; 68: 642-51.

〈加地修一郎〉

§3. 急性大動脈解離の診断

4. 経食道心エコー

まず,経食道心エコー(TEE)の特徴をまとめておこう.
　①エコーと同様に非観血的(半侵襲的だが)
　②エコーより大動脈を詳細に観察可能
　③CTと異なり,ベッドサイド(ER,OR,ICU)で施行可能
　④CTと異なり,造影剤なしで血流を評価でき,組織性状や動きも評価可能
　⑤心肺蘇生(CPR)などの処置や手術操作と同時進行で検査可能
大動脈解離における有用性は,次の2点である.
　①ER,ICU: 呼吸管理下での診断(CPR中を含む)
　②OR: 術中のモニター,診断,評価
しかし,TEEは画像を描出し解釈する技能が必要で,自ら情報を集める必要があるという側面があり,術者によりメリットに差が生じる.
これらの点をふまえ,本稿では以下を解説する.
　①解離とエントリー部位の診断
　②破裂の診断
　③大動脈弁逆流の評価
　④灌流障害の診断
　⑤TEEのメリットを得るために

1 解離の存在とエントリー部位の決定

　CTの普及に伴い,解離と判明しての搬送が増えたが,心肺停止で搬入される大動脈解離の診断は困難である.「心肺蘇生しつつ静脈ルート,圧ラインを確保し,心拍動回復後にCTかカテ室」という手順は,TEE導入で大きく変わる.上記処置中に,acute coronary/aortic/pulmonary syndromeを鑑別する.心タンポナーデがあれば,前二者を疑う.移動の準備が整うまでに,CT室,カテ室,ORのいずれに搬送するかを決定する.解離の診断は,①大動脈内腔の内膜フラップ,②大動脈壁内の血腫のいずれかで確定する.心肺停止では,まず心タンポナーデを確認し,下行～弓部大動脈,上行大動脈と解離,瘤をチェックし,解離はその範囲も確認する.心拍動再開後に,左室壁運動の評価が可能となる.
　エントリー部位は,内膜フラップの途切れとそこを通過する血流で診断する.急性A型解離の大半では上行大動脈内にエントリーがあるが,弓部～下行大動脈にもエントリーがみえない場合,遠

位上行大動脈か腹部大動脈レベルにエントリーがある可能性が高い．弓部大動脈の偽腔内で血流の方向をみていずれかを決定することが可能である．偽腔内の血流はエントリーからくるため，偽腔内血流が順行性なら上行大動脈に，逆行性なら下行大動脈以下にエントリーがある．

これらの情報と大動脈基部への進展を確認すれば，手術術式をほぼ決定できることになる．

2 破裂の診断

大動脈の破裂部位と病態（TEE所見）を示す（図1）．
- ①上行大動脈→心囊内（心タンポナーデ）
- ②弓部大動脈→縦隔（縦隔血腫）
- ③下行大動脈→縦隔（縦隔血腫），胸腔（血胸）
- ④腹部大動脈→腹腔内（腹腔内出血），後腹膜（後腹膜血腫）

破裂は心肺蘇生中，OR内，カテ室，術後ICUなどどこでも起こりうる．突然血圧が低下したときTEEが使えるなら，原因が破裂，心機能，血管抵抗のいずれであるかを判別する．プローブを食道内で回転して下記の1）〜3）を数秒以内にチェックし，胃に進めて4）を確認する．

1）心囊内出血

心囊内破裂では，心臓周囲にエコーフリースペースあるいは血餅が出現・増大し，右室，左室の内腔が狭小化する．右室自由壁が内方に凸となる．

2）胸腔内出血

下行大動脈の破裂は左胸腔，胸腹部大動脈の破裂は右胸腔にも出血する．左胸腔は下行大動脈を

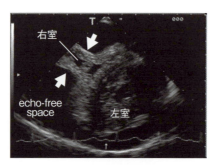

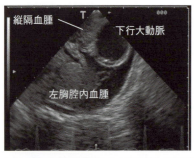 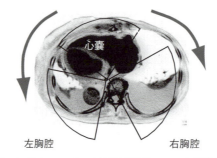 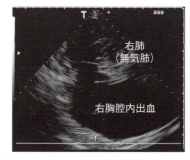

図1 ● 大動脈破裂のTEE診断（渡橋和政．レスキューTEE．東京：南江堂；2014より改変）
破裂を診断するための所見を示す．心囊内出血（心タンポナーデ）は右室の虚脱，胸腔内や縦隔への出血は胸腔内血腫，縦隔血腫を呈する．プローブを回転すれば，数秒でチェックできる．

通して描出する．高輝度の肺が低輝度～エコーフリーの血液と置き換わり，肺は無気肺となる．

3）縦隔血腫

大動脈周囲に新たな血腫が出現する．食道周囲なのでTEEは有利である．縦隔血腫が胸腔内に穿破し開胸やステントグラフト治療が必要な場合，出血部位をTEEで確認する．大動脈壁を通過する血流シグナルがみえない場合には，血腫内のエコーフリーの部分を探す．

4）腹腔内出血

プローブを胃に進めて周囲を見渡すと肝，脾，膵，小腸などが描出されるが，それらの周囲に新たにエコーフリースペースが出現する．腹部膨隆が肉眼的に明らかになるためには，かなりの出血が必要である．

3　大動脈弁逆流の評価

大動脈解離で起こる急性大動脈弁逆流には2つの機序がある．
　①STJ拡大による，交連の外側偏位，弁尖の接合不全
　②解離による交連脱落，弁尖の逸脱
前者ではcentral jet，後者では逸脱した弁尖の対側に向かうeccentric jetが描出される．弁の形態とともに逆流の性状を評価し，逆流の機序を認識する．解離が発症する前から逆流が存在した可能性もある．弁尖に肥厚，硬化などの所見がある場合にはその可能性が高いため，弁置換術も考慮する．

逆流に対してSTJの断端形成と脱落した交連のつり上げを行った場合，その結果を体外循環離脱時に評価する．術後大動脈弁逆流遺残が判明して再手術となるのを回避する一助となる．

4　灌流障害の診断

搬入時すでに存在する虚血に加え，術中にも体外循環や大動脈遮断・再建により起こりうる．評価はCTや血管造影の方が正確だが，血行動態が不安定な場合，術中新たに起こる場合，治療後の術中評価を行う場合にはこれらが使えず，TEEが必要である．対象は脳，冠動脈，腹部内臓，灌流動脈の血流とともに筋組織では収縮も評価する．

灌流障害の機序は，2つある（図2）．
　①aortic type: 大動脈内のフラップが分枝の入口部を被覆（中枢側の大動脈で真腔狭小化を伴うことが多い）
　②branch type: 分枝の近位部で偽腔が真腔を圧排する
いずれも，リエントリーがなく偽腔内が減圧されないことが原因である．TEEで，大動脈内，分枝近位部で真腔の血流を評価する．末梢のリエントリーは描出できないが，真腔虚脱が軽度で偽腔内にも血流シグナルを認めれば，リエントリーが存在していることがわかる．

a．脳灌流

近赤外線分光法で前頭葉の組織内酸素飽和度を連続モニターするが，弓部分枝の血流情報を合わ

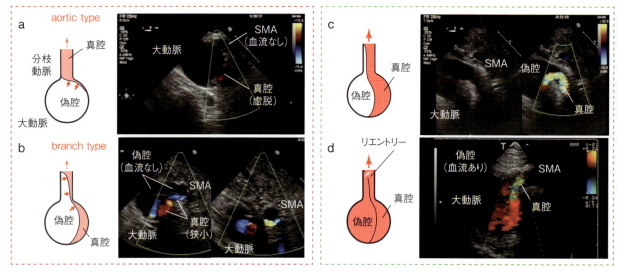

図2 ● 解離による灌流障害の機序と上腸間膜動脈での例 (渡橋和政. レスキューTEE. 東京: 南江堂; 2014 より改変)
大動脈内のフラップが分枝入口部を閉塞 (a: aortic type),あるいは分枝動脈内で偽腔が真腔を圧迫する (b: branch type).偽腔内圧が低く真腔が広い (c),またはリエントリーで偽腔内が減圧され両腔とも灌流する場合 (d) には,灌流障害は起こらない.SMA: 上腸間膜動脈

せて評価する.得られる情報は,次の3つである.
　①各分枝への解離進展
　②各分枝内の真腔狭小化
　③偽腔内の血流

　意識障害症例では,分枝に解離がなく,あっても真腔狭小化がないなら心タンポナーデなど心拍出量減少が原因だろう.A型解離ではしばしば解離が腕頭動脈に進展し,拡張した偽腔で真腔が閉塞する.末梢の右総頸動脈や右鎖骨下動脈の血流が低下する (図3).

b. 冠灌流

　冠動脈の灌流障害は,①冠動脈入口部の形態と血流,②心室の壁運動異常で評価する.灌流障害には,次の3つのパターンがある (図4).
　①冠動脈内に進展した解離の偽腔が内腔を閉塞 (程度はさまざま) (図4b)
　②内膜が冠動脈入口部で引抜け (主に右冠動脈,内腔は閉塞あるいは開存) (図4c)
　③冠動脈入口部が内膜フラップにより被覆され,血流が途絶 (図4d)

c. 腹部内臓

　腹腔動脈と腎動脈は,起始部の形態と血流で評価する.描出困難な場合,肝,脾,腎の実質内で血流シグナルをチェックする.難しいなら,体表から描出してチェックするのがよい.
　腸管虚血の有無は,開腹や血管内治療の方針決定に重要である.上腸間膜動脈入口部～近位部の血流と腸管蠕動で評価する (図2).シグナルが弱く判断が難しい場合,近傍の腹腔動脈や大動脈内

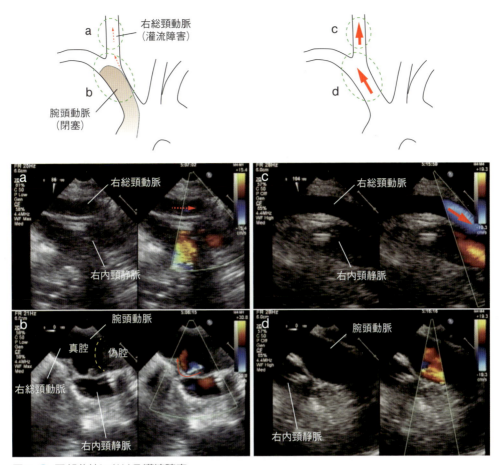

図3 ● 弓部分枝における灌流障害
a: 腕頭動脈は拡張した偽腔により閉塞し，隙間を通るわずかの血流のみみられる（走査面 0°）．b: 右総頸動脈長軸像（走査面 90°）では，内頸静脈血流を認めるにもかかわらず動脈内に血流シグナルを認めない．大動脈再建後，灌流が回復し明瞭な血流シグナルがみられる（c, d）．

の血流シグナルと比較する．

　この評価は，腹痛を訴える患者において開胸や体外循環に先行して開腹すべきか否かの判断に有用である．aortic type も branch type も認めず腸管蠕動も良好なら，開胸を優先する．一方，aortic type で完全途絶なら速やかに開腹と判断できる．真腔狭小化は判断が難しい．私は，真腔が全体の 50%以下の場合にのみ腸管壊死を経験している．偽腔にも順行性の血流が認められる場合には，末梢は真腔，偽腔の両腔で灌流されており開腹は必要ない．もちろん「疑わしきは開腹」が鉄則だが，その場合，腸管の部分的な虚血を小開腹で見落とさないよう注意が必要である．

5 術中新たに発症する灌流障害

　体外循環など治療に伴う操作で灌流障害が起こることがある．頻度は高くないが，どの症例でどこに起こるかを予知できず，発生に気づかずタイムリーに適切な対処ができなければ臓器障害を起こす．手術操作を進めながら灌流をリアルタイムに評価できる TEE のメリットを活用する．

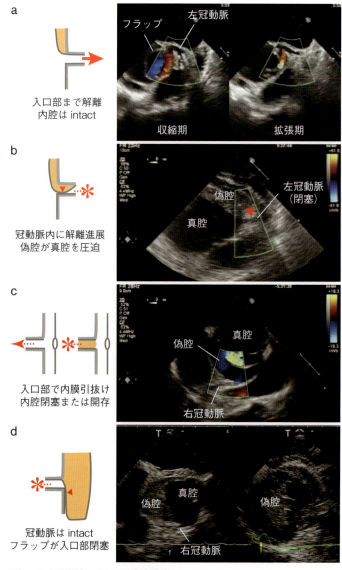

図4 ● 冠動脈における灌流障害
a: 入口部まで解離しているが内腔は intact. ただし, 拡張期にフラップが血流の通路を狭めている. b: 冠動脈内に解離が進展し, 真腔を閉塞している. 左冠動脈領域全体が akinetic であった. c: 冠動脈入口部での内膜引抜け. この症例では吸い込み血流で開存がわかる. 右室の収縮は保たれていた. d: フラップによる入口部閉塞（偽腔送血）. Ⅱ誘導の ST 上昇がみられる.

術中に起こる灌流障害の原因は, ①『偽腔送血』, ②大動脈遮断, ③新たな解離発生である.

a. 偽腔送血

　逆行性灌流でリエントリーがエントリーとなり, 偽腔が真腔を圧迫し灌流障害をきたす. 逆行性灌流の距離が長い大腿動脈送血で起こりやすいが, 腋窩動脈送血でも起こりうる. 前者では, 上半

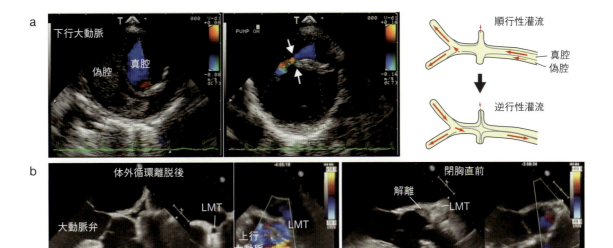

図5 ● 術中新たに起こった灌流障害
a: 大腿動脈送血による偽腔送血．下行大動脈の真腔が虚脱し，偽腔内のモヤモヤエコーが消失した．上半身の血圧低下が起こった．b: 体外循環離脱後に新たに起こった解離．大動脈の中枢側吻合部から Valsalva 洞に解離が進展し，左冠動脈を閉塞した．LMT: 左冠動脈主幹部

身全体（図5a）あるいは弓部分枝，冠動脈などに限局した灌流障害（図4d）が起こり，後者では右側の脳灌流障害が起こりうる．

リエントリーの存在が偽腔送血の条件だが，どの症例でどこに起こるかを予知することはできない．偽腔送血の発生をいち早く検知して送血部位の変更を図ることが必要だが，通常のモニターでは見逃す可能性がある．送血開始時に各分枝の灌流を TEE でひととおり評価することで，見逃しを避けることが可能となる．また，良好な灌流となる送血路を選ぶにも有用である．

b．大動脈遮断

上行大動脈を遮断して中枢側吻合を行う場合，遮断鉗子がエントリーを閉鎖し，偽腔送血を起こす可能性がある．遮断するまでエントリーがリエントリーとなっていたためである．大動脈遮断後に TEE で各分枝の灌流を評価することで解決できる．

c．新たな解離発生

送血部位にかかわらず，送血で新たな解離を発生することがある．送血管の先端近くに動脈の蛇行がある場合，送血血流で内膜損傷をきたし，解離が発生するのだろう．

大動脈の中枢側，末梢側吻合部で糸による内膜の cutting が起こり，解離となることがある．中枢側に進展すれば Valsalva 洞の解離から冠動脈閉塞をきたしうる（図5b）．末梢側に進展すれば，新たな解離を下行大動脈に生じ，破裂，灌流障害をきたすおそれがある．

いずれも，リアルタイムの TEE 評価で除外診断し，発生した場合にはその確定診断を行う．

6 TEEのメリットを得るために

　数多くの大規模試験により標準的治療法が確立され，90％前後の救命率が得られる段階に達しているが，治療成績をさらに高めるためには症例ごとに異なる病態に個別対応する必要がある．治療中にも変化しうる病態に対応するため，TEEのリアルタイム情報が有用だろう．

　しかし，有効活用するためには，TEEを使う技能に加え適材適所で使う判断も必要である．あいにく，現時点で外科医，麻酔科医ともTEEのメリットが十分に活かされていないためと思われる報告をみることが少なくない．外科医のもつ優れた『戦術』に麻酔科医がTEE情報をもとに優れた『戦略』を加え，変幻自在な大動脈解離の病態と闘うためには，これまで以上に外科医と麻酔科医が互いを理解し育て合う土壌が必要であり，それができてはじめて真のチーム医療といえるのではないだろうか．TEEはそのための共通言語として役立つに違いない．

■文献

1) 髙本眞一班長．循環器病の診断と治療に関するガイドライン．日本循環器学会．（2010年度合同研究班報告）
2) 髙本眞一，編．心臓外科 Knack & Pitfalls: 大動脈外科の要点と盲点．第2版．東京: 文光堂; 2013.
3) 武田純三，監修．周術期経食道心エコー実践法．第2版．東京: 真興交易; 2010.
4) 渡橋和政．経食道心エコー法アドバンス．東京: 南江堂; 2007.
5) 渡橋和政．経食道心エコー法マニュアル．第4版．東京: 南江堂; 2012.
6) 渡橋和政．レスキューTEE．東京: 南江堂; 2014.
7) Orihashi K. Assessment of aortic problems including malperfusion (Chapter 12-2). Omoto R, et al. editors. Transesophageal echocardiography. 2nd ed. Tokyo: Shindan-To-Chiryo-Sha; 2013.
8) Orihashi K, et al. Treatment strategy for acute type A aortic dissection complicated with organ ischemia. Ann Vasc Dis. 2011; 4: 293-8.
9) Orihashi K. Malperfusion in acute type A aortic dissection: unsolved problem. Ann Thorac Surg. 2013; 95: 1570-6.
10) Orihashi K. Mesenteric ischemia in acute aortic dissection. Surg Today 2015 May 30.［Epub ahead of print］

〈渡橋和政〉

§3. 急性大動脈解離の診断

5. 血栓閉塞型大動脈解離

　1980年代のCTの普及に伴い臨床症状は大動脈解離と同様だが画像所見が大きく異なる症例が存在することが知られるようになった．内膜非破綻性大動脈解離と報告され[1]，単純CTにおけるdisplaced intimal calcification, crescent shape high densityなどの所見が述べられた（図1）．その後 ulcer like projection（ULP）が多くの症例で認識されたため内膜非破綻性という用語は用いられなくなり，早期血栓閉塞型，血栓閉鎖型大動脈解離と表現されるようになった．現在日本循環器学会のガイドラインでは偽腔閉塞型，ULP型という用語が用いられている[2]．しかし欧米では本疾患群には解離ではなく intramural hematoma（IMH）という診断名が用いられるようになった[3]．IMHとは vasa vasorum からの出血が原因であり intimal tear がないことがその条件とされている．最近のレビュー[4]ではIMHの20〜60％にULPを認めその多くは局所的な解離であると，矛盾した表現をしている．さらに動脈硬化性粥腫を発生素因と考えた penetrating atherosclerotic ulcer（PAU）という診断名も用いられている[5]．IMHを合併したPAUと，ULPを合併したIMH，さらに局所的な解離を鑑別することが重要とされ[4]，現在も用語の混乱は続いている．

　筆者らはA型血栓閉塞型急性大動脈解離手術症例の検討から，ほとんどの症例に intimal tear は存在すると考えている[6]．tearが大きい場合は画像診断上ULPとして描出され，tearが小さい場合には描出困難なためULPなしとされるのであろう（図2）．可能性を完全に否定はできないが，vasa vasorum のような小動脈からの出血が大動脈壁内で大きく広がるとは考え難い．intimal tear が発

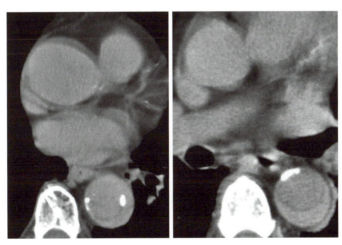

図1 ● Stanford B型血栓閉塞型急性大動脈解離の単純CT所見
　　displaced intimal calcification（左），crescent shape high density（右）

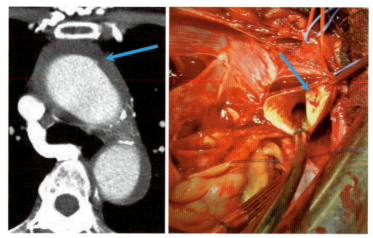

図2 ● 術前CTで極めて小さなULPを有したA型血栓閉塞型急性大動脈解離に対する手術所見
小さなintimal tearが認められた．

生じ大動脈壁中膜内に血液が流入していくが，リエントリーを形成することなく血流が停滞し血栓化したのが本疾患であろう．本稿ではこの概念に基づき，血栓閉塞型大動脈解離の病態，診断，治療の問題点について述べる．

1 頻度

　自験例では，Stanford A型急性大動脈解離症例のうち血栓閉塞型が占める割合は34％，B型では57％と，B型で血栓閉塞型の率が高かった．また年齢別にみると，A型B型ともに高齢者で血栓閉塞型が高率であった（図3）．

2 診断における問題点

　診断にはCTが最も重要で，通常は単純CTにおけるcrescent shape high density，造影CTにおける造影効果のないドーナツ型ないし三日月型の解離腔から診断できる．造影CTでは，造影剤投与から撮影までの時間が重要である．早期相で偽腔が造影されなくとも，遅延相では造影されることはしばしばあるので注意が必要である．またときに血栓閉塞解離腔と慢性の壁在血栓との鑑別が造影CTでは困難なことがある．このような場合，単純CTにおけるcrescent shape high densityの有無が診断に役立つ（図4）．
　大動脈基部における心拍動の影響（motion artifact）も血栓閉塞型大動脈解離と誤診しやすい．心電図同期した撮影によりmotion artifactを除去でき，確定診断に有用である（図5）．
　胸背部痛を主訴に来院したものの，画像所見上きわめて薄い血栓閉塞型解離の場合，画像だけでの診断には限界がある．典型的な臨床症状，炎症反応の数値やFDP，D-Dダイマー上昇の有無などから総合的に判断しなければならないこともある．このような場合，24時間後または48時間後

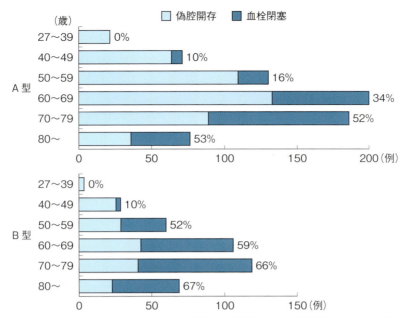

図3 ● 自験例における，Stanford 分類と年代別にみた血栓閉塞型の割合（％）
Stanford B 型，高齢者で血栓閉塞型の割合が高かった．

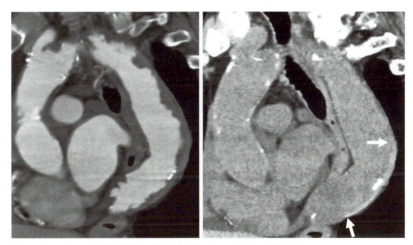

図4 ● 高度の大動脈粥腫（壁在血栓）を有する 77 歳男性
背部痛で緊急入院．単純 CT 所見により，矢印間の限局した血栓閉塞型大動脈解離と診断した．

に CT 検査による経過観察を行うことは有用であろう．

　症例によっては，ULP が大きく，偽腔開存型との区別に悩むことがある．ガイドラインでは偽腔内の部分的に血栓が存在する場合や，大部分の偽腔が血栓化していても ULP から長軸方向に広がる偽腔内血流を認める場合は偽腔開存型としている．しかし長軸方向の広がりの具体的な基準は述べていない．図6 に示すように，発症からの時間経過により偽腔内血流の大きさは縮小していく場合がある．偽腔内血流の広がりや ULP の大きさよりも，リエントリーの有無という病態の方が分類

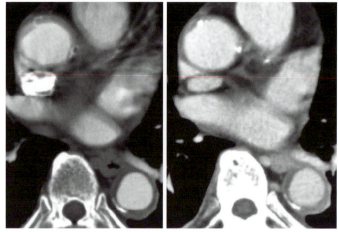

図 5 ● 心電図同期（右）と非同期（左）
　非同期 CT では motion artifact により上行大動脈の輪郭だけでなく肺動脈の輪郭も二重に描出されている．本症例では大動脈に粥腫が少量認められるが，解離はないと診断した．

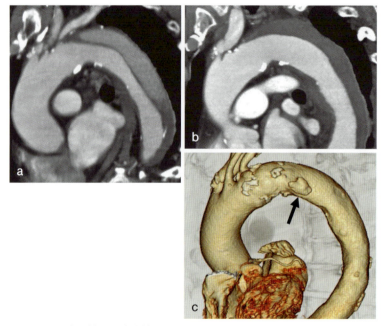

図 6 ● 65 歳男性，発症直後の CT
　発症直後の CT（a）では偽腔開存型と思われたが，2 週間後（b, c）には偽腔は血栓閉塞し ULP（黒矢印）を認めた．

上重要にも思える．

3　治療における問題点

　Stanford A 型血栓閉塞型急性大動脈解離に緊急手術を施行すべきかどうか，議論が続いている．

初期の欧米からの論文では偽腔開存と同様に urgent operation の適応とするものが多かったが[3]，日本と韓国から保存的治療で予後良好とする報告が相次いだ[7,8]．日本循環器学会のガイドラインでは大動脈弁閉鎖不全症，心タンポナーデ，上行大動脈の ULP がなく，大動脈径が 50 mm 未満，偽腔径が 11 mm 未満の症例では初期の内科治療が可能としている[2]．

4　病態についての考察

　我々は血栓閉塞型であっても発症24時間以内の超急性期であれば全例を手術適応としてきた．その手術所見から心囊内出血の発生頻度を偽腔開存型と比較すると，血栓閉塞型の方が心囊内出血（破裂）率，心タンポナーデ発生率ともに有意に高かった[9]．同様の報告が韓国からもあり[10]，血栓閉塞型は安全ではないと考えられた．

　なぜ血栓閉塞型で破裂が多いのか．A 型急性大動脈解離の手術症例で人工心肺開始直前に解離した上行大動脈を直接穿刺し，偽腔内圧の測定を行った．偽腔開存型では偽腔圧は真腔圧と等しかったが，血栓閉塞型の偽腔圧は，常に真腔圧より低かった[11]．

　圧が低いのになぜ破裂しやすいのか．次にわれわれは大動脈壁における解離が発生している層を病理組織標本で計測した．血栓閉塞型の方が有意に外膜に近い層で解離が発生していた．解離の層が外膜寄りのため，血栓閉塞型はリエントリーを作りにくく，破裂しやすいと考察した[9]．心囊内出血を伴う A 型血栓閉塞型のなかには，intimal tear の発症直後に心囊内破裂が起こり，血圧低下によりそれ以上解離が進展せずリエントリーが形成されずに偽腔が血栓閉塞した症例もあると思われる．このような症例においては，血栓閉塞型が破裂したというより，破裂の結果血栓閉塞型になったという表現の方が適切かもしれない．

　今後画像診断のさらなる進歩，心電図同期 CT を用いた正確な診断により，本症の病態の解明と治療方針の確立が待たれる．欧米の IMH，PAU などの疾患概念との統一が必要である．

■文献

1) 山田哲久, 他. X 線 CT による「内膜非破綻性大動脈解離」の診断. 日本医放会誌. 1985; 45: 699-710.
2) 高本眞一, 他. 大動脈瘤・大動脈解離診療ガイドライン（2011 年改訂版）. 日本循環器学会.
3) Braverman AC, et al. Management of aortic intramural hematoma. Curr Opin Cardiol. 1995; 10: 501-4.
4) Evangelista A, et al. Interdisciplinary expert consensus on management of type B intramural haematoma and penetrating aortic ulcer. Eur J Cardiothorac Surg. 2015; 47: 209-17.
5) Braverman AC, et al. Penetrating atherosclerotic ulcers of the aorta. Curr Opin Cardiol. 1994; 9: 591-7.
6) Uchida K, et al. Intramural haematoma should be referred to as thrombosed-type aortic dissection. Eur J Cardiothorac Surg. 2013; 44: 366-9.
7) Kaji S, et al. Lon-term prognosis of patients with type B aortic intramural hematoma. Circulation. 2003; 108 (Suppl 1): II 307-11.
8) Song JK, et al. Outcomes of medically treated patients with aortic intramural hematoma. Am J Med. 2002; 113: 181-7.
9) Uchida K, et al. Pathologic characteristics and surgical indications of superacute type A intramural

hematoma. Ann Thrac Surg. 2005; 79: 1518-21.
10) Song JK, et al. Outcomes of patients with acute type a aortic intramural hematoma. Circulation. 2009; 120: 2046-52.
11) 内田敬二, 他. 大動脈解離の診断と治療　血栓閉塞型をめぐって　偽腔閉塞型急性大動脈解離の病態と治療方針. 脈管学. 2010; 50: 147-50.

〈内田敬二〉

§4. 急性大動脈解離の治療

1. 急性A型大動脈解離に対する標準的外科治療

1 急性A型大動脈解離の自然歴と手術適応

　我々の施設での約500例の非手術例を含めた検討で，急性A型大動脈解離症例では，発症後1時間で約30%が心肺停止（CPA）となり，24時間で50%，2週で65%がCPAとなる（図1）．このため急性A型大動脈解離症例の救命率向上のためには手術成績の向上のみならず，より早期に手術を行うことが重要である．主たる死因は上行大動脈破裂とそれに伴う心タンポナーデであり，その他冠動脈解離による心筋梗塞，弓部分枝解離に伴う脳梗塞，腹部分枝解離に伴う腸管壊死，腎不全，肝不全，膵壊死などとなる．80歳以上の高齢者でADLが低下している場合，保存的に降圧治療を行いこれら合併症の発生を防止できる場合もあるが，心タンポナーデ合併例では保存的に救命することはきわめて困難である．

　一方で急性A型大動脈解離に対する手術成績は必ずしも良好でなく，IRAD（The International Registry of Acute Aortic Dissection）2003年の報告でも在院死亡率23.9%と高率で，手術死亡の予測因子を70歳以上，開心術の既往，ショック，移動する疼痛，心タンポナーデ，動脈拍動の消失，心筋虚血としている．死亡率が良好となる予測因子は部分弓部置換術施行例であった．Paciniら[1]は術後5年の生存率が術前に臓器灌流障害を合併していた症例で42%と，合併していなかった症例の68%に比べ不良であり，臓器灌流障害に対する対策が成績向上に不可欠であるとしている．わが国における手術成績は欧米諸国に比べ非常に良好であり，2000年には在院死亡率約20%であったが2011年には約11%と改善している[2]（図2）．しかしながら依然として高率であり，成績向上のためには主として臓器灌流障害等に対する対策が不可欠である．

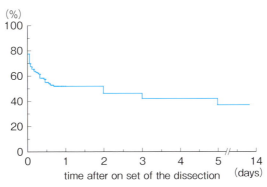

図1 ● 急性A型大動脈解離発症後の心肺停止回避率

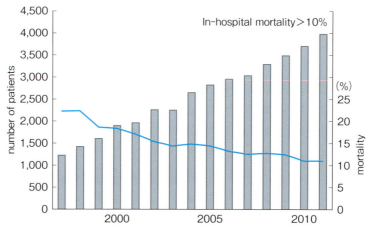

図2 ● 本邦における急性 A 型大動脈解離手術数と在院死亡率の年次推移

2　解離病変の置換範囲と術式

　急性 A 型大動脈解離に対する緊急手術の基本的な目的は前記の急性期死因となる病変を除去することにある．すなわち，①大動脈破裂に対しては破裂した外膜の切除，予防的解離上行大動脈の切除，②臓器虚血に対してはエントリー切除または閉鎖および必要なら分枝血管そのものに対する血行再建となる．このため上行大動脈置換が基本手技となるが，エントリー，外膜破裂口が弓部や大動脈基部に存在すれば，弓部置換および基部再建術の適応となる．エントリーが下行大動脈にある場合，それが左鎖骨下動脈直下であれば同時切除するが，左鎖骨下動脈より 3 cm 以上離れている場合には切除せず elephant trunk 法または frozen elephant trunk 法による閉鎖がよいと思われる．

　遠隔成績向上のための，外膜破裂口やエントリーのない大動脈基部や弓部に対する拡大手術は，若年者で術前にショックや臓器虚血などの重篤な合併症のない症例に限られるべきと考えられる．術前状態が良好で，若年，大動脈基部拡大のある症例では積極的に re-implantation 手術を行う．

3　大動脈基部に対する処置

　大動脈基部および中枢側吻合部からの出血を防ぎ，冠血流障害，大動脈閉鎖不全をコントロールすることはこの疾患の患者を救命するうえで最も基本的な手技であり，この手技が不成功に終わると手術死に至る可能性が非常に高い．基部の処置を確実に行うためには病変を十分に把握し，状況に応じた再建を行う必要がある．

　エントリー（内膜亀裂）を基部に残したまま上行ないし上行弓部置換を行うと，基部に解離が残存し基部破裂の原因となる．また基部外膜破裂口が残存すると基部解離腔を生体糊や縫合にて閉鎖しても少量の基部解離腔への leak で破裂口からの致命的な基部出血となる．大動脈基部にエントリーが存在するかどうかは大動脈内腔より肉眼で容易に確認できるが，基部における外膜破裂口は基部解離腔に血栓があり，血性心囊液が貯留している場合，血栓をすべて除去しなければ破裂口は

ないと断定できない．

　エントリー，破裂口が大動脈基部に存在するか，発症前から基部拡大や高度大動脈弁閉鎖不全のある場合基本的に大動脈基部置換の適応となる．しかしながら大動脈弁尖に異常なく，若年者で術前の血行動態良好な症例では自己弁温存基部再建術の適応となる．しかしながら非解離症例での手術に比べ時間がかかることが多く，術者が待機手術である程度習熟していない場合には推奨できない．

4　手術手順

　体外循環の送血は基本的に右腋窩動脈，右大腿動脈に径 9 mm の人工血管を端側吻合し 2 カ所から行っている．腋窩動脈の露出は subclavicular horizontal approach で鎖骨下縁の皮膚切開，大胸筋鎖骨付着部の切離にて腋窩動脈を直下に露出することができる（図3）．カテーテル挿入としないのは鎖骨下動脈がときに蛇行しており，カテーテル先端で解離を発生させた経験があるためである．大腿動脈からのカテーテル挿入は，止血困難，低心機能などのために送血管留置が長時間に及んだ場合，大腿動脈阻血のため MNMS（myonephropathic metabolic syndrome）発生の可能性がある．このような場合は 18G 針などを大腿動脈末梢に向けて留置，人工心肺血を灌流し，下肢虚血を防ぐ必要がある．

　送血開始後は左橈骨動脈圧，近赤外線脳酸素モニター，経食道心エコー，術野エコーにて malperfusion が発生していないことを確認する．腋窩動脈も解離している場合セルディンガー法にて上行大動脈真腔に PCPS 用送血カニューレを挿入し順行性送血を行っている．腋窩動脈や大腿動脈単独で送血路としてもよいが体外循環開始後 malperfusion が発生していないか前述のモニターにて確認する必要がある．malperfusion が認められた場合はただちに送血路の変更ないしは追加を行う必要がある．

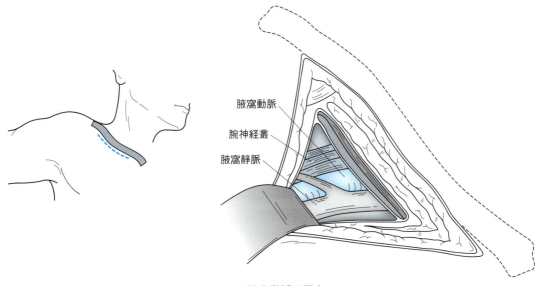

図 3 ● subclavian horizontal approach による腋窩動脈の露出

胸骨正中切開，経食道超音波にて心囊内出血，心タンポナーデがなければSVC，RA脱血，右側左房よりLAまたはLVベント挿入．体外循環開始後上行大動脈遮断を行う．心囊内出血，心タンポナーデがあれば，全身ヘパリン化し，心タンポナーデ解除に伴う血圧上昇，基部出血の増悪を防止するために昇圧薬を中止したのちに小さな心囊切開，ドレナージを行い，少しずつタンポナーデ解除を行う．もし上行大動脈よりの持続性出血があれば指で大動脈壁を圧迫止血しつつ脱血管を挿入，体外循環を開始したのちただちに上行大動脈遮断を行う．心筋保護は選択的順行性，および逆行性で行う．ただし遮断部位の解離腔に血栓があり内膜亀裂の存在も疑われる場合には，遮断により塞栓症を発生させるおそれがあり，冷却し体循環停止としてから遮断する．

　上行大動脈遮断後は上行大動脈横断後解離した大動脈基部周囲を剝離する．この際基部大動脈解離の最深部の外膜周囲を剝離することで解離腔最深部に死腔を残さず，十分に圧着させることができる．心囊内出血のある症例では，解離腔内より外膜破裂口の同定を行い，もし存在すればこれを切除し基部断端形成を行うよう努める（図4）．基部に外膜破裂口がなければ通常 sino-tubler junction（ST junction）より5mm末梢で解離した大動脈を横切する．この際内膜，外膜を引っ張らずに切離することが肝要で，特に外膜を引っ張りすぎた状態で切離すると，外膜は容易に短くなってしまう．

　切離後，解離した中枢側内・外膜を fibrin glue にて接着する．この際 glue 充塡後，把持力の弱い特注のリンパ節鉗子にて3分間内外膜を圧着する．これにより弁輪部の解離が修復され，解離に伴う大動脈弁閉鎖不全が治癒する（図4）．ほぼ解離発症前の形態に復するため，交連部のつり上げなどの処置は不要となる．glue の接着力は時間とともに強固となるため，鉗子を除去したのちもしばらくこのままで放置し，末梢側の処置に移る．GRF glue は遠隔期に，ホルマリンによる組織壊死に伴う仮性動脈瘤の形成がみられるため使用していない[3]．Bioglue は組織壊死発生の報告が少ないものの，グルタールアルデヒドによる組織毒性が皆無ではないことと，解離腔の充塡には適しているものの，接着には適していないため使用していない．fibrin glue を使用するようになり，連続約300例で仮性瘤の発生はまったくみられていない．また大動脈閉鎖不全の遺残も少ない．

　直腸温25℃にて右腋窩動脈のみより約500mL/minの送血とし，エントリー部の解離した大動脈壁を切除，大動脈内腔よりバルーン付カテーテルを弓部3分枝に挿入し，体循環停止，脳分離体外循環を確立する．左鎖骨下動脈を灌流せず，2分枝送血を行うとの報告もあるが，約15％の確率で右椎骨動脈閉塞や左椎骨動脈 terminal PICA の症例もあり[4]，これら症例では左鎖骨下動脈灌流を

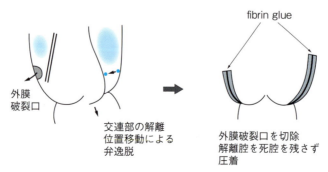

図4 ● 外膜破裂口の切除と fibrin glue による解離腔閉鎖

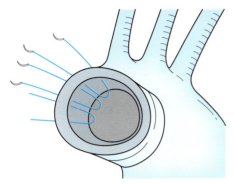

図5 ● マットレス縫合の運針
マットレス縫合において外膜側フェルトのかけ幅は内膜側フェルトの約1.3倍となるようにし内腔狭窄を防ぐ

行わないと小脳および脳幹の灌流障害が発生する恐れがあり，術前に脳循環の評価が不十分な緊急症例では灌流する必要があると考えている．

エントリーが弓部にある場合，通常弓部置換を行うが，高齢者では極力hemiarch repairを行っている．

上行置換時の末梢側吻合部の解離腔閉鎖はglueを注入すると塞栓症の恐れがあるため，単純に幅15mmのテフロンフェルトストリップを用いた3-0タイクロン糸マットレス縫合にて行う．この際マットレス縫合の幅は内膜側フェルト，大動脈壁のかけ幅に対し，外膜側フェルトには約1.3倍のかけ幅とする．外膜側フェルトのかけ幅が1.0倍であると，内腔の高度狭窄が発生する（図5）．

人工血管は1分枝付きwoven Dacron graftを用い末梢吻合は3-0プロリンの連続縫合にて行っている．この際運針が解離腔を閉鎖するために行った，3-0タイクロン糸マットレス縫合のラインを越えてはならない．内膜の針孔により術後吻合部に新たなエントリーを発生させることになる．また外膜の針孔がコントロール不能な出血源となることがあるからである．内・外膜側のフェルトに確実にかかれば十分である．

人工血管吻合後は側枝より送血を開始し復温をはじめる．この際人工血管内腔に生理食塩水を満たしたのち吻合部直上で遮断し，側枝よりフラッシュ，空気を十分に排除した後送血を開始する．

fibrin glueにて圧着した中枢側断端に，さらに内膜側，外膜側に幅10mmのテフロンフェルトストリップを用いた3-0タイクロン糸マットレス縫合を追加する．この際も同様に内膜側フェルトのかけ幅に対し，外膜側フェルトには約1.3倍のかけ幅とする．

中枢側吻合は末梢側と同様に3-0プロリンの連続縫合にて行う．運針がマットレス縫合を越えないことも同様である．

遮断解除に先立ちterminal warm blood cardioplegia，および3分間のcontinuous warm bloodを逆行性に注入する．この冠動脈内に心筋保護液が逆行性に流れている間は冠動脈に空気が流入することがないので，この間に人工血管に立てた心筋保護用カニューラ，右側左房ベント挿入部より十分に脱気を行う．

a．上行弓部大動脈置換

補助手段，中枢側解離腔への処置は上行大動脈置換と同様であり，末梢側吻合についてのみ述べる．

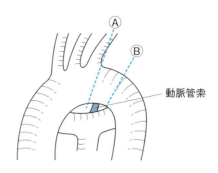
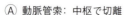
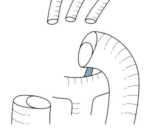
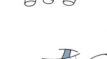
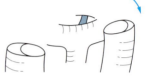

図6 ● 弓部置換での末梢吻合部位

　弓部または近位下行大動脈のエントリーを切除し，末梢側吻合口が形成されるが，真性瘤に比べ大動脈径が小さいことから近位下行大動脈での視野が不良であり，また動脈管索の末梢で transection を行った場合，断端が末梢側へ落ち込んでしまうため，深く狭い視野での手術を余儀なくされる．このため極力動脈管索を残したまま末梢側断端を作成するのがよいと思われる（図6）．この部位の解離した大動脈壁は上行大動脈に比べ脆弱なことが多く吻合部の出血，解離腔へのリークを防止するため，また下行大動脈解離に対し外科治療が必要となる可能性もあるため，original の elephant trunk 法を用いている．真腔内に翻転させた人工血管，外膜側に幅 15 mm のテフロンフェルトストリップを置き，3-0 タイクロン糸マットレス縫合にて行う．さらに断端を 4-0 プロリン連続縫合にて補強，この際運針はマットレス縫合を超えない．elephant trunk graft の中枢端と弓部 4 分枝グラフトと端々吻合（4-0 プロリン連続縫合）それぞれの吻合部に fibrin glue を塗布したのちに側枝送血を開始，復温しつつ中枢端の処置，大動脈遮断解除後弓部 3 分枝の再建を行う．

b．基部病変に対する基部再建術

1）基部再建術の適応

　基部再建術の適応病変は中枢側の解離腔の閉鎖と上行大動脈置換のみで十分に修復できない病変であり，①基部の外膜に破裂口，②基部の内膜にエントリー，③解離発症以前より存在した annuloaortic ectasia や重症大動脈閉鎖不全となる．

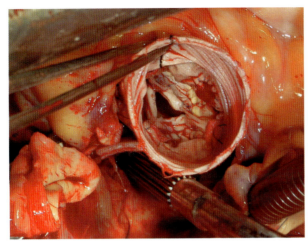

図7 ● 急性A型大動脈解離に対するreimplantation手術

2) 各病変に対する修復方法の選択と手術手技

a) 解離発症以前よりAAEが存在していた急性大動脈解離に対する手術

拡張した大動脈基部に対しては破裂防止手術のため原則として基部の人工血管置換が必要であり，基部置換術の適応となる．大動脈弁に急性解離以外の器質的変化が少なく術前の血行動態が安定している場合，自己弁温存基部再建術の適応となる．この場合縫合部よりの出血の少ないreimplantation手術が通常用いられる．

b) 急性大動脈解離に対するreimplantation手術手技

大動脈基部周囲，弁輪部までの十分な剝離を行い，Valsalva洞壁を弁輪より5 mm離れたところより切除，解離している部位では内・外膜ともに切離する．6 mmスパゲティ付き3-0タイクロン糸による弁輪部マットレス縫合を各交連部に1針，各交連間に1針かけValsalvaグラフトに縫着する．Valsalvaグラフトの径はボールサイザーで測定した左室流出路径＋3 mmとしている．本邦で用いることのできる最も太いValsalvaグラフト径は30 mmであることから，実際に使用されたグラフトは30 mm 7例，28 mm 1例であった．交連部をなるべく高めに人工血管に固定，ついで弁輪に付着したValsalva洞壁を4-0プロリンRB-1連続縫合にて人工血管のValsalva洞壁に縫合，このとき縫合部に解離がみられても内膜，外膜を同時にかけることにより出血することはない．水試験にて3弁の接合が良好であることを確認し，左右の冠動脈の吻合を行う（図7）．我々は2007年より2013年までの間に，基部再建を行った急性A型大動脈解離の36％にreimplantation手術を行い，死亡なく，遠隔期の大動脈弁閉鎖不全は全例でmild以下であった．手術時間はやや長くなるものの，術前にショック，臓器虚血などの重篤な合併症のない非高齢者ではBentall手術に代わって選択されてよい術式と思われる．

c) 冠動脈解離に対する処置

・冠動脈開口部のみが解離腔によって圧迫され高度狭窄または閉塞が生じている場合

開口部周囲の解離壁を生体糊で確実に接着することにより修復できる．万一大動脈修復後経食道心エコーにて冠血流障害がみられれば冠動脈バイパスを追加すればよい．

・冠動脈自体に解離が及んでいる場合

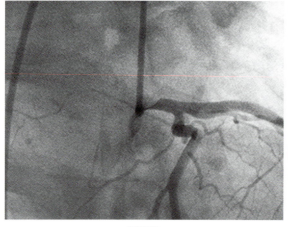

留置前 　　　　　留置後

図8 ● 左冠動脈主幹部解離に対するステント留置

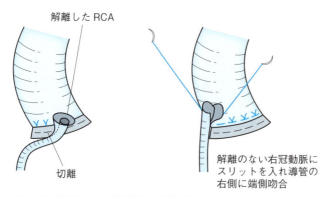

図9 ● 解離した右冠動脈の切離再吻合

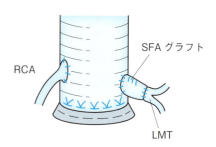

図10 ● 浅大腿動脈を用いたLMT再建

上行大動脈置換に加え冠動脈バイパスを追加する.
- 左冠動脈主幹部解離を合併している場合

　迅速に虚血を改善させる必要があり,われわれは手術に先立ち冠動脈ステントを留置し(図8),致命的な心筋障害を防止している[5].こののちに万一のステント血栓閉塞に備え,大動脈修復時に冠動脈バイパスを追加する.

- 冠動脈外膜に破裂口がある場合

　この場合基部置換とし,破裂口の末梢で冠動脈を結紮しその末梢の冠動脈にバイパスグラフトを吻合する.冠動脈の解離範囲が短い場合はこの範囲を切除し,右冠動脈では弁付グラフトの人工血管に直接吻合可能である(図9).左冠動脈では浅大腿動脈による再建も可能である(図10).

- 人工血管置換術後人工心肺離脱時に発生する冠動脈虚血

　術前に冠動脈虚血がみられないにもかかわらず人工心肺離脱時に心室壁運動低下を伴う冠動脈虚血が発生する場合がある.これは中枢側解離腔断端の閉鎖が不完全でチェックバルブとなり,収縮期に冠動脈起始部周囲の解離腔に流入した血液が拡張期にスムーズに排出されないために冠動脈起

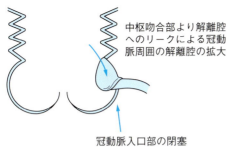

図11 ● 人工心肺離脱時の冠動脈虚血の発生

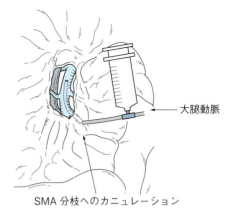

図12 ● 7Fr カテーテルによる人工血管置換前の SMA 灌流

始部真腔が圧迫閉鎖され発生すると考えられる（図11）．

d）発症前に大動脈弁、弁輪に異常のない大動脈弁閉鎖不全に対する処置

もともと弁，弁輪異常のない場合の大動脈解離発症後大動脈弁閉鎖不全は交連部，弁輪における解離により，これらが大動脈内腔に変位し，大動脈弁の逸脱が発生する．これに対しては glue により基部の解離した部分を解離発症前の状態となるように貼り合わせ，ST junction 直下で解離断端を閉鎖することにより治癒させることができる．交連部における弁つり上げのみでは弁輪に解離が存在する場合不完全な修復となる可能性がある．

5 大動脈解離による臓器灌流障害の対策

大動脈解離に伴う臓器灌流障害は虚血臓器によって，また虚血の程度によって大動脈置換術時の血行再建で間に合う場合がある．しかしながら脳，心筋，腸管のいずれかに進行中の虚血が存在する場合，不可逆的臓器壊死におちいりやすく，大動脈手術より早期の再灌流が必要な場合がある．

意識障害を合併した脳虚血症例でも，虚血発症後 5 時間以内に手術を開始すれば回復する可能性が高いとの報告があるが，術前に閉塞した総頸動脈にローラーポンプを用いて送血を行い良好な結果が得られたとの報告もある．

冠動脈虚血においては特に灌流域の広い左冠動脈解離，閉塞例で術前の冠動脈ステント挿入による早期再灌流で良好な成績が報告されている．冠動脈ステント留置を行っても，すでに再灌流まで長時間経過していて，自己心にて循環が維持できないほど心筋壊死が進んでいる場合は人工血管置換の適応はない．

腸管虚血症例で，腹痛を伴い進行性の虚血が疑われる症例では開腹による腸管血流の評価を先行させ，虚血を認めればカテーテルまたは大伏在静脈を介した上腸間膜動脈の灌流を開始する[6]（図12）．このときすでにほとんどの腸が壊死している場合も人工血管置換の適応はない．筆者らはこれらの早期臓器灌流を積極的に行うことにより，1994 年〜2005 年 9 月から 2005 年 10 月〜2015 年にかけて，malperfusion 症例の在院死亡率を 20/67（29.9％）→11/81（13.6％），non-malperfusion 症

例を含めた全体の死亡率を 44/302（14.6％）→20/305（6.6％）と改善させ得た．

　急性 A 型大動脈解離症例救命のためには，①破裂，不可逆的臓器血流障害の発生する以前の早期手術，②進行性臓器虚血症例では人工血管置換前の早期臓器再灌流，③出血のしない確実な手術手技が必要である．

■文献
1) Pacini D, et al; RERIC（Emilia Romagna Cardiac Surgery Registry）Investigators. Acute type A aortic dissection: significance of multiorgan malperfusion. Eur J Cardiothorac Surg. 2013; 43: 820-6.
2) Amano J, et al. Thoracic and cardiovascular surgery in Japan during 2011: Annual report by The Japanese Association for Thoracic Surgery. Gen Thorac Cardiovasc Surg. 2013; 61: 578-607.
3) Suzuki S, et al. Aortic root necrosis after surgical treatment using gelatin-resorcinol-formaldehyde（GRF）glue in patients with acute type A aortic dissection. Ann Thorac Cardiovasc Surg. 2006; 12: 333-40.
4) Sugiura T, et al. Evaluation of the vertebrobasilar system in thoracic aortic surgery. Ann Thorac Surg. 2011; 92: 568-70.
5) Imoto K, et al. Risk analysis and improvement of strategies in patients who have acute type A aortic dissection with coronary artery dissection. Eur J Cardiothorac Surg. 2013; 44: 419-24; discussion 424-5.
6) Okada Y, et al. Temporary perfusion for mesenteric ischemia with acute type A aortic dissection. Ann Thorac Surg. 2007; 83: 293-4.

〈井元清隆〉

§4. 急性大動脈解離の治療

2. 急性A型大動脈解離に対する上行-弓部置換術の適応とコツ

　急性大動脈解離の手術適応は，Stanford分類A型かB型か，および偽腔開存型か閉塞型の病型診断に加え，心タンポナーデを含む破裂・出血や重要臓器虚血（malperfusion）などの続発症の有無などに基づいて決定される[1-3]．最近では，緊急医療体制の整備，エコーやCTなどの画像診断法の普及・進歩，体外循環や脳保護などの補助手段の改良，人工血管の改良，種々の生体糊や（オープン）ステントグラフトの導入，手術手技自体の進歩など様々な要因により迅速かつ適切な緊急対応が可能となり，特に急性A型大動脈解離（AAAD）において最近の外科治療成績はかなり向上している．日本胸部外科学会の2009/2012年度の報告によれば，急性A型大動脈解離に対する外科治療後の病院死亡率は上行置換9.5％，上行-弓部置換11.2％，上行-下行置換13.3％であり，統計が開始された15年前に比べほぼ半減している[4]．この成績はIRAD（International Registry of Aortic Dissection）の30％を超える病院死亡率[5]と比較してきわめて良好な数値であり，国土の狭さ，施設の多さ，整備された医療保険制度などを背景にした本邦の優れた緊急循環器診療体制に基づくものと考える．このような現状のなか，本邦においては，欧米と比較し，拡大手術ともいえる「上行-弓部大動脈置換術（TAR）」の頻度が高い傾向にあったが[6,7]，最近になり専用のデバイス（オープンステントグラフト）が市販され，TARの頻度はさらに増加傾向にある．本稿においては，AAADに対するTARの適応とコツについて，自身の経験も含め概説する．

1　急性A型大動脈解離（AAAD）に対する外科治療全体の適応

　発症から1時間あたり1～2％の致死率とされ，特に超急性期の死亡率が高い．死亡の多くが心タンポナーデ，出血・破裂，重要臓器虚血などの重篤な続発症などによる．IRADのデータによれば，内科治療の死亡率は24時間20％，48時間30％，7日間40％，1カ月50％と不良であったが，外科治療では10％，30％，13％，20％と内科治療に比べ良好であり，外科治療が推奨される根拠となっている[5]．しかしながら，大動脈壁内血腫（intramural hematoma: IMH）を含めた偽腔閉塞型の場合や重篤な脳および心虚血の場合など，外科治療の適応に関していまだ議論の分かれるところであり，日本循環器学会のガイドライン上も明示されていない[1]．

a．偽腔閉塞型
　ガイドライン上は内科治療（best medical treatment）の対象となりうるとされているが，心タンポナーデ，大動脈弁閉鎖不全，心筋虚血の併存，疼痛の持続，上行大動脈の最大径≧50 mm，偽腔（血腫）幅≧11 mmなどの場合には緊急・準緊急手術が推奨されている[1,8]．

● **TAR の適応**: 外科手術の適応となっても，上行置換かヘミアーチ置換で十分である．解離が鎖骨下動脈までで終わっている場合，患者の状態が許せば，解離を完全に除去する意味で TAR の適応と考える．

b. 脳虚血例

昏睡の場合や，発症から時間が経過し，すでに CT や MRI 検査上広範な脳梗塞所見を認める場合には，緊急手術適応から除外されることが一般的である[1,9]．一方，発症後短時間であれば良好な回復をみせる症例もあり[10]，外科治療の適応に関してはいまだ議論の多いところである．

● **TAR の適応**: 脳虚血の原因として弓部分枝の解離がある．解離が波及しやすい分枝は右腕頭動脈（無名動脈）であり，脳虚血の症例の多くが右側頸動脈・椎骨動脈領域の虚血である．したがって，脳虚血症例においては，上行置換やヘミアーチ置換術に止まらず，右腕頭動脈の再建を加えた部分弓部置換術を推奨する考えもある．しかしながら，脳虚血症例にさらに長時間の脳分離循環が加わることは脳保護の点においては適切とはいえず，弓部分枝全ての置換を行う TAR は積極的には推奨されない．

c. 心筋虚血例

大動脈解離の大動脈基部への伸展に伴い右冠動脈の狭窄・閉塞はときにみられるが，迅速な外科治療，右冠動脈へのバイパスなどにより救命可能な場合が多い．一方，左冠動脈の閉塞の救命率はきわめて低い．先に左冠動脈主幹部にステント挿入を試み救命に至った症例もあるが，手術か冠動脈ステントかの優先順位において議論の分かれるところである．

● **TAR の適応**: このような極度のハイリスク症例においては，TAR の適応範囲をできるだけ縮め，心筋虚血時間や体外循環時間の短縮に努め救命を第 1 優先とする．

d. 腸管虚血

上腸間膜動脈（SMA）の閉塞に伴う重症腸管虚血例に対する一次的大動脈修復術の成績は不良で，特に SMA 自体に解離が波及している場合（static obstruction）には大動脈修復のみでは腸管虚血の解除は難しく，SMA へのバイパスを優先する[1]．

● **TAR の適応**: SMA 虚血が，解離内膜の真腔圧迫のために発生している場合（dynamic obstruction），TAR，特に遠位側吻合において（fresh）elephant trunk（ET）法[9]や最近の frozen elephant trunk（FET）法[10]を併用した TAR により十分な真腔の拡大が得られ，dynamic obstruction の解除につながる可能性がある．逆に，解離が SMA 自体に及んでいる場合（static obstruction）にはあまり効果が期待できないため，迅速に判断し，SMA バイパスもしくは SMA 内へのステント留置（図 1）のタイミングを逸しないことが重要である．

e. 下肢虚血

解離による真腔圧迫のため（dynamic obstruction）に発生している場合がほとんどで，まず，一次的大動脈修復術を優先する．真腔圧迫の解除が不十分な場合，下肢虚血が遷延することがあり，片側であれば大腿動脈間のバイパスか，両側であれば，人工血管から下肢動脈へのバイパスを作成

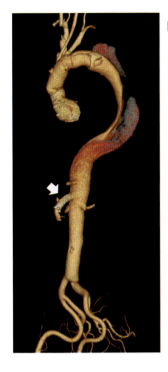

図1 ● (fresh) elephant trunk 法による上行-弓部大動脈置換後の上腸間膜動脈狭窄に対しステント留置（矢印）を行った1例

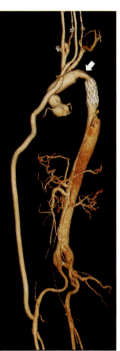

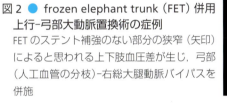

図2 ● frozen elephant trunk（FET）併用上行-弓部大動脈置換術の症例
FETのステント補強のない部分の狭窄（矢印）によると思われる上下肢血圧差が生じ，弓部（人工血管の分枝）-右総大腿動脈バイパスを併施

する．

- **TARの適応**: dynamic obstruction による SMA 虚血の場合と同様に，ET や FET を用いた TAR により下行大動脈以下の真腔圧迫の解除が期待できる．しかしながら，逆に TAR＋FET により上下半身の血圧差が生じた経験例（図2）を示す．FET グラフトのステントのない部分に狭窄が生じ圧較差につながったと思われ，FET の長さ，位置，挿入法にも習熟が必要である．

f．その他のハイリスク症例

重度の呼吸不全，肝硬変，低心機能などのハイリスク症例や低栄養，長期臥床など著しく全身状態不良な症例，極度の認知症の症例などは手術適応から除外される．

2 上行-弓部大動脈置換術（TAR）の適応

緊急外科治療の主目的はエントリー切除と人工血管置換にある．エントリーは上行大動脈にあることが多く，通常は open distal aortic anastomosis 法を用いた上行大動脈もしくはヘミアーチ置換術が選択される．しかしながら，様々な状況にもよるが，重篤な他臓器灌流障害がなければ，比較的若年齢症例（≦60歳）を中心に，以下の場合に TAR が選択される．

① エントリーが弓部から到達可能な近位下行大動脈にある症例
② エントリーが弓部分枝にある症例
③ 弓部分枝を含め弓部大動脈の解離が複雑かつ重度の症例
④ 下行大動脈以下に解離がなく，TAR により完全に解離が切除できる症例

⑤弓部大動脈瘤を合併する症例

⑥Marfan症候群など遺伝性結合織疾患を合併する症例

その際，本術式の最も困難で「key anastomosis」といえる遠位側吻合を確実なものにし後出血を減らし，かつ下行大動脈以下の偽腔を早期に閉鎖する目的で（fresh）elephant trunk法（ET）[11]もしくはfrozen elephant trunk法（FET）[12-17]が用いられる．大動脈解離の急性期においては救命が第1目的であり拡大手術に対して賛否両論あるが，本邦においては，脳保護法の発展，真性瘤に対するTARの成績の向上，AAADの外科治療全体の成績向上に伴い，長期予後も視野に入れ，若年齢症例を中心にTARが増加してきている．特に最近になり，国外の2つFET専用デバイスに加え[12,14]，国内でもFET専用のデバイスが市販されたことで，遠位側吻合が容易かつ確実となり，長期予後の改善，すなわち遺残下行大動脈解離のリモデリングが期待でき，TARの頻度が増加している．B型大動脈解離に対する外科治療にもこのFET法が応用されている[18,19]．この事項に関しては，§4-3．急性A型解離に対するオープンステント治療の項において記載があるため，詳細は割愛する．

3 上行-弓部大動脈置換術（TAR）の実際の手術手技（コツ）

a. 到達

胸骨正中切開下に到達する．

★コツ: TARを前提とする場合には，体型によるが，皮膚切開の上縁を左方向に延長すると左鎖骨下動脈再建時に良好な視野が得られる．一方，右腕頭〜頸動脈にかけて再建が必要な場合には，逆に右方向に切開を延長する．また，注意点として，心タンポナーデを伴う場合には術前にカテコラミンや昇圧薬が投与されていることが多く，心膜切開により急激な血圧上昇から破裂に至る場合がある．対策として，心膜を少しずつ慎重に開け，緩徐に心タンポナーデを解除するように心がける．破裂を回避すべく，体外循環（CPB）を確立した後に心膜切開を行う施設もある．いずれにしても，迅速にCPBを確立できる準備をしておくことが重要である．

b. CPBの確立（図3）

送血部位に関して種々の方法がある．大腿動脈送血が一般的であったが，最近では腋窩動脈[7]，上行大動脈（真腔），左室心尖部送血，などの有用性が報告されている．これらの目的の1つに確実な真腔送血の確保がある．特に，直接もしくはSeldinger法を用いた上行大動脈真腔への送血が簡便であり，かつ確実な真腔送血が確保できるため採用する施設が増加してきている．しかしながら，いずれの方法も一長一短があり，特に緊急手術においては慣れ親しんだ方法を選択することが賢明である．

★コツ: 予めTARを前提としている場合，腋窩動脈送血が脳保護の点や弓部分枝再建の点で有利である．特に，右腕頭動脈の閉塞をきたしている症例においては，確実とはいい切れないが，腋窩動脈送血により右脳の灌流が改善することが期待される．また，左鎖骨下動脈が視野や左鎖骨下動脈への解離の進展により再建困難な場合もある．送血するかしないかは別として，予め左腋窩動脈を露出し，同部へのバイパスを作成することで，左鎖骨下動脈領域の血流が容易に確保できる．

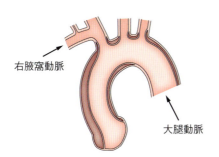
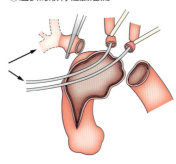

①ダブルカニュレーション法 　②選択的順行性脳灌流

右腋窩動脈

大腿動脈

図3 ● 上行-弓部大動脈置換術: 体外循環の確立および脳保護法
　①ダブルカニュレーション法: 著者が好んで用いているダブルカニュレーション法（右腋窩動脈＋大腿動脈送血）: 解離の波及のない遠位側腋窩動脈を使用し，12/14 Fr 送血管を挿入
　②選択的順行性脳灌流: 右腋窩動脈送血を併用した選択的順行性脳灌流

c. 脳保護法（図3）

　上行/ヘミアーチ置換術であろうと TAR であろうと，大動脈遮断下ではなく，open distal aortic anastomosis 法が一般的である．したがって，(超)低体温下循環停止が標準的な補助手段であり，これに選択的順行性脳灌流法（SCP）もしくは逆行性脳灌流法（RCP）を併用する．非解離性瘤の場合も含め，一般的に TAR においてはより生理的で，かつ時間的制約が少ない SCP が標準的脳保護法となっている．同時に，SCP 下では脳血流が常に確保されているため，最近では超低体温ではなく，25～28℃程度の中等度低体温が選択されることが多くなってきている[17]．

　★コツ: 遠位側吻合部の位置にもよるが，最近，多くの施設で用いられている左鎖骨下動脈の中枢で吻合する場合，左鎖骨下動脈を切断後に SCP のカニュラを挿入する必要がある．その場合，左鎖骨下動脈を完全に切断せず 2/3 周ほど切開し，SCP カニュラを挿入．その後に左鎖骨下動脈を完全に切断するとよい．

d. 遠位側吻合

1）遠位側吻合部位

　まず，遠位側吻合の位置に関して議論がある．すなわち，①左鎖骨下動脈の末梢で吻合するか，②より中枢側の左総頸動脈と左鎖骨下動脈間で吻合するかである．エントリーが左鎖骨下動脈より遠位にあれば，吻合は当然①になるが，それ以外の場合はどちらも可能である．TAR において遠位側吻合は後出血のため最も困難かつ重要な吻合であり，最近では吻合がより中枢側となる後者を好む術者が多い．本術式においては余分な剥離を必要としないため，反回神経や横隔神経の障害が少ない利点もある．しかしながら逆に，左鎖骨下動脈の中枢側切断端の縫合閉鎖が必要となり，人工血管の弓部分枝が長くなるため，分枝の屈曲・閉鎖の懸念が生じる．

　★コツ: 鎖骨下動脈中枢側断端は解離の波及の有無にもよるが，5-0 の連続で縫合する．解離があり脆弱な場合，2針ほどフェルト補強付きの 5-0/4-0 マットレス縫合を追加する．

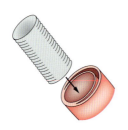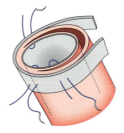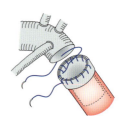

図 4 ● (fresh) elephant trunk 法による遠位側吻合
5〜10 cm の人工血管を下行大動脈真腔内に挿入．下行大動脈切断端と ET 中枢端を外側フェルト補強下に仮縫合固定（4-0 マットレス縫合の 4 点支持もしくは 4-0 の連続縫合）．弓部置換用の 4 分枝人工血管を吻合（4-0 の連続縫合）．

2）遠位側吻合法（図 4）

吻合部の内膜側からの補強（＝後出血防止）と早期の下行大動脈偽腔閉鎖を目的として，真腔内に 5〜10 cm の人工血管を（fresh）ET として挿入する方法が一般的である．

★**コツ**：下行大動脈内の真腔は，圧がない状態では意外と狭く，ET をスムーズに挿入することは容易ではない．うまく挿入できたとしても，内部に人工血管の皺ができやすい．1 つの対策として，まず，筒状のビニール袋（尿道バルーン用のもので代用可能）に ET を畳んで挿入し，そのまま下行大動脈内に挿入し，ビニール袋だけ引き抜く方法がある．あるいはやや細めの別の人工血管を選択し，長さも 7 cm 程度にする．仮に皺ができたとしても，大きな問題にはならないことがほとんどであるが，内部にバルーン（尿道バルーンでも可能）を挿入し圧着すると形状が改善する．

★**コツ**：吻合法に関しては，遠位側真腔径が十分に大きく，比較的大きめの ET 人工血管が挿入できれば，中枢端を内部に折り込み，縫合後に引き出して弓部用 4 分枝人工血管と吻合するステップワイズ法を用いるのも一方である．また，吻合部からの出血に関しては，フェルトで補強しても，組織のカッティングによるフェルトの隙間から出血でみられることがある．対処法として，フェルトを数ヵ所縫縮するか，フェルトに連続マットレス縫合を置くと吻合部が補強でき，止血効果が期待できる．

一方最近になり，より確実に真腔径を保ち，結果的に偽腔閉鎖につなげる目的で frozen ET と称した専用のステントグラフトが開発導入され，国内外から多くの報告をみる[12-17]．その際，注意点として脊髄障害の合併が報告されており，T8 レベルを超えない程度の短めの FET が推奨されている[13]．

e．弓部分枝再建

遠位側吻合の後に，
①脳保護時間の短縮目的で，先に弓部分枝を再建する
②心虚血時間の短縮のため，先に大動脈中枢側吻合を先行させる
その間をとって，
③弓部分枝再建のなかで視野不良で最も再建困難な左鎖骨下動脈の吻合を先に行い，中枢側大動

脈吻合，最後に残りの弓部分枝の再建，とする方法がある．

各々，長所短所があり議論の分かれるところであるが，著者は通常の非解離性瘤に対する弓部全置換術の際と同様に，③の方法を好んで用いている．手技的に困難な左鎖骨下動脈の再建が良好な視野で行え，場合によっては，循環停止下もしくは低流量下半身灌流下であれば，人工血管の張り出しもなく，さらに良好な視野が得られ，吻合も容易となる．また，術前より，あるいは解離により脳合併症を伴う場合には，①の方法を選択するのが賢明であろう．

f．中枢側吻合（図5）

通常は，大動脈弁交連部上で内外フェルトもしくは生体のりを用いて偽腔を閉鎖し断端部を補強する．このとき，大動脈弁に異常がなく，解離に伴う大動脈弁閉鎖不全（AR）の場合には，フェルト補強を用いた交連部吊上げ術のみで対処可能である（図6〜8）．しかしながら，弁の変化がある場合には大動脈基部置換術を選択する．また，大動脈基部の拡大を認める場合，エントリーがValsalva洞内にある場合，大動脈基部の外膜破綻に伴う破裂の場合などに対しては，大動脈基部置換術を行う．最近では，Marfan症候群を含む若年例で，かつ大動脈弁自体に重度の器質的異常がない症例に対し，自己弁温存大動脈基部再建術（AVS）が試みられている[20]．

★**コツ**：術前より基部拡大を認めるか，あるいはMarfan症候群に代表される遺伝性結合織疾患の症例に対しては，大動脈基部-弓部大動脈までの広範囲な人工血管置換が理想的である（図9）．しかしながら，長時間の心筋虚血，体外循環を必要とするため，最初に上行大動脈に遮断を置き，

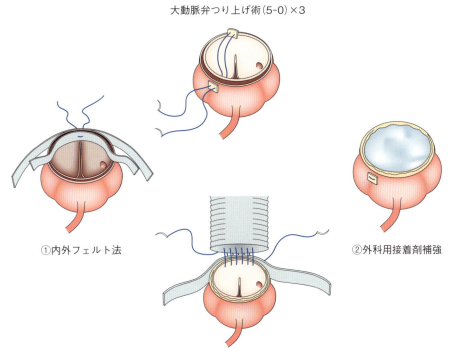

図5 ● 内外フェルト補強（①）もしくは外科用接着剤＋外側フェルト補強（②）による中枢側断端形成

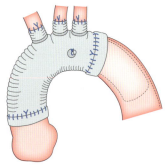

図6 ●(fresh) elephant trunk 法による上行-弓部大動脈置換術

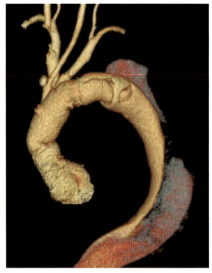

図8 ●(fresh) elephant trunk 法による上行-弓部大動脈置換術(CT 所見)

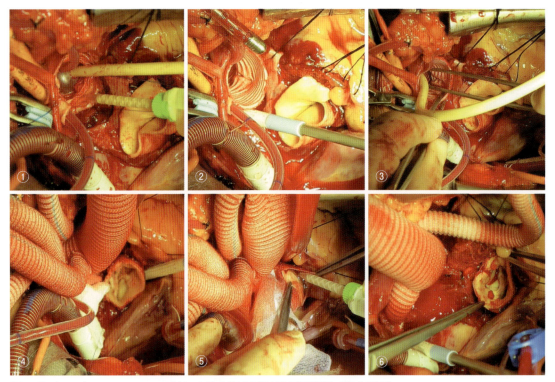

図7 ●(fresh) elephant trunk 法による上行-弓部大動脈置換術(術中写真)
①遠位側吻合部に対する外科用接着剤の塗布(遠位側への流入を回避すべく,尿道バルーンの拡大を併用)
②ステップワイズ法による遠位側吻合
③尿道バルーンで elephant trunk の皺を矯正
④4 分枝人工血管を用いた弓部分枝再建: 人工血管-人工血管吻合,弓部分枝の再建
⑤外科用接着剤注入による中枢側解離腔閉鎖
⑥中枢側断端形成終了

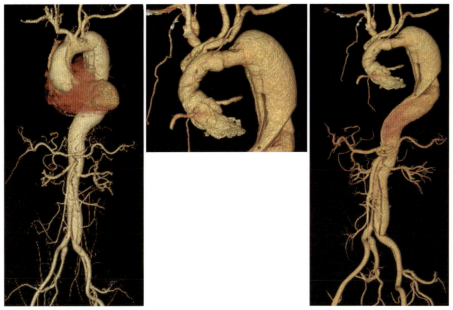

図9 ● 自己弁温存基部置換-弓部大動脈置換術（elephant trunk 法併用）（CT 所見）

基部置換・再建の後に冷却し TAR に移ると効率的である．ただ，長時間の心筋虚血を必要とすることに変わりはなく，基部置換（Bentall 手術）にするか AVS にするか，または置換範囲として基部置換を優先するか，TAR を優先するか，の判断が重要となる．Coselli らの報告では，Marfan 症候群の症例において基部病変に対する再手術の頻度が高く，TAR ではなく，まず初回手術時に基部置換を優先すべきであると結論付けている[21]．

まとめ

近年，待機的 TAR の成績は，解離性，非解離性のいずれにおいても安定してきており，もはや特別な手術ではなくなった．同時に，急性 A 型大動脈解離に対する緊急外科治療の成績の向上，安定化も著しい．さらに，国産の FET 専用のデバイスが市販され，解離に対する TAR 自体が技術的に容易なものになり，かつ遠隔成績の向上も期待される．このような現状のなか，急性 A 型大動脈解離に対する緊急 TAR は標準術式に近いところまできた印象をもちがちであるが，一方で脊髄障害の問題もあり，遠隔成績も不明な部分がある．同時に従来の標準術式である上行置換・HAR の救命率はさらに良好で，急性 A 型解離に対する救命治療という前提において，TAR への適応拡大については慎重であるべきで，今後の検討が待たれるところでもある．

■文献

1) 高本眞一, 他. 2010 年度合同研究班. 循環器病の診断と治療に関するガイドライン. 大動脈瘤・大動脈解離診断ガイドライン（2011 年改訂版）. 日本循環器学会; 2011.
2) Hiratzka LF, et al. American College of Cardiology Foundation/American Heart Association Task Force on Practice Guidelines; American Association for Thoracic Surgery; American College of Radiology; American Stroke Association; Society of Cardiovascular Anesthesiologists; Society for

Cardiovascular Angiography and Interventions; Society of Interventional Radiology; Society of Thoracic Surgeons; Society for Vascular Medicine. 2010 ACCF/AHA/AATS/ACR/ASA/SCA/SCAI/SIR/STS/SVM guidelines for the diagnosis and management of patients with Thoracic Aortic Disease: a report of the American College of Cardiology Foundation/American Heart Association Task Force on Practice Guidelines, American Association for Thoracic Surgery, American College of Radiology, American Stroke Association, Society of Cardiovascular Anesthesiologists, Society for Cardiovascular Angiography and Interventions, Society of Interventional Radiology, Society of Thoracic Surgeons, and Society for Vascular Medicine. Circulation. 2010; 121: e266-369.

3) Erbel R, et al. ESC Committee for Practice Guidelines. 2014 ESC Guidelines on the diagnosis and treatment of aortic diseases: Document covering acute and chronic aortic diseases of the thoracic and abdominal aorta of the adult. The Task Force for the Diagnosis and Treatment of Aortic Diseases of the European Society of Cardiology (ESC). Eur Heart J. 2014; 35: 2873-926.

4) Committee for Scientific Affairs, The Japanese Association for Thoracic Surgery. Masuda M, et al. Thoracic and cardiovascular surgery in Japan during 2012: Annual report by the Japanese Association for Thoracic Surgery. Gen Thorac Cardiovasc Surg. 2014; 62: 734-64.

5) Hagan PG, et al. The International Registry of Acute Aortic Dissection (IRAD): new insights into old disease. JAMA. 2000; 283: 897-903.

6) Kazui T, et al. Impact of an aggressive surgical approach on surgical outcome in type A aortic dissection. Ann Thorac Surg. 2002; 74: S1844-7.

7) Watanuki H, et al. Is emergency total arch replacement with a modified elephant trunk technique justified for acute type A aortic dissection? Ann Thorac Surg. 2007; 84: 1585-91.

8) Kaji S, et al. Long-term prognosis of patients with type A aortic intramural hematoma. Circulation. 2002; 106: I248-52.

9) Tanaka H, et al. Surgical results of acute aortic dissection complicated with cerebral malperfusion. Ann Thorac Surg. 2005; 80: 72-6.

10) Tsukube T, et al. Neurological outcomes after immediate aortic repair for acute type A aortic dissection complicated by coma. Circulation. 2011; 124 (11 Suppl): S163-7.

11) Borst HG, et al. Extensive aortic replacement using "elephant trunk" prosthesis. Thorac Cardiovasc Surg. 1983; 31: 37-40.

12) Tsagakis K, et al. Multicenter early experience with extended aortic repair in acute aortic dissection: is simultaneous descending stent grafting justified? J Thorac Cardiovasc Surg. 2010; 140 (6 Suppl): S116-20.

13) Uchida N, et al. Long-term results of the frozen elephant trunk technique for extended aortic arch disease. Eur J Cardiothorac Surg. 2010; 37: 1338-45.

14) Shrestha M, et al. Total aortic arch replacement with a novel four-branched frozen elephant trunk graft: first-in-man results. Eur J Cardiothorac Surg. 2013; 43: 406-10.

15) Katayama A, et al. The frozen elephant trunk technique for acute type A aortic dissection: results from 15 years of experience. Eur J Cardiothorac Surg. 2015; 47: 355-60.

16) Li B, et al. Is extended arch replacement justified for acute type A aortic dissection? Interact Cardiovasc Thorac Surg. 2015; 20: 120-6.

17) Di Eusanio M, et al. Total arch replacement versus more conservative management in type a acute aortic dissection. Ann Thorac Surg. 2015; 100: 88-94.

18) Uchida N, et al. Surgical strategies for organ malperfusions in acute type B aortic dissection. Interact Cardiovasc Thorac Surg. 2009; 8: 75-8.

19) Weiss G, et al. The frozen elephant trunk technique for the treatment of complicated type B aortic dissection with involvement of the aortic arch: multicentre early experience. Eur J Cardiothorac Surg. 2015; 47: 106-14.

20) Kallenbach K, et al. Evolving strategies for treatment of acute aortic dissection type A. Circulation. 2004; 110 (11 Suppl 1): II243-9.

21) Rylski B, et al. Type A aortic dissection in Marfan syndrome: extent of initial surgery determines long-term outcome. Circulation. 2014; 129: 1381-6.

〈荻野 均〉

§4. 急性大動脈解離の治療

3. 急性A型解離に対する オープンステント治療

1 解離に対するオープンステントの歴史

　オープンステント法はステントグラフトを人工心肺下・循環停止中に弓部大動脈から順行性に内挿する方法として1990年代初期に加藤らによって世界で初めて報告された[1]．当初から加藤らはエントリー閉鎖目的でB型およびA型解離に対してオープンステント治療を行っていた．急性A型解離に対するオープンステント治療の短期成績を石原ら[2]が報告し，内田ら[3]が2006年急性A型解離に対するオープンステント治療の良好な中期成績を報告した．その報告後に2011年中国のSunら[4]が291例のhigh volumeで報告，2012年世界で初めて企業製品化されたヨーロッパのE-Vita open[5]を用いた成績が報告された．2014年片山ら[6]が15年の遠隔期成績から有効性を示した．そして2014年7月JapanモデルのオープンステントJ graft open stent graftが本邦でも使用可能となり各施設で急性A型解離に対するオープンステント治療が本格的に開始された[7]．

2 急性A型解離に対するオープンステント治療の利点

　左鎖骨下動脈（場合によっては左総頸動脈も）をスタンプして弓部大動脈近位部からステントグラフトを内挿し末梢吻合ラインを作成することで，視野良好な手前の弓部大動脈で末梢処理が可能となり，出血制御が容易で反回神経麻痺の回避もできる．夜間の緊急手術もストレスなく末梢処理が可能である．特にエントリーが弓部大動脈より末梢に存在するretrograde A型解離に対してオープンステント法[8]を用いて容易にエントリー閉鎖が可能となる．
　またオープンステント法を用いて確実にエントリーを閉鎖し，真腔血流を確保することでⅢb解離に残存させない効果から，術後急性期は腹部以下のmalperfusionの予防，慢性期の再手術の回避が期待できる[9]（図1）．
　急性A型解離に対する従来手術とオープンステントの成績を表1に示した[10]．急性期死亡においてはおおよそ従来手術の10％以上からオープンステント法で5％以下に減少している．止血の容易さに加え，解離による術後malperfusionの回避の結果と推測される．慢性期における再手術率は従来手術の20～30％からオープンステント法で2～3％程度と著明に減少していた．胸部大動脈における解離腔開存が，従来手術の50％以上から，オープンステント法で5％程度に減少できた結果，再手術も著明に回避できたものと考えられる．

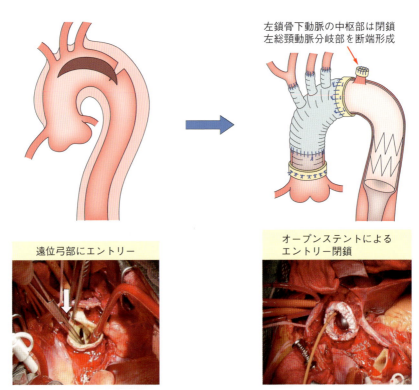

図1 ● 急性A型解離に対するオープンステント治療
- 末梢吻合部の出血制御
- 確実なエントリー閉鎖でⅢb解離を残存させない
- 急性期: malperfusionの予防
- 慢性期: 再手術 (distal aorta) の予防

3 急性A型解離に対するオープンステント治療の適応

　端的にいうと，従来弓部全置換にエレファントトランクを行っていた例がオープンステントの適応である．弓部置換エレファントの適応は各施設によって異なるようにオープンステントの適応も各施設で異なって当然と考える．以下は私の考えを述べる．高度脳障害・広範囲心筋梗塞・腸管壊死など重篤な合併症がある場合は救命を第1にエントリー切除を基本術式にした上行・ヘミアーチ置換にとどめている．重篤な合併症がない急性A型大動脈解離で，以下のエントリーの位置，真腔狭小化，年齢の3つの因子からオープンステントグラフトの適応を決めている[11]．まずエントリーが弓部大動脈以遠に存在する逆行解離に対してオープンステントでエントリー閉鎖を行う．エントリーが弓部大動脈に存在し弓部置換が必要な際，エレファントトランクをオープンステントにする．エントリーが上行・弓部小弯側に存在し上行・ヘミアーチ手術でエントリー処理できるものでも予防的にオープンステントに弓部全置換を行う．ついで真腔が胸部下行大動脈以下で高度狭小化もしくは閉鎖している dynamic obstruction している例は真腔血流確保目的でオープンステントグラフトを行う．また遠位弓部・下行大動脈径が40 mm以上に拡大している例もオープンステントグラフトの適応としている．なお分枝解離による static obstruction により腹部臓器虚血が発生している

表1 急性A型解離に対する従来手術とオープンステントとの比較

(上段: 従来手術, 下段: オープンステント)

author	year	procedure	% total arch	number	early mortality	mean follow-up (months)	patent false lumen	distal reoperation
Kirsch, et al	2002	non open stent	14.6%	160	32.5%	54 M		23%
Kazui, et al	2002	non open stent	64%	240	13.8%			22.8%
Halstead, et al	2007	non open stent	9%	179	13.4%	61 M	43%	16%
Geirsson, et al	2007	non open stent	2.3%	221	12.7%	49 M		23.4%
Kimura, et al	2008	non open stent		218	7.3%	56 M	64%	12%
Jakob, et al	2008	non open stent	57%	23	21.7%	48 M	89.0%	33.0%
Fattouch, et al	2009	non open stent	17%	189	15.6%	88 M	31.0%	36.2%
Park, et al	2009	non open stent	0%	122	5.1%	34 M	81.1%	15.6%
total		non open stent		1352	14.3%		54%	21.3%
Shimamura, et al	2008	open stent	100%	41	4.9%	60 M		0%
Sun, et al	2009	open stent	100%	107	3.7%	35 M	5%	0%
Desai, et al	2009	open stent	0%	36	14%		(<20%)	0%
Uchida, et al	2010	open stent	100%	66	4.5%	74 M	3%	3%
Tsagakis, et al	2010	open stent	90%	106	12%	20 M	7%	6%
total		open stent		356	7.6%		5%	2.5%

場合でも真腔血流を確保し，偽腔内圧を減じる目的でオープンステントの適応としている．片側腎動脈が分枝解離で虚血所見となっていても，オープンステント後に腎血流の改善をしばしば経験する．ただSMAが閉塞している場合は，腸管虚血の程度を術前に把握し，先行して開腹手術も必要である．またSMA虚血を疑う症例にcentral operationとしてオープンステントを施行した後には腸管観察を行っている．また偽腔が血栓化し広範囲の肋間動脈が閉塞しているために術前から脊髄障害を発症している例はオープンステントを施行しても対麻痺の改善は期待できない．一方，真腔閉鎖のため真腔から分枝した肋間動脈からの広範囲虚血の場合はオープンステントを施行することで真腔からの肋間動脈血流が回復し，脊髄障害が改善すると考えている．

4 急性A型解離に対するオープンステントのグラフト選択

ステントグラフト長は，術前3D CTで左総頸動脈から主肺動脈レベルまでの真腔大動脈の大弯側で距離を測定し，11 cm以上なら9 cm長，11 cm未満なら6 cmのオープンステントを選択とし，最終的には後述の術中の経食道エコーで大動脈弁レベルの2～3 cm中枢の下行大動脈に末梢側を合わせてオープンステントを留置し，非ステント部の人工血管でグラフト長を調整している．J graft open stentは弓部の追従性がよいので，非ステント部は2 cm程度として，弓部大動脈をステント

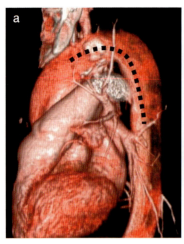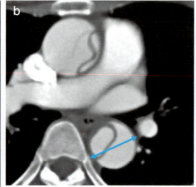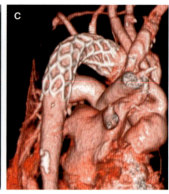

図2 ● オープンステントグラフト計測（術前 CT より）
 a: ステントグラフト長．左総頸動脈から主肺動脈レベルまでの距離（真腔の大弯側線で）
 b: ステントグラフト径．主肺動脈レベルでの下行大動脈の外径の 90％径（たとえば外径 30 mm なら 27 mm 径を選択）
 c: オープンステント後．径 27 mm ステント 9 cm のオープンステントを 11 cm 挿入（ステントグラフトの良好な拡張・弓部大動脈の追従性も良好）

部でカバーするようにしている（図2）．ステントグラフト径は，術前の CT で計測している．肺動脈レベルの下行大動脈径（外径）を測定し，その 90％を選択している．例えば外径 30 mm なら 27 mm のステントグラフトを選択する．迷う場合は大きい方の径を選択する．根拠は解離発症前の大動脈外径と同径のステントグラフト径が理想と考えている．過去解離発症前に偶然施行し得た CT から解離発症により下行大動脈径は約 7〜10％増大していたデータを得た．ラプラスの法則からステントグラフトができるだけ円形に拡張する方が内膜にかかる張力が少なく，内膜損傷も予防できると考えている．小さめのステントグラフト径だと慢性期に至るまで楕円形の拡張に留まり内膜へのステント張力が大きいままである．解離前の外径と同径のステントグラフトを選択することで，術後速やかな aortic remodeling に伴い術後早期から遠隔期に至るまで円形に拡張したステント形状が得られ，その結果術後早期に血栓化偽腔は消失に至ると考えられる[12]．

5 急性 A 型解離に対するオープンステント手術方法

送血部位は大腿動脈送血もしくは腋窩動脈を基本として，補助的に心尖部もしくは上行大動脈を選択している．循環停止前にカットダウン法で選択的脳分離灌流を確立する．上行大動脈遮断はいっさい行わず，直腸温が 31℃前後で頸部分枝からスタットカテーテルで脳灌流を行う．左鎖骨下動脈の起始部はフェルト付モノフィラメントで閉鎖する．脳分離カテバルンは極力手前で拡張し，挿入部の頸部分枝動脈にタバコ縫合を設置し，カテの脱落を防止している．経食道エコーは循環停止前に大動脈弁位レベルで下行大動脈に反転させ，2〜3 cm 手前にひいて長軸像を描出した状態で経食道エコーを固定しておく．循環停止後に経食道エコーを移動すると虚脱した下行大動脈を描出することはきわめて困難である．直腸温 28〜29℃で循環停止して弓部大動脈を左総頸動脈レベルで

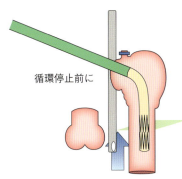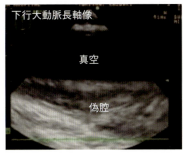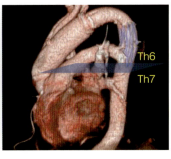

図3 ● オープンステントグラフト留置方法（経食道エコーガイド）
　経食道エコーは，循環停止前に大動脈弁位レベルで下行大動脈に反転させ，2〜3 cm 手前にひいて長軸像を描出した状態で固定しておく．真腔側を把握して，留置する．
　オープンステントの末梢側の位置決めはエコーをみながら，大動脈弁レベルの 2〜3 cm 中枢に留置するとT6-7 レベルとなっている．

離断．小弯側は断端処理しやすいように弓部にあまり切り込まないでおく．弓部大動脈から弁用サイザーと内吸引で真腔に挿入し，経食道エコーで挿入角度および深さを確認する．循環停止中の術野からの長さ決めは short cut した最短距離を測定しているので注意が必要である．術前 CT から真腔大動脈の大弯側で trace して肺動脈レベル下端までの距離を測定しておくと参考になる．最終的には末梢の位置決めは術中経食道エコーで決定し，決して大動脈弁位レベルより深くならないことが重要である（図3）．自験から弓部大動脈切開部から T6-7 の下行大動脈の長さは術中計測では 9〜10 cm で，術前 CT での真腔大動脈の大弯側では 12〜13 cm で，術中計測はショートカットした長さ計測となっている．自験から 9 cm のステントグラフトを 10 cm 挿入していることが多い．慣れるまでは 6 cm のステントグラフトを 8〜9 cm 程度挿入するのが無難かもしれない．注意すべきは真腔内にステントグラフトが挿入されていることを経食道エコーで確認することと，深く入りすぎたと思ってグラフトを引っ張って断端固定しないことである．引っ張って固定すると非ステント部の kinking の要因となる．術野からステントグラフトが見えないときは非ステント部のグラフトの捻れがないことをバルーンや吸引やサイザーを使って通過性を確認し，必要時にはバルーンで kinking を解除してから次のステップに移ることをすすめる．オープンステント挿入中は大腿動脈から軽度灌流し下行大動脈を血液で充満しておいた方が空気塞栓による脊髄障害の予防になる．断端形成は自己大動脈の外に帯フェルトをつけてオープンステントグラフトと大動脈をまず 4 点固定し，その間を over and over で縫合する．その後は通常の各施設が行っている方法で弓部全置換を行う．弓部 4 分枝人工血管の吻合は断端形成の肉厚があるためフックでしっかり締めなおすことが後出血に効果的である．自験では軽めに大動脈バルーンを留置し，大腿動脈から 100〜300 mL/分術野の邪魔にならない程度に distal perfusion を吻合中行っている（図4）．左鎖骨下動脈再建は translocation しているため，視野出しに難渋することがある．無名静脈は左内胸静脈を処理するところまで剝離し，また左総頸動脈の末梢をしっかり鈍的に剝離することで左鎖骨下動脈の視野出しは良好となる．

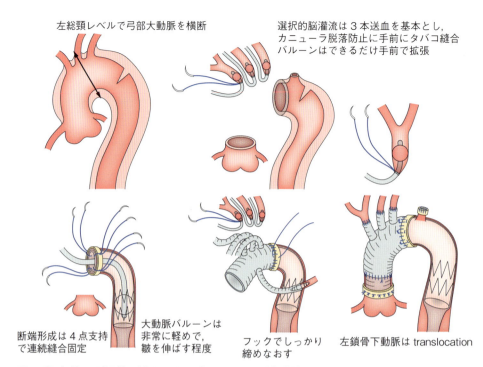

図4 ● 急性 A 型解離に対するオープンステント手術方法

表2 ■ A 型解離に対するオープンステント後の脊髄障害

author	year	number (acute/chronic)	spinal cord injury
Shimamura	2008	57 (31/26)	4 (7%)
Uchida	2009	80 (80/0)	0
Tsagakis	2010	68 (68/0)	1 (1%)
Sun	2011	291 (146/145)	7 (2%)
Pacini	2011	90 (20/70)	8 (9%)
Hoffman	2012	32 (32/0)	0
Total		618 (377/241)	20 (3.2%)

6 急性 A 型解離に対するオープンステント治療の脊髄障害について

オープンステント治療の最大の課題は脊髄障害である．A 型解離に対するオープンステント後の脊髄障害は，諸家の報告から 3.2% である．要因は multifactorial といわれおり[13]，特に急性 A 型解離で問題となるのは，術後の低血圧と偽腔血栓化に伴う広範囲肋間動脈の閉鎖である．術中の止血操作は確実に行い，術後血圧管理を安定させることが重要である．また急性 A 型解離のオープンステントでは T7 レベルまでの留置で十分であり術中経食道エコーガイド下にステントグラフトが深

く留置されないよう注意する．また術前 CT で下行大動脈から胸腹部大動脈の偽腔は背面に存在している病態，つまり T8 から L1 レベルの肋間・腰動脈が偽腔血流の場合，オープンステントにより術後早期に偽腔血流が血栓化し，広範囲に肋間動脈の血流が失われ脊髄障害が発生すると考えられている．この病態は術後 2〜3 日後の過凝固状態の時期に発症することが多く，delayed paraplegia の原因と考えられている．偽腔が広範囲にわたり背面に存在しているときには，術後 1 週間程度は少し高めの血圧管理を考慮している．ただ A 型解離に対する脊髄障害は，急性期には偽腔血流となっている真腔から引き抜けた肋間動脈は，真腔と交通していることが多く，慢性解離に比較し頻度は少ない（表2）．

7　J graft open stent graft を用いた急性 A 型解離手術

　J graft open stent graft の特徴は，グラフト部分はポリエステルウーブン織りのポロシティ 500 mL/cm^2/min/120 mmHg，厚さ 450 μm のグラフトで，ステント部分は超弾性かつ形状記憶合金であるナイチノール製の単一ワイヤーによる編み構造であり，MRI にも適合となっている．このステントは血管と直に接触しないようグラフトの内面に固定されており，内膜損傷のリスクを軽減している．また，このステントは屈曲時にもワイヤー頂点が内面に突出しない構造となっており，さらに慢性解離例などにみられる複雑な断面形状にも追従しやすくなっていることから，血流の影響を軽減し，内腔を確保しやすくなっている．デリバリーシステムは従来の硬性なシースではなく，柔軟かつ平滑な表面をもつポリエステルメッシュでラッピングされたソフトシースであり，デバイス留置時の内膜損傷のリスクが軽減されている．J graft open stent graft は従来の Z ステントグラフ

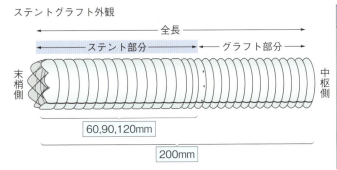

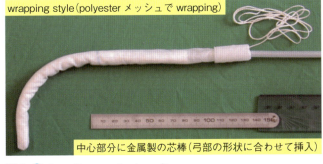

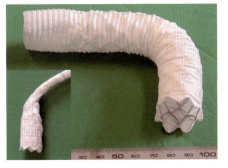

図5 ● J graft open stent graft

トと比較し，弓部大動脈の弯曲への追従性に優れており，かつ Wall-stent のような拡張時の長さ変化（ショートニング）がないのが特徴で，急性大動脈解離症例に対するオープンステント手術手技に際して，これらの特徴があることから，有用なデバイスとして期待できる（図5）．

この J graft open stent graft を用いた治験例 60 例のデータのうち，解離に対して 22 例，うち急性は 7 例に施行した．解離の手術死亡は 0 例で，3 年生存率も 90.9％と良好であった．急性 A 型解離で術後低血圧による一過性の脊髄障害を認めたが，全例に良好な大動脈リモデリングが確認できた．

緊急手術が大半を占める急性 A 型解離に対して，企業用のオープンステントグラフトが各サイズにわたりラインアップされ，最適なグラフトサイズを術中に選択できるようになった．急性 A 型解離に対する J graft open stent graft を用いたオープンステント治療は，急性期から遠隔期に至るまでのさらなる成績向上が期待でき，急性 A 型解離の治療にパラダイムシフトが起きている．

■文献

1) Kato M, et al. Experimental assessment of newly devised trans-catheter stent-graft for aortic dissection. Ann Thorac Surg. 1995; 59: 908-15.
2) Ishihara H, et al. Extensive primary repair of the thoracic aorta in Stanford type A acute aortic dissection by means of a synthetic vascular graft with a self-expandable stent. J Thorac Cardiovasc Surg. 2002; 123: 1035-40.
3) Uchida N, et al. Operative strategy for acute type A aortic dissection: ascending aortic or hemiarch versus total arch replacement with frozen elephant trunk. Ann Thorac Surg. 2009; 87: 773-7.
4) Sun L, et al. Total arch replacement combined with stented elephant trunk implantation: a new "standard" therapy for type a dissection involving repair of the aortic arch? Circulation. 2011; 123: 971-8.
5) Pacini D, et al. The frozen elephant trunk for the treatment of chronic dissection of the thoracic aorta: A multicenter experience. Ann Thorac Surg. 2011; 92: 1663-70.
6) Katayama A, et al. The frozen elephant trunk technique for acute type A aortic dissection: results from 15 years of experience. Eur J Cardiothorac Surg. 2015; 47: 350-60.
7) 内田直里．急性 A 型大動脈解離に対するオープンステントグラフト治療．医工学治療．2014; 26: 34-9.
8) Tamura K, et al. The frozen elephant trunk technique for retrograde acute type A aortic dissection. J Thorac Cardiovasc Surg. 2014; 148: 561-5.
9) Uchida N, et al. Early entry closure for acute type B aortic dissection by open stent grafting. Gen Thorac Cardiovasc Surg. 2011; 59: 329-34.
10) Uchida N. Open stent grafting for complex diseases of the thoracic aorta: clinical utility. Gen Thorac Cardiovasc Surg. 2013; 61: 118-26.
11) Uchida N. What are indications for a frozen elephant trunk technique in type A aortic dissection? Controversies and updates in vascular surgery. Edizioni Minerva Medica. 2011. p.396-402.
12) Uchida N, et al. Frozen elephant trunk technique and partial remodeling for acute type A aortic dissection. Eur J Cardiothorac Surg. 2011; 40: 1066-71.
13) Katayama K, et al. Multiple factors predict the risk of spinal cord injury after the frozen elephant trunk technique for extended thoracic aortic disease. Eur J Cardiothorac Surg. 2015; 47: 616-20.

〈内田直里〉

§4. 急性大動脈解離の治療

4. 急性A型大動脈解離手術における送脱血部位と体外循環

　上行弓部大動脈の手術では一般に体外循環が必要で，特に送血部位の選択は脳合併症の発生と密接に関係しているため，永きに亘る議論が続いている．大動脈解離の手術においては，急性期か慢性期かによらず，内膜亀裂の位置，偽腔の占拠部位や偽腔内血栓の存在など，頭を悩ます要素が尽きない．筆者が心臓血管外科に入局した1980年代初頭当時では，急性A型大動脈解離に対しては降圧安静治療が原則であり，合併症の発生なく慢性期に移行させることが第1の目標であった．緊急手術になるのは多くが急変の場合で，救命の可能性はきわめて少なかった．当時，先輩が執刀されていたある手術で，大腿動脈送血により体外循環を確立したが，上行大動脈を遮断した瞬間に橈骨動脈の血圧測定ができなくなった経験をした．急性A型解離手術の成功・救命はかなり奇跡に近いことだという印象を受けた記憶が残っているが，こういった事態が起こっても，まだまだ送血部位の選択に気を使う余裕などなかった．筆者らが本邦におけるGRF糊の治験にかかわったのは1992年のことであるが，第1例目から偽腔を接着閉鎖した大動脈壁の縫合が確実にできることを実感した．この接着剤の功罪は別として，その導入を契機として急性A型解離の手術が多くの外科医の手で行われるようになったのではないだろうか．救命率が向上するに従って送血部位のもたらす影響が問題視されるようになったといえるであろう．この稿では主として急性A型解離手術の体外循環と送血部位の各々の特徴について述べる．なお，術前より解離による四肢や臓器の虚血を伴う症例については，臓器別に別稿でも扱われるので各々の稿も参照されたい．

1　急性A型大動脈解離手術の体外循環

　様々な状況を考慮すると体外循環の手法も複雑多岐にわたってしまうため，直達手術で上行大動脈もしくは上行弓部大動脈を人工血管置換する場合について述べる．また，体外循環の回路およびポンプ，人工肺については本稿の目的でないため割愛する．成書を参照していただきたい．

　大方の場合は緊急手術であるため，腋窩動脈や大腿動脈（もしくは両方）を送血路として確保した上で胸骨正中切開を加えることが多い．大腿動脈単独送血路の場合には胸骨正中切開と同時に加刀が可能だが，腋窩動脈の場合には胸骨正中切開との同時進行は術野が窮屈になる．大腿動脈にせよ腋窩動脈にせよ，血圧に左右差がはっきり認められた場合には，どちらを選択するべきか．四肢の阻血が存在する場合には患肢の末梢に向かって何らかの方法で灌流せねばならないが，通常は血圧の高い側を選択して送血路とする．これは筆者の留学中のことだが，よく触れた側の大腿動脈送血が不良で，対側の大腿動脈との2送血路としてようやく完全体外循環が維持できるようになった症例も経験した．特に大腿動脈の場合には腸骨大腿動脈系の狭窄や屈曲にはしばしば遭遇するので

注意を要する．一方，心尖部送血や上行大動脈送血を単独送血路として用いる場合には，単純に胸骨正中切開から始めることになるが，体外循環に関する不測の事態はまれならず発生するため，腋窩動脈や大腿動脈をいつでも露出できるような術野を確保しておくことが望ましい．

脱血路については，右房に1本2段の脱血管を留置すれば完全体外循環は確立できる．ただし，筆者らのように脳血管や下行大動脈の空気抜き，もしくは迷入した血栓などを排出させる目的で上下大静脈から逆行性送血を行うためには，2本の脱血管を上下の大静脈に留置し，スネアのためテーピングも必要である．

送脱血管の準備が整ったら体外循環を開始するが，送血については常に細心の注意が必要である．真腔にきちんと送血されているか，橈骨動脈や足背動脈などの動脈圧は，可能な限り複数個所でモニターすべきである．特に体外循環開始時，および心室細動となって左心室から順行性の拍出が停止したとき，また上行大動脈を遮断する必要がある場合には遮断直後など，内膜亀裂の位置や偽腔の占拠部位・形態などの影響によって送血量が急に変わる可能性がある．

一般に，大腿動脈でも腋窩動脈でも，必要十分な口径の送血管を留置できれば単独送血路で十分な送血量が確保でき，完全体外循環を維持できる．しかし，下行大動脈から腹部大動脈にかけて偽腔圧迫による真腔の狭小化が認められる場合など，複数の送血路を確保したくなる状況はしばしば遭遇する．こういった場合，各々の送血路からどれくらいの送血が行われているかは，2基のポンプで個別に送血している場合には知り得るが，1基のポンプで回路を分岐させて送血している場合には知り得ない．選択的脳灌流を1基のポンプで送った場合には，おおむね三分枝の送血カニューレの内径に依存していることが報告されている[1]．この点に関し，急性大動脈解離で複数の送血路から送血した場合について，各々の流量を測定した報告は見当たらない．筆者らはほとんどの症例で上行からの中心送血を行っているが，初期の症例では大腿動脈からの送血を併用していた．参考までに少数例の経験ではあるが，当時流量計で測定した上行大動脈からの送血量と大腿動脈からの送血量の比を示す（図1）．完全体外循環確立時，心室細動発生時，循環停止直前で流量比の変わる症例があり，最も上行大動脈側の送血比が小さかった症例は上行大動脈の送血管が偽腔内にあった症例である．

筆者らが入局した当時の急性A型大動脈解離に対する手術は，解離のある上行大動脈を遮断した上で，大動脈基部を切開して再縫合する primary repair などの術式が中心だった[2]．しかし，解離

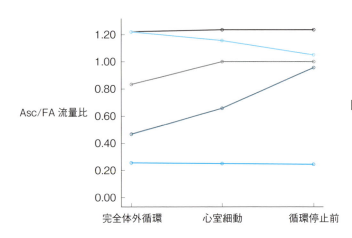

図1 ● 急性A型解離手術における1ポンプでの上行大動脈（Asc）と大腿動脈（FA）の送血流量比を時間経過でプロット

完全体外循環確立時，心室細動となった時，冷却完了時で流量比が変化した．最も比が小さかった症例は上行送血管が偽腔に入っていた．

した上行大動脈を遮断してその中枢側のみに手術操作を加えることは，前述したように内膜亀裂の位置により発生する体外循環運用上の問題に加え，遮断部位の内膜に新たな亀裂を作るといった問題もあった．脳保護法の手技に応じて術式はある程度異なるものの，最近ではほとんどの施設で中心冷却を行って体外循環を停止し，上行大動脈を遮断することなく大動脈を開放した状態で，腕頭動脈中枢もしくは，左鎖骨下動脈末梢で人工血管と大動脈断端を吻合している．

中心冷却の目標体温は脳保護法の考え方によって自ずと決まってくるが，選択的脳灌流を用いる場合には通常23〜28℃，低体温循環停止（±逆行性脳灌流）の場合には18〜23℃程度であろう[3]．復温のタイミングは上行・弓部半切除では末梢側吻合終了時となるが，弓部置換を伴うものでは再建の順序と，重要視する臓器の優先順位により施設間に相違がある．すなわち，選択的脳灌流を行う施設では，脳保護の許与時間に余裕があるため再建順序を選択可能であるが，低体温循環停止法をとる筆者らの施設などでは，弓部分枝再建を優先することになる（arch first）．

心筋保護液の投与については，初回の投与をどの時点で行うかという問題がある．解離による冠動脈のmalperfusionが存在する症例は別として，体外循環の中心冷却によって心筋温が低下するため，筆者らのように血液温を18℃まで下げていれば，30分程度の循環停止下に弓部再建が終了した後で選択的に冠動脈内に注入すれば十分である．選択的脳灌流を25℃以上の比較的高い体温で行う場合には，選択的脳灌流確立後に心筋保護液を注入しておく必要も生ずる．この場合，逆行性冠灌流による心筋保護液注入を弓部解放後に行うことも可能である．大動脈遮断前に，人工血管を遮断したまま行う調節再灌流も通常の心臓手術と同様有効であり，当然のことながら，術前に心疾患の十分な評価を行えないことが多いため，術中の心筋保護には気を遣う必要がある．

体外循環からの離脱には特別の配慮は必要ないが，縫合線に負荷をかけないために離脱後の高血圧は可能な限り避けたい．また，四肢の動脈圧に明らかな差が認められる場合には，速やかな原因の究明を要する．

2 急性A型大動脈解離手術の送血路

以下，急性A型大動脈解離手術で主に使われる送血路について述べるが，各々の送血路が使用されるようになった経緯についても理解していただきたい．開心術の黎明期においては，主として大腿動脈が体外循環送血路として用いられた[4]．しかし，送血管の改良もあって，次第にアクセスのより容易な上行大動脈末端が第1選択の送血路となっていき，現在では上行大動脈に何らかの問題がない限り他の送血路が選択されることはまれな状況である．一方で，上行弓部大動脈の手術においては，手術手技の関係上むしろ大腿動脈が基本的な送血路として確立され，脳保護の補助手段として選択的脳灌流か超低体温循環停止法か，いずれを用いる場合も，主送血路は一般に大腿動脈が選択された．急性A型大動脈解離ではもともと上行大動脈が解離しており，ここから送血するなど論外であったこともあり，緊急時にアクセスが容易で露出操作も胸部の手術操作を邪魔しない大腿動脈が第1選択であった．

はじめに述べたように，急性期手術が行われる機会が増加した1990年代には，逆行性送血による偽腔血栓の飛散や臓器malperfusion発生を防止する目的で腋窩動脈送血を推奨する動きがみられるようになった[5,6]．解剖学的に理解できることだが，右腋窩動脈送血では冠動脈以外は順行性に

灌流される．筆者自身も1990年代には右腋窩動脈送血を第1選択としていた．この方法の利点として他に，腕頭動脈を遮断することで右総頸動脈への片側脳分離送血が可能な点がある．しかし，手慣れてきても大腿動脈に比べ，患者の体型によってはアクセスに時間がかかること，細く脆弱で解離や損傷を起こしやすい場合がしばしばあること，術野の操作と同時には露出操作が行い難いなど，煩わしい点も少なくない．露出には局所解剖の知識が不可欠なので，先駆者の文献を参考にしていただきたい[5,6]．なお，この血管を送血路とする場合には，送血管挿入による不具合を防ぐため，人工血管による側枝を立てることを推奨する報告もある[7,8]．急性A型大動脈解離手術において末梢血管を送血路とせず，術野に順行性送血路を確保するために，上行大動脈送血や心尖部送血が試みられたのは1990年代末頃のことである（中心送血）．このうち左室心尖部送血については本邦で主に行われている．送血管が正確に上行大動脈真腔内に留置されれば確実に順行性送血が可能な方法であるが，病変のない左心室に操作を加える点に汎用されない理由があるかもしれない．まとまった報告は限られている[9]．

　急性A型大動脈解離手術における上行大動脈送血に先鞭をつけた報告は1998年のLijoiらのものと思われるが[10]，2000年代中頃には各国の施設から中規模症例数の結果がしばしば報告されている．Seldinger法により上行大動脈の真腔内に送血管を誘導留置する手技を用いる施設が多いが，通常の送血管を直接挿入する施設や，脱血管を先行して留置し，上行大動脈を切断して真腔内に直視下に送血管を挿入する施設など様々である．筆者らは偽腔送血を可及的に防止するために，図2に示すようにエコーガイドでSeldinger法を用いているが[11]，下行大動脈以下のmalperfusionがない症例では，先に脱血管を留置してから上行大動脈真腔内に送血管を挿入し，中心送血のみで手術を行っている．この方法の利点は順行性送血であって，かつ胸骨正中切開の視野のみで手術を完結できることにある．また，送血部位は切除され，腋窩や鼠径部剥離による神経損傷やリンパ漏など煩わしい合併症がない．これまでのところ200例を超える程度の経験ではあるが，送血部位の破綻による事故は経験していない．図3のようにA型解離の多くの症例で主肺動脈側に真腔があって，送血路の確保に適当な全層部分が得られる．前方や右側に同様な全層部分があればその部を選択することも可能であるが，まれには上行全長が全周解離であることも経験する．このような場合も真腔

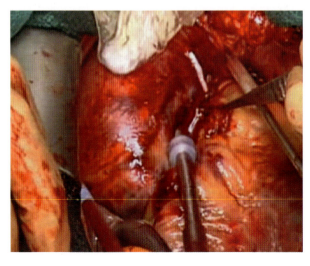

図2 ● エコーガイド下に上行大動脈主肺動脈側の真腔に送血管を挿入

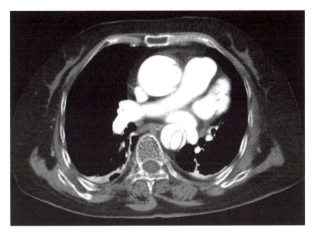

図3 ● 上行大動脈の真腔は主肺動脈側にあることが多い

内に送血管を留置することは可能であるが，リスクを避けて他の送血路を選択するのが妥当であろう．また，血栓閉鎖型や，上行大動脈の偽腔内に血栓が認められる場合も注意が必要で，内膜亀裂との位置関係などを含め，今後詳細な検討の余地があると考えている．

3 送血路の選択

　大腿動脈送血に始まり，腋窩動脈送血，さらに21世紀には中心送血が急性A型大動脈解離手術の送血路に加わった．果たしてどの送血路を選択すれば最も安全で確実な送血が可能だろうか．科学的な根拠のある選択基準がほしいところであるが，現時点で信頼できる大規模な前向き無作為試験は得られていない．急性A型大動脈解離の病態が多彩であり，かつ緊急性がきわめて高いものであるため，前向き研究の計画がたてにくいことがその主たる理由である．また，心肺停止で搬入された症例や合併症を有する超高齢者などを，どこまで積極的に手術を行うかによって手術成績は大きな影響を受けるため，施設間の比較も単純にはできない．

　こういった制限を十分に念頭に置いた上で読み解く必要があるが，複数の論文を集めたメタ分析などの統計方法で得られた，送血路の比較検討結果がいくつか報告されている．中心送血を含んだ研究はまだ少ないが，Tiwariらは14研究1,829症例の分析から脳合併症発生率と手術死亡率を比較し，腋窩動脈に側枝をたてて送血する方法が最も結果がよく，上行大動脈送血では手術死亡は少ないが，脳合併症が多かったと報告している[8]．この研究では大腿動脈送血は分が悪かった．腋窩動脈送血と大腿動脈送血を比較した研究では，Benedettoらの8研究793例[12]，Renらの9研究715例のメタ分析があるが[13]，いずれも脳合併症・手術死亡ともに腋窩動脈送血が良好という結論であった．しかし，わが国における急性A型解離の手術成績は欧米と比較して明らかに良好であり，大腿動脈送血を第1選択としても，腋窩動脈と大腿動脈を併用しても，いずれも良好な成績が報告されている[14-16]．

　繰り返すようだが急性A型大動脈解離の病態は多彩であり，1例として同じ経過を示すものはないといって過言ではないだろう．四肢の血圧低下を認める症例は人種の差はなく13%程度に認められるとされる[17]．内膜亀裂の位置と大きさ，その数，解離の占拠範囲と分枝への影響，偽腔内血栓，

また大動脈の性状そのものなど，多くの因子が送血路の選択に影響を与える．どの送血路を選択するにせよ，解離の形態を十分に把握して，送血にどのようなリスクが存在するか常に念頭に置いて手術を遂行することが最も重要というべきであろう．

■文献

1) Shimizu H, et al. Total arch replacement under flow monitoring during selective cerebral perfusion using a single pump. Ann Thorac Surg. 2013; 95: 29-34.
2) DeBakey ME, et al. Surgical management of dissecting aneurysms of the aorta. J Thorac Cardiovasc Surg. 1965; 49: 130-49.
3) Okita Y, et al. A study of brain protection during total arch replacement comparing antegrade cerebral perfusion versus hypothermic circulatory arrest, with or without retrograde cerebral perfusion: Analysis based on the Japan Adult Cardiovascular Surgery Database. J Thorac Cardiovasc Surg. 2015; 149: S65-73.
4) Lillehei CW, et al. Use of median sternotomy with femoral artery cannulation in open cardiac surgery. Surg Gynecol Obster. 1959; 108: 706-14.
5) Sabik JF, et al. Axillary artery: an alternative site of arterial cannulation for patients with extensive aortic and peripheral vascular disease. J Thorac Cardiovasc Surg. 1995; 109: 885-91.
6) Neri E, et al. Axillary artery cannulation in type A aortic dissection operations. J Thorac Cardiovasc Surg. 1999; 118: 324-9.
7) Svensson LG, et al. Does the arterial cannulation site for circulatory arrest influence stroke risk? Ann Thorac Surg. 2004; 78: 1274-84.
8) Tiwari KK, et al. Which cannulation (ascending aortic cannulation or peripheral cannulation) is better for acute type A aortic dissection surgery? Interact Cardiovasc Thorac Surg. 2010; 10: 797-802.
9) Wada S, et al. Transapical aortic cannulation for cardiopulmonary bypass in type A aortic dissection operations. J Thorac Cardiovsc Surg. 2006; 132: 369-72.
10) Lijoi A, et al. Stanford type A aortic dissection. A new surgical approach. Tex Heart Inst J. 1998; 25: 68-77.
11) Inoue Y, et al. Synchronized epiaortic two-dimensional and color Doppler echocardiographic guidance enables routine ascending aortic cannulation in type A acute aortic dissection. J Thorac Cardiovasc Surg. 2011; 141: 354-60.
12) Benedetto U, et al. Axillary versus femoral arterial cannulation in type A acute aortic dissection: evidence from a meta-analysis of comparative studies and adjusted risk estimates. Eur J Cardothorac Surg. 2015; doi: 10,1093.
13) Ren Z, et al. Which cannulation (axillary cannulation or femoral cannulation) is better for acute type A aortic dissection repair? A meta-analysis of nine clinical studies. Eur J Cardiothorac Surg. 2015; 47: 408-15.
14) Hata M, et al. Early and midterm outcomes of quick proximal arch replacement with mild hypothermia and rapid rewarming for type A acute aortic dissection. J Thorac Cardiovasc Surg. 2013; 146: 119-23.
15) Kimura N, et al. Reoperation for enlargement of the distal aorta after initial surgery for acute type A aortic dissection. J Thorac Cardiovasc Surg. 2015; 149: S91-8.
16) Uchida K, et al. Pathophysiology and surgical treatment of type A aortic dissection. Jpn J Vasc Surg. 2015; 24: 127-34.
17) Raghupathy A, et al. Geographic differences in clinical presentation, treatment, and outcomes in type A acute aortic dissection (from the International Registry of Acute Aortic Dissection). Am J Cardiol. 2008; 102: 1562-6.

〈上田敏彦〉

§4. 急性大動脈解離の治療

5. 臓器虚血への対応

a. 脳虚血

　脳血管障害や意識障害などの脳虚血症状を伴った急性A型大動脈解離例は17〜44％の症例に合併するとされているが，長らく緊急手術の適応はないとされてきた．しかし，保存的治療となった場合，大動脈解離に対する急性期治療（血圧を下げる）と脳血管障害の急性期治療（血圧を高めに維持，血栓溶解療法）とでは治療方針が真逆で治療に行き詰ることとなる．実臨床では，結局のところ血圧を下げ，ラジカット®やグリセオール®などの投与などで様子をみることとなり，治療成績は惨憺たる結果である[1]．近年，脳梗塞や重度意識障害合併例に対する超急性期手術の有用性が報告され[2-4]，さらに最近では発症からの手術までの時間短縮や，脳血流の早期再開を行う治療法の開発などがなされ治療成績が向上し，積極的に手術が行われるようになってきている[5-7]．しかし，発症から時間が経過した症例，多臓器malperfusion合併例，高齢者などでは，未だ治療成績は不良である．

1 発生原因と頻度

　大動脈解離に伴って生じる脳虚血症状は，昏睡などの意識障害と片麻痺などの局所的神経障害に分けることができる．原因としては大きく分けて，①弓部分枝の解離によるmalperfusion，②遠位側の血栓塞栓症，③低血圧：心筋虚血や心嚢液貯溜による心タンポナーデあるいは大量出血による全身の循環不全，④脳神経の機械的圧迫の大きく4項目に分けられる[8]が，単独で原因となる場合と複数が原因となる場合があり，例えば弓部の分枝の真腔狭窄に心タンポナーデによる心拍出量低下が合併しより強い脳循環不全をきたすことも多く経験する．

　大動脈解離に伴う弓部分枝の解離の発生率は5〜46％と報告によるばらつきが多いが2010年ACCF/AHA胸部大動脈疾患のガイドライン[8]では，A型とB型を含む急性大動脈解離の13研究の1,300例以上の検討では17％に脳神経学的症状を有したとしたKlompasの報告が記載されている．脳虚血を起こす最も多い機序は腕頭動脈あるいは左総頸動脈の解離による偽腔拡大によって真腔狭窄がもたらされ末梢側にリエントリーがない場合であるとされ，なかでも特に腕頭動脈病変の合併はA型大動脈解離に多く合併し，脳症状を有する多くの症例で右総頸動脈へ解離が進展していると報告されている．剖検例では，急性大動脈解離症例における弓部分枝の解離の発生率は42.2％に及ぶと報告されているが，頸動脈に解離があっても必ずしも臨床的に脳神経症状が出現するのではなく，大部分の症例で弓部分枝末梢にリエントリーが発生するために，永続する神経学的傷害を残すことは20％に満たないとされている．このように，意識障害の合併頻度，頸動脈・椎骨動脈灌流領域のmalperfusionの発生頻度には諸家の報告によりバラツキがみられる点も本病態の特徴であり，

施設の違いによる症例の背景の違いが寄与するものと考えられ治療方針にも影響があると推察される．

2 治療方針の変遷

　急性大動脈解離に伴う脳循環不全による意識障害合併例に対し，超急性期に大動脈修復術を行うか，あるいはまず保存的に加療を行い脳障害の改善を待ったのちに最終的な治療方針を決定するか未だ議論の分かれるところである[9]．

　脳虚血時間が長時間に及ぶと大動脈修復術だけでは意識障害が改善せず，むしろ人工心肺使用に伴う全身ヘパリン化と脳循環の再開により出血性梗塞の助長や，脳梗塞や脳浮腫の拡大が危惧される．特に出血性脳梗塞の自然発生率は脳卒中後の15～43％と報告され非常に高率であり，脳梗塞合併例に対し全身ヘパリン投与が必要な急性期の大動脈修復術はためらわれる．Cambriaらは重篤な脳合併症を有する急性大動脈解離7例に対し大動脈修復を行ったが，6例は死亡し，残りの1例にも脳神経症状の回復がみられなかったと報告し，急性期の大動脈修復術は禁忌であるとした[10]．一方，Fannらは脳梗塞に関する積極的な手術介入により7例中6例では救命でき，脳梗塞の進展は2例のみにみられたことより，脳梗塞は急性期の大動脈修復術の手術適応では絶対的な禁忌ではないとした[11]．Fukudaらは重度の脳合併症併発例では，まず内科的治療を行い脳神経学的症状の安定を待った後に手術を行うintentional delayの方針にて，4例中3例で良好な結果が得られたと報告している[12]．

　実際の臨床で問題となるのは意識障害，片麻痺などの神経学的徴候が持続し，かつ，解離そのものが非常に不安定な症例である[2,9]．このような症例では手術適応に悩むことが多く，かかる症例の在院死亡率は36.2～55.9％に達し，特に頸動脈の血流消失は予後不良の徴候であり，生存率は10％を超えないとされている．2006年Estreraら[2]はA型急性大動脈解離151例のうち術前脳梗塞を合併した14例に緊急大動脈修復術を行ったと報告した．その治療成績は，死亡1例で，脳神経症状の完全回復2例（14％），改善6例（43％），不変6例（43％）であった．発症から手術までの所要時間は平均9時間（1時間から240時間）であり，10時間以内に手術を行えた症例の80％で神経学的に改善が得られたが，10時間以上経過した症例では改善例はなかったと報告し，発症から手術までの時間が手術成績に大きく影響を及ぼすことを示している．また，全身ヘパリン下のもと通常の人工心肺が用いられ人工血管置換術がなされたが，術後の脳出血はみられなかったとも報告した．深昏睡を合併した急性A型大動脈解離に対する治療報告としては，Pocarら[3]はGlasgow Coma Scaleが4～6の深昏睡を伴った急性大動脈解離5例に緊急大動脈修復術を施行した結果，手術死亡なく4例で日常生活に復帰できたと報告している．発症から手術までの所要時間は6.8±1.5時間であり，術後の出血性梗塞は1例にもみられなかったことより，術前に昏睡の合併例でも急性A型大動脈解離に対する緊急大動脈修復術の絶対的な禁忌ではないとした．我々も重度の意識障害を伴った27例のうち，発症から5時間以内に手術室入室できた21例に超急性期大動脈修復術を行った結果，18例（86％）で意識は清明に復し11例（52％）では術後ADLが自立するまで回復したことから，発症から手術までの時間が短い症例では超急性期手術を推奨している[4]．上記の4報告42例の検討からは，意識障害や脳梗塞合併例では発症から手術までの時間が神経学的予後を左右し，早期に手術

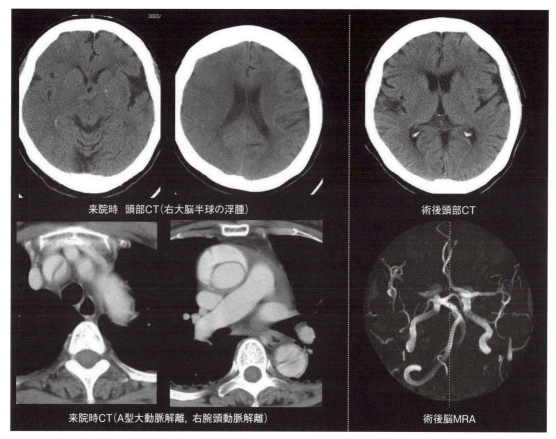

図1 ● 60歳代女性．来院時GCS10，左片麻痺

が行えるならばよい手術成績が期待できるといえる．このように脳虚血合併例に対する積極的な外科治療の有用性の報告がなされており，最近では急性大動脈解離に伴う脳虚血に対しては積極的に手術介入をするようになってきている[1,5,7]．また，再灌流後の出血性脳梗塞の発生が低率であったことより[2-4]，早期に手術が行えるならば出血性梗塞の発生は概ね抑えうると考えられる．

代表的な症例を図1に示す．術前にCT上で脳浮腫を伴った60歳代女性症例に対し発症4時間30分で手術室に入室し上行弓部大動脈全置換術を施行した．術後意識は清明で四肢麻痺もなく回復し，現在術後12年目であるがADLは自立されている．このように術前のCTですでに脳浮腫がみられた症例でも出血性脳梗塞の発症はなく耐術できている．

一方，発症から手術までの経過時間が長い症例に対し，再灌流後の脳浮腫の増悪や出血性梗塞の出現を予防する目的で緊急大動脈修復術中に患側の総頸動脈を結紮し救命できたとする報告も存在する．

3 超急性期手術の有用性の根拠について

急性期脳循環不全と治療との関係を検討する際に，発症から治療開始までの時間（therapeutic time window）は大変重要な因子である．脳虚血障害に対するtherapeutic time windowを考える

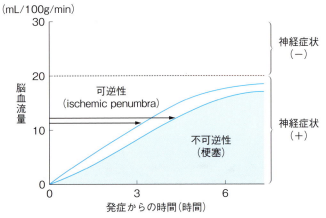

図 2 ● ischemic penumbra 概念図

場合，脳虚血障害の程度は局所の脳血流量と虚血時間が大きく関与しており，神経症状は出ているが脳細胞の破壊に至っていない虚血状態（ischemic penumbra）の脳細胞をいかに回復させるかが最も重要なところである（図 2）．Ischemic penumbra における脳組織の可逆性は，残存脳血流量と発症からの経過時間の 2 要因に依存し，血栓溶解療法などの治療効果の判定に役立っている．

急性期脳梗塞治療に対する血栓溶解剤 rt-PA（アルテプラーゼ）の投与開始時間と治療効果の関係では，動脈内投与で発症後 6 時間以内，静脈内投与では発症後 3 時間以内の投与が有効とされており，2009 年の日本脳卒中学会のガイドラインでは発症 3 時間以内の静脈内投与が推奨となった．その後 2012 年に発症 4.5 時間以内に延長されていたが，最新の複数の研究から急性期脳卒中に対する血管内治療により発症 8 時間以内ならば有効であると報告がなされた結果，2015 年の AHA/ASA 脳卒中ガイドラインでは血管内治療の有用性が初めて示され，その時間限界は発症後 8 時間となっている[13]．このように，脳卒中・脳虚血の治療体系は血栓溶解療法から脳動脈内への血管内治療へと発展し，therapeutic time window も 3 時間から 8 時間へ延長している．

これらを急性大動脈解離に合併した脳循環不全にあてはめた場合，超急性期の大動脈修復による脳虚血時間の短縮および脳血流量の改善は有用であると考えられる．さらに低体温やマグネシウム投与などによる ischemic penumbra の拡大効果は超急性期手術の効果を増幅させうるものと考えられる．

代表的な ischemic penumbra を図 3 に示す．症例は急性大動脈解離に右総頸動脈完全閉塞を伴った 70 歳代女性例で diffusion MRI と perfusion MRI から diffusion-perfusion mismatch（ischemic penumbra に相当）を認め，右中大脳動脈領域の可逆的な虚血を伴った急性 A 型大動脈解離と診断され，緊急で上行弓部大動脈全置換術を施行．本例での発症から手術室入室までは 4 時間であった．術後経過は良好で意識清明で麻痺もなく現在術後 5 年であるが ADL は自立し，1 人暮らしをしている．

4 目標とすべき時間・術前管理について

発症からできるだけ早期に確定診断がなされ超急性期に手術がなされれば理想的ではあるが，実

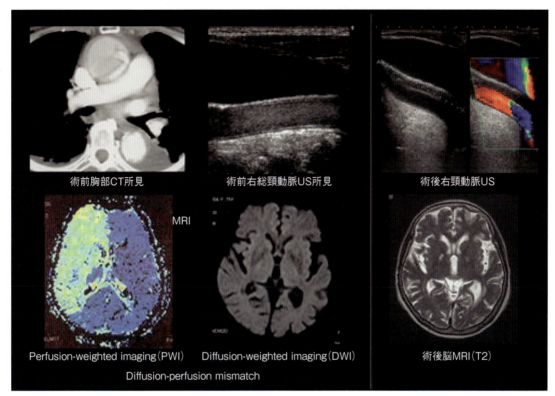

図3 ● 70歳代女性．来院時GCS10，右共同偏視，左片麻痺

際には時間がかかる場合が多い．前述したように発症から5〜10時間以内が推奨されているが[2-4]，脳malperfusionを伴った連続41症例の大動脈修復術の検討では治療開始までの時間は9.1時間以内が推奨されている[14]．一方，大動脈修復術までの脳虚血時間短縮目的に，大北ら[6]は右総頸動脈malperfusion例において術前右総頸動脈への直接灌流法を開発し良好な成績を報告している．また，Luehrら[7]は頸部分枝への早期血流再建のための大動脈修復術前のextra-anatomical bypassの有用性を報告している．一方，脳虚血状態の早期改善には併発している心タンポナーデや低血圧による脳灌流低下状態の改善も重要で，特に心タンポナーデに対する手術待機中のcontrolled pericardial drainage法は有用である[15]．

5　手術術式・術後管理の工夫: 自験例を中心に

a．人工心肺の送血部位

腋窩送血を推奨する報告[5]もみられるが，我々は全例大腿動脈送血を優先し，送血開始後に脳循環の悪化が発生した場合は上行大動脈の真腔送血を追加している．重要なのは各施設で行い慣れた方法を用い早くcoolingすることである．

b．coolingの温度設定

脳を冷やすことが最重要と考え，咽頭温18℃，直腸温25℃までcooling．

c. 脳保護法

弓部大動脈内から弓部3分枝に順行性に送血する選択的脳灌流が重要であり，脳浮腫の発症など考えると逆行性脳灌流法だけでは不十分である．

d. 大動脈修復の範囲は？

エントリーの部位を含めた大動脈を切除．上行大動脈にエントリーがある場合は上行大動脈置換を施行，弓部小弯側にある場合は，弓部斜切開でヘミアーチにするのではなく，大動脈はエントリーの遠位側で横切断し必要な分枝を置換する方針で行う．弓部の偽腔血流が残り弓部分枝の真腔狭窄の原因とならないような工夫が重要であり，脳塞栓の原因となりうる遠位側の解離腔内へのGRF glue® や BioGlue® などは使用しない．

e. 頸部領域での頸動脈の再建について

自験例での施行例はないが，extra-anatomical revascularization が有用である報告[7]もみられる．

f. 術後管理

1）低体温の維持の有用性

術後は48時間を目安に低体温療法を行う．術後早期の体温上昇を防止する目的である．頭蓋内の脳温は直腸温と比べ約1℃高温であり，脳温が37.0℃以上にならないように設定温度は35℃台とする．低体温療法中はドルミカム® あるいはプロポフォール® を用いて深鎮静状態を維持する．

2）マグネシウム濃度の維持

術中，術後にマグネシウムの持続投与を実施．マグネシウムは神経細胞の虚血再灌流の際の細胞内カルシウムの過負荷を低減する効果があり，目標値はマグネシウムイオン濃度 0.7〜1.0 mmol としている．

3）グリセオール®，ラジカット® の使用について

基本的に全例で使用するが，腎機能障害例ではラジカット® は投与しない．

4）体位

脳循環を考え，収縮血圧を 100 mmHg 以上，15°前後のヘッドアップで管理を行う．

5）脳浮腫が増強した場合

全例，術翌日に頭部CT検査を行う．図4の症例は40歳代男性例であり，手術翌日に右中大脳動脈領域の著明な浮腫があり，右脳の内減圧術および外減圧術を施行した．その後リハビリテーションを経て，現在術後9年目となり車いすが必要ではあるが，食事摂取や会話に問題なく障害者スポーツ大会に出場できるまで回復している．

6　遠隔期手術成績

遠隔成績の報告は少ないが，我々は[15]重度の意識障害を合併した症例に対する超急性期手術後の遠隔成績については10年後の累積生存率は48％であり，超急性期手術が5年後の生存の唯一の予

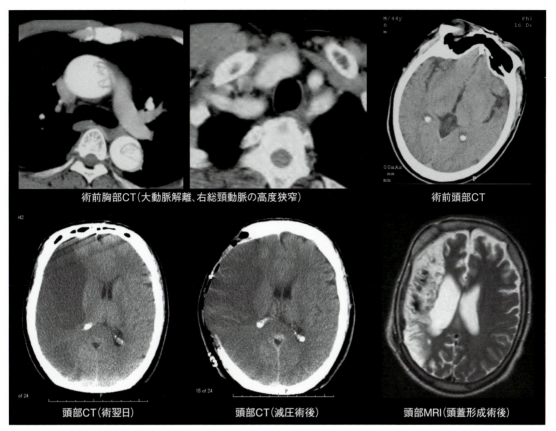

図4 ● 40歳代男性．来院時 GC

測因子であったことから，遠隔成績からみても重度の意識障害を伴ったA型急性大動脈解離に対する超急性期手術は推奨されると報告している（図5）．

7 早く手術を開始できる体制作り

発症から治療開始までの時間が予後に影響することは院外心肺停止や脳梗塞などの救急疾患においては明白であるが，A型急性大動脈解離で脳虚血を伴った場合にも同様である．発症から手術室入室までの時間短縮のためには日ごろから救急システムの構築が重要であり，なかでもプレホスピタル時間の短縮は最重要である．脳虚血で発症した急性大動脈解離例の場合，救急隊現着時の対応として循環器系の救急と考えられずに，脳神経学的な異常として対処され，診断ならびに初期治療が遅れる場合もある．そこで，救急部医師ならびに救急救命士に対する情報提供を行い，発症から definitive treatment までの時間の短縮できる体制の整備がたいへん重要である．

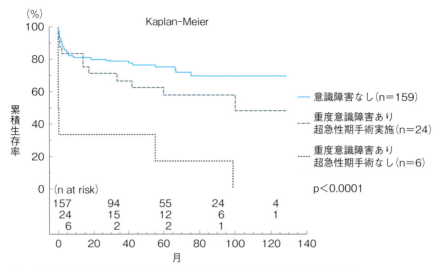

図5 ● 累積生存率: 重度意識障害合併例に対する超急性期手術の影響
意識障害例において超急性期手術の実施が唯一の5年後生存の予測因子であった.
(Cox proportional hazards regression analysis hazard ratio, 4.3; p＝.007)

■文献

1) DiEusanio M, et al. Patients with type A acute aortic dissection presenting with major brain injury: should we operate on them? J Thorac Cardiovasc Surg. 2013; 145: S213-21.
2) Estrera AL, et al. Acute type A aortic dissection complicated by coma: can immediate repair be performed safely? J Thorac Cardiovasc Surg. 2006; 132: 1404-8.
3) Pocar M, et al. Coma might not preclude emergency operation in acute aortic dissection. Ann Thorac Surg. 2006; 81: 1348-51.
4) Tsukube T, et al. Neurological outcomes after immediate aortic repair for acute type A aortic dissection complicated by coma. Circulation. 2011; 124: S163-7.
5) Most H, et al. Is surgery in acute aortic dissection type A still contraindicated in the presence of preoperative neurological symptoms? Eur J Cardiothorac Surg. 2015; Jan 20. pll: ezu538 (Epub ahead of print).
6) Okita Y, et al. Direct reperfusion of the right common coartid artery prior to cardiopulmonary bypass in patients with brain malperfusion complicated with acute aortic dissection. Eur J Cardiothorac Surg. 2015; May 23. pll: ezu175 (Epub ahead of print).
7) Luehr M, et al. Extra-anatomic revascularization for preoperative cerebral malperfusion due to distal carotid artery occlusion in acute type A aortic dissection. Eur J Cardiothorac Surg. 2015; Feb 26. pll: ezu064 (Epub ahead of print).
8) Hiratzka LF, et al. American College of Cardiology Foundation/American Heart Association Task Force on Practice Guidelines; American Association for Thoracic Surgery; American College of Radiology; American Stroke Association; Society of Cardiovascular Anesthesiologists; Society for Cardiovascular Angiography and Interventions; Society of Interventional Radiology; Society of Thoracic Surgeons; Society for Vascular Medicine. 2010. ACCF/AHA/AATS/ACR/ASA/SCA/SCAI/SIR/STS/SVM guidelines for the diagnosis and management of patients with Thoracic Aortic Disease: a report of the American College of Cardiology Foundation/American Heart Association Task Force on Practice Guidelines, American Association for Thoracic Surgery, American College of Radiology, American Stroke Association, Society of Cardiovascular Anesthesiologists, Society for Cardiovascular Angiography and Interventions, Society of Interventional Radiology, Society of Thoracic Surgeons, and Society for Vascular Medicine. Circulation. 2010; 121: e266-369.

9) Erbel R, et al. The Task Force for the Diagnosis and Treatment of Aortic Diseases of the European Society of Cardiology. 2014 ESC Guidelines on the diagnosis and treatment of aortic diseases. Document covering acute and chronic aortic diseases of the thoracic and abdominal aorta of the adult. Eur Heart J; 2014; 35: 2873-926.
10) Cambria RP, et al. Vascular complications associated with spontaneous aortic dissection. J Vasc Surg. 1988; 7: 199-209.
11) Fann JI, et al. Treatment of patients with aortic dissection presenting with peripheral vascular complications. Ann Surg. 1990; 212: 705-13.
12) Fukuda I, et al. Intentional delay of surgery for acute type A dissection with stroke. J Thorac Cardiovasc Surg 2003; 126: 290-1
13) Derdeyn CP, et al. 2015 AHA/ASA Focused Update of the 2013 Guidelines for the Early Management of Patients With Acute Ischemic Stroke Regarding Endovascular Treatment. A Guideline for Healthcare Professionals From the American Heart Association/American Stroke Association. Stroke. 2015; June 29. pll: STR0000000000000074（Epub ahead of print）.
14) Morimoto N, et al. Lack of neurologic improvement after aortic repair for acute type A aortic dissection complicated by cerebral malperfusion: predictors and association with survival. J Thorac Cardiovasc Surg. 2011; 142: 1540-4.
15) Tsukube T, et al. Long-term outcomes after immediate aortic repair for acute type A aortic dissection complicated by coma. J Thorac Cardiovasc Surg. 2014; 148: 1013-9.

〈築部卓郎〉

§4. 急性大動脈解離の治療

5. 臓器虚血への対応
b. 心筋虚血

　急性大動脈解離による心筋虚血・冠動脈 malperfusion は，解離症例の 6〜14％に合併するとされており，その手術成績は病院死亡率 20〜35％と不良である[1-5]．近年，特に本邦において急性 A 型大動脈解離の手術成績が向上しているが，今後のさらなる成績向上のカギは心筋虚血を呈する冠動脈 malperfusion 合併症例をいかに救命するかにある．本稿では，大動脈解離による心筋虚血の病態，治療を概説する．

1　心筋虚血のメカニズム

　大動脈解離による分枝の malperfusion/臓器虚血の発生機序として，古くは 1988 年に Cambria らが，1）拡大した偽腔が，真腔を圧迫し，分枝入口部を閉塞する，2）二次的に生じた末梢の塞栓，3）分枝の内膜断裂，4）分枝自体の解離，の 4 つに分類している[6]．また，冠動脈に関しては，2001 年に Neri らが冠動脈解離，閉塞のメカニズムを，A）大動脈の偽腔の拡張によって冠動脈入口部が閉塞される，B）冠動脈へ解離が進展し，冠動脈内の偽腔拡大によって真腔が圧排/閉鎖される，C）内膜の全周性断裂による閉塞，の 3 タイプに分類している（図1）[1]．

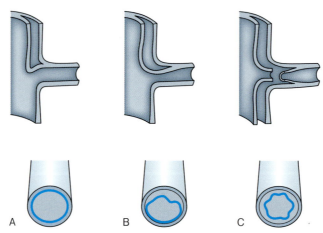

図1 ● Neri らによる冠動脈解離の分類（Neri E, et al. J Thorac Cardiovasc Surg. 2001; 121: 552-60）[1]
　type A: 大動脈の偽腔の拡張による冠動脈入口部の閉塞，
　type B: 冠動脈内に進展した解離で偽腔拡大による真腔の圧排・閉鎖，
　type C: 内膜の全周性断裂

2　心筋虚血の発症時期

　解離発症直後（術前），術中（人工心肺開始時，大動脈遮断解除時），術後のいずれの時期にも冠動脈のmalperfusionは起こる可能性があり，それぞれの時期に応じた適切な診断，治療が必要である．以下にそれぞれの発症時期における臨床像，治療に関して述べる．

3　解離発症直後に生じる心筋虚血

a．臨床像

　大動脈解離発症と同時，あるいは直後に生じる冠動脈malperfusionは，胸痛とともに心電図変化，心エコーでの壁運動異常，高度の徐脈，心筋逸脱酵素の上昇など虚血性心疾患と同様の臨床症状を呈するので，急性心筋梗塞として初期治療がなされ，冠動脈カテーテル検査が先行された後の精査で大動脈解離と診断されることがある[7]．

　右冠動脈の虚血の場合，完全閉塞であっても比較的循環が保たれる症例があり，迅速に手術室へ搬送し手術を開始できれば救命できることが多い．しかしながら，左冠動脈，あるいは左右冠動脈が同時に障害された症例は予後不良で，かろうじて医療機関へ搬送されても重篤なショック状態であることが多く救命困難であるのが現状である．

b．診断

　大動脈解離による冠動脈のmalperfusion/心筋虚血の診断は，臨床症状，心電図，CTなどの画像から虚血を疑うことは容易である．しかしながら，前述のように大動脈解離と診断されずに通常の狭心症，心筋梗塞として初期診断がなされ治療が開始されることがあり，血栓溶解療法などが行われるとその後の大動脈解離の治療に支障をきたす[8]．

　急性大動脈解離に伴う心筋虚血に対して冠動脈カテーテル検査を行う際のpitfallは冠動脈造影のみでは大動脈解離が診断困難な症例があるということである．Neri分類のtype A，B症例のうち，特に閉塞，再開通を繰り返す症例のなかには冠動脈造影では狭窄などの異常所見を指摘できず，冠動脈血管内超音波（IVUS: intravascular ultrasound）で初めて冠動脈解離と診断できる症例がある[9]．冠動脈カテーテル検査の際に冠動脈解離が疑われる場合にはIVUSの施行を考慮すべきである（図2）．

c．治療

　大動脈解離発症近接期に生じた冠動脈のmalperfusionに対して，大動脈解離の修復を優先するか，あるいは心筋虚血の治療を優先するかは，患者の循環動態，冠動脈解離の状態に基づいて治療方針を立てる必要がある．循環が破綻している症例に対しては手術室に搬入して早急に人工心肺を開始する，あるいは救急外来でPCPSを導入して手術室やカテーテル室に搬入して治療を開始する必要があるが，このような症例は予後不良である．解離症例に対するPCPSは逆行性送血であるため，偽腔環流による真腔閉塞の危険があるが循環虚脱例に対しては救命を優先しなければならない

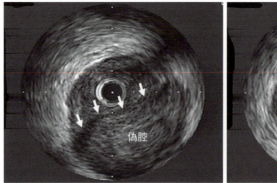
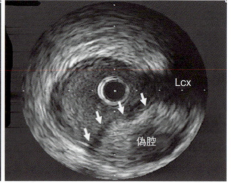

図2 ● 冠動脈血管内超音波（IVUS: intravascular ultrasound）所見
　　　冠動脈の解離は左冠動脈主幹部から回旋枝（Lcx）へ及んでいる（Neri 分類 type B）．
　　　矢印は解離のフラップを示す．

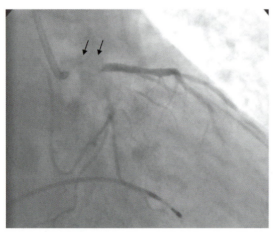
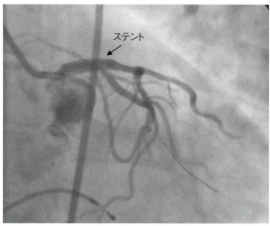

図3 ● 冠動脈造影像
冠動脈解離による左冠動脈主幹部の閉塞（Neri 分類 type B）．広範な心筋梗塞を起こしており左冠動脈主幹部に
ステントを留置し，引き続いて上行大動脈人工血管置換術を施行した．
左: ステント留置前，右: ステント留置後．矢印は解離による左冠動脈主幹部の閉塞を示す．

のでやむを得ない．

　冠動脈解離の状態を評価し，治療方針を決定するうえで Neri 分類[1]は有用である．Neri 分類の type A の症例（および type B の一部の症例）では，血圧変動などで冠動脈の閉塞，再開通を繰り返す症例があり，これらは大動脈解離中枢側の外科的修復（エントリーを切除し真腔に血流を流す，いわゆる central operation）で偽腔を減圧することで冠動脈の圧排が解除され心筋虚血の改善が期待できる．しかしながら，type C，あるいは type B で不可逆的な閉塞をきたした症例には central operation による心筋虚血の改善は期待できない．循環動態が比較的保たれている症例に対しては，大動脈解離に対する手術の際に外科的血行再建術を併施するが，広範な心筋障害のため術前の循環動態が不安定な症例に対しては，カテーテル治療による冠動脈再灌流療法を優先し，引き続いて大動脈解離の修復を行う必要がある（図3）．近年では予後の悪い左冠動脈閉塞症例に対しても，手術への bridge として冠動脈ステント留置[7,10]や上行大動脈へのステントグラフト留置[11]を行い救命したとの報告がなされるようになっている．

大動脈解離の手術時に冠動脈再建を行う方法としては，虚血領域に冠動脈バイパス術を施行するか，あるいは大動脈基部再建，冠動脈中枢側再建を行うかである[1-5]．いずれの術式を選択するかに関しては，解離した冠動脈の状態，Malfan 症候群症例かどうか，術前状態などを考慮し総合的に判断すべきであろう．Neri らは順行性血流が得られる，flow competition が回避できるとの理由から冠動脈中枢側再建を推奨しているが[1]，解離した脆弱な冠動脈中枢部の操作を伴うことが難点である．一方，冠動脈バイパス術は手馴れた手技であり，冷却，あるいは加温時に心拍動下に容易に施行できるので，多くの施設では血行再建として冠動脈バイパス術が選択されている[2,3,5,7]．

4 大動脈解離の手術中に生じる心筋虚血

人工心肺開始時に起こる malperfusion の一因は大腿動脈からの逆行性送血である．大腿動脈送血の場合，よく触知する側から送血するか，触知しない側から送血するかに関しては，触知良好なほうが真腔送血となりやすいという意見もあれば，一方で，触知不良のほうから送血したほうが灌流障害のある臓器が灌流できるという意見があり定見はない．大腿動脈からの逆行性送血自体がリスクであるとする報告が多く[12-14]，malperfusion を回避するために，腋窩動脈送血[12]，心尖部送血[15]，上行大動脈送血[14]のような順行性送血を推奨する報告が多い．しかしながら，順行性送血を行っても malperfusion を起こすことがあり，これらを察知するには，1）血圧の上下肢差，左右差が生じていないか，2）経食道エコーで下行大動脈レベルの真腔，偽腔の血流に変化が生じていないか，3）人工心肺開始時の送血圧が高くないか，などの点を適宜チェックする必要がある．また，malperfusion が起こった場合に備えて，ただちに送血部位を変更できる準備をしておくべきである．一方で大腿動脈からの送血でも malperfusion の頻度は低く，万一起こった場合でも心尖部送血など送血部位を変更することで対処ができるとする報告もある[15]．

大動脈遮断解除後にも冠動脈の malperfusion が起こる可能性があり，これが起こると人工心肺から離脱不能となる[2]．Neri 分類 type C は術前/術中所見から冠動脈解離と診断され冠動脈血行再建が併施されていることが多いので（図4），ここで問題となるのは術前には心筋虚血を呈していなかった type A，type B 症例である．通常は大動脈基部から冠動脈にかけて解離があったとしても内膜の連続性が保たれていれば，上行（あるいは上行弓部）大動脈人工血管置換後にはエントリー切除によって偽腔血流が途絶するので冠動脈の malperfusion は起こらないはずである．しかしながら冠動脈末梢にエントリーが遺残している，あるいは人工血管中枢側縫合部から中枢側偽腔へのリークがあるなどで冠動脈内の偽腔血流が残存すると，大動脈遮断解除後に冠動脈の解離の形態が変化し malperfusion が生じ得る．術前に心筋虚血を認めなかった症例が大動脈遮断解除後に低心拍出症候群に陥った場合，経食道心エコーで左室壁運動異常が認められれば冠動脈 malperfusion による心筋虚血を疑い，当該領域に冠動脈バイパス術を追加すべきである（図5）．術中，大動脈遮断解除後に冠動脈 malperfusion が出現するのは急性 A 型解離の約 1.5％と頻度は少ないが[2]，術中の冠動脈 malperfusion は発生した時点で適切に対処しないと救命できないので常に念頭に置くべきであろう．

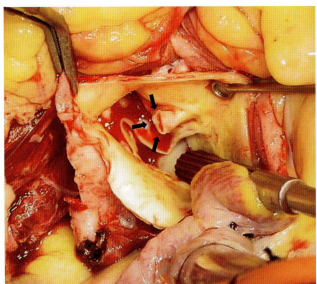
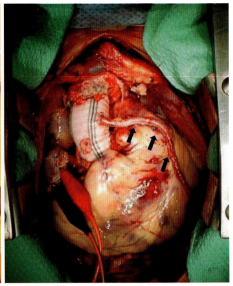

図4 ● 右冠動脈の内膜の完全断裂（Neri 分類 type C）
右冠動脈（RCA）#1 で内膜が全周性に完全断裂し，上行大動脈内に内翻している（矢印）．上行大動脈置換術中に大伏在静脈を使用した右冠動脈へのバイパス術を併施した．

図5 ● 上行置換術時，大動脈遮断解除後に生じた左冠動脈の malperfusion 症例
経食道心エコーで左室前壁，中隔の壁運動の著明な低下を認め人工心肺から離脱不能となった．心拍動下に左冠動脈前下行枝に大伏在静脈グラフト（矢印）を用いたバイパス術を追加し，人工心肺から離脱した．

5 術後に生じる心筋虚血

　頻度はまれであるが，術後（発症後数日後）にも心筋虚血が生じたとの報告がある[10]．急性大動脈解離の術後，臨床的に心筋虚血が疑われた場合は，迅速に冠動脈造影を行い，冠動脈の malperfusion が生じていないかどうかを確認する必要がある．malperfusion と診断されれば，その場でカテーテル的に冠動脈血行再建を行う．

むすび

　急性大動脈解離に合併した冠動脈の malperfusion/心筋虚血について概説した．急性大動脈解離は，術前から術中，術後にかけて刻々と解離の形態，血行動態が変化する．大動脈解離の形態変化とともに冠動脈灌流も変化することがあり得ることを念頭において，臨床症状，検査所見をリアルタイムに観察し，早期に冠動脈 malperfusion/心筋虚血の診断・治療を行うことが肝要である．

■文献

1) Neri E, et al. Proximal aortic dissection with coronary malperfusion: presentation, management, and outcome. J Thorac Cardiovasc Surg. 2001; 121: 552-60.
2) Kawahito K, et al. Coronary malperfusion due to type A aortic dissection: mechanism and surgical

management. Ann Thorac Surg. 2003; 76: 1471-6.
3) Eren E, et al. Surgical management of coronary malperfusion due to type a aortic dissection. J Card Surg. 2007; 22: 2-6.
4) Chen YF, et al. Acute aortic dissection type A with acute coronary involvement: a novel classification. Int J Cardiol. 2013; 168: 4063-9.
5) 朝倉利久, 他. 冠動脈虚血を合併した急性A型大動脈解離に対する治療戦略と手術成績. 胸部外科. 2007; 60: 297-302.
6) Cambria RP, et al. Vascular complications associated with spontaneous aortic dissection. J Vasc Surg. 1988; 7: 199-209.
7) 島村淳一. 他. 左冠動脈主幹部閉塞をきたしたStanford A型急性大動脈解離. 胸部外科. 2010; 63: 537-41.
8) Lentini S, et al. Aortic dissection with concomitant acute myocardial infarction: From diagnosis to management. J Emerg Trauma Shock. 2011; 4: 273-8.
9) Hori D, et al. Successful percutaneous coronary intervention in a case of acute aortic dissection complicated with malperfusion of the left main coronary artery after replacement of the ascending aorta. Gen Thorac Cardiovasc Surg. 2012; 60: 381-5.
10) Imoto K, et al. Stenting of a left main coronary artery dissection and stent-graft implantation for acute type a aortic dissection. J Endovasc Ther. 2005; 12: 258-61.
11) Tauchi Y, et al. Emergency rescue endovascular stent grafting of ascending aorta to relieve life-threatening coronary obstruction in a case of acute aortic dissection. Ann Thorac Surg. 2014; 98: e131-3.
12) Sabik JF, et al. Axillary artery: an alternative site of arterial cannulation for patients with extensive aortic and peripheral vascular disease. J Thorac Cardiovasc Surg. 1995; 109: 885-90.
13) Yamamoto S, et al. Transapical aortic cannulation for acute aortic dissection to prevent malperfusion and cerebral complications. Tex Heart Inst J. 2001; 28: 42-3.
14) Inoue Y, et al. Ascending aorta cannulation in acute type A aortic dissection. Eur J Cardiothorac Surg. 2007; 31: 976-9.
15) Shimokawa T, et al. Management of intraoperative malperfusion syndrome using femoral artery cannulation for repair of acute type A aortic dissection. Ann Thorac Surg. 2008; 85: 1619-24.

〈川人宏次〉

§4. 急性大動脈解離の治療

5. 臓器虚血への対応

c. 腸管虚血

　臓器虚血を合併する急性大動脈解離は救命率が低いが，特に腸管虚血を合併した症例は重篤で死亡率が高い[1,2]．発生頻度はA型で1.5〜5.8%[2-4]，B型で1.0〜7.4%[5-7]ともいわれ，治療のタイミングが重要であるため，見逃してはならない病態である．

　大動脈解離に伴う腸管虚血の発生機序として，①偽腔の圧迫による真腔狭窄，②腹部分枝への解離の進展による分枝入口部の狭窄，③分枝への偽腔進展や血栓による分枝内閉塞[8]，そしてまれではあるが，④非閉塞性腸管虚血（NOMI）が考えられる．

　腸管虚血の特徴的な臨床所見としては，腹痛，下血，腹部膨満などがあるが，意識障害の合併や，人工呼吸管理中のこともあるため診断が難しい場合も多い．腸管壊死に伴う全身への影響として，敗血症および血管内脱水による循環不全，進行性の代謝性アシドーシスなどが前面に呈する場合もある．いかに迅速に診断し，治療に移行できるかが救命のカギといえる．

1 診断

　最も重要な検査所見は造影CTである．腎機能障害を合併していても，造影剤を使用して腸管虚血を診断することが優先される．腸管虚血を呈する急性大動脈解離のCT所見は，上腸間膜動脈（以下，SMA）および腹腔動脈（以下，CeA）レベルでの真腔狭窄，SMA，CeAへの解離の進展，SMA，CeAの造影途絶所見である（図1）．また，腸間膜内の動脈や腸管壁の造影効果も参考になる．虚血に陥った腸管は麻痺性イレウスによって内腔が拡張し，壁やケルクリングが肥厚する所見を呈する．門脈内にガスを認める場合はすでに腸管壊死に陥っていると考えられる．また腹水も同時にみられることが多い．大動脈解離の血行動態は刻々と変化することが多いため，病態によっては繰り返し造影CTを行い比較する．

　腸管虚血に陥った症例では，腸管壊死に陥る前から乳酸アシドーシスを呈することが多いため，乳酸値のモニタリングが重要である．血液ガス所見のbase exessやpH値も同時に比較して乳酸アシドーシスが進行した場合は迅速な対応が必要である．腸管壊死に陥った場合は，CKやLHD，GOTも上昇してくるが，この段階ではもはや救命できる時期を逸している可能性がある．

　腹部エコーはリアルタイムに繰り返し検査できるため有用であるが，腸管虚血の症例では，腹腔内ガスが多く観察が困難な症例が多い．検査の再現性に乏しい欠点があるが，腸管壁の浮腫やSMA血流の低下や解離所見，腸管壁内血流の消失などが参考になる（図2）．

　CTが発達した今日では，腸管虚血を疑う大動脈解離の症例に対して血管造影を行うことはまれであるが，SMAやCeAの血流の評価には有用な場合がある．特にA型解離の術後などで，SMA

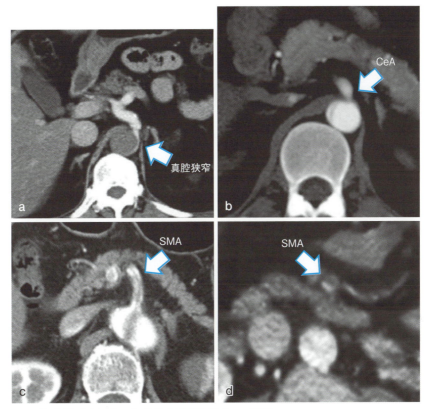

図1 ● 腸管虚血に陥った急性大動脈解離の CT 所見
a: A 型解離に伴う下行〜腹部大動脈の真腔狭窄とそれに伴う腹腔動脈の血流障害
b: 真腔狭窄とそれに伴う CeA 起始部の狭窄
c: SMA への解離の進展
d: SMA への解離進展による真腔狭窄

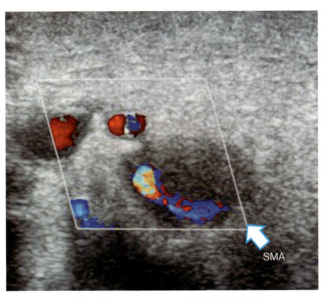

図2 ● 腸管虚血が疑われる SMA の超音波画像所見
SMA に解離が進展し偽腔によって真腔が圧排され狭窄している

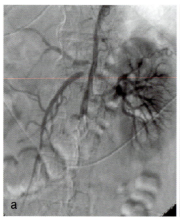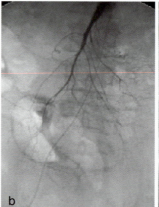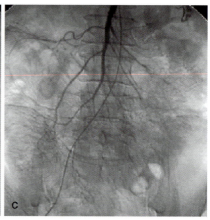

図3 ● 腸管虚血を呈する大動脈解離の血管造影所見
a: B型解離に合併した腹部臓器虚血の大動脈造影所見．CeAおよびSMAが起始部で狭窄している．
b: 非閉塞性腸管虚血（NOMI）による腹部臓器虚血のSMA造影．全体にSMAの分枝が攣縮して狭窄し，腸管壁が造影されない．
c: NOMIの症例にSMAより血管拡張薬を動注し，腸管の血流状態が改善し，腸管壁が造影されるようになった．

やCeAに真腔から正常に血流が供給されているにもかかわらず腸管虚血を呈する病態である．非閉塞性腸管虚血（non-occlusive mesenteric ischemia: NOMI）を疑う症例では，腸管壁の造影効果および血管拡張薬の動注による改善所見によって診断する必要がある．これによってNOMIと診断され，まだ可逆性の段階と評価された場合は，造影カテーテルをSMAなどに留置して，血管拡張薬の持続動注に移行する（図3）．

腸管虚血から上部や下部の消化管穿孔を起こす症例もあるため，直接の腸管粘膜を観察する方法として上下部の内視鏡検査も有用である（図4a, b）が，すでに腸管壁が壊死に陥っている可能性があると疑われる症例では積極的に試験開腹を行う．実際に腸管が壊死に陥っている場合は診断が容易であるが（図4c, d），色調が悪いという程度の変化しかみられず，血行再建によって色調や蠕動が回復する症例もある（図5）．

腸管虚血に陥ると，容易に腸管壁の細菌バリアが破綻してbacterial translocationから敗血症性ショックに至るため循環が不安定になり，炎症所見の高値などを呈する．適切な抗生剤を選択するために早期に血液培養を採取する．

腸管浮腫による循環血液量の減少も血行動態が不安定になる一因になるため，適切な血行動態のモニタリングとボリューム管理も重要である．

2 治療

腹部臓器虚血を呈する急性大動脈解離の治療は，その解剖学的な発生メカニズムによって方針が異なる（表1）．すなわち，真腔狭窄に対する治療，分枝の入口部閉塞や分枝への解離の進展による閉塞に対して分枝に直接血行再建する治療，そして，そのどちらでもない場合に対する治療である．急性大動脈解離には腸管虚血以外に破裂による出血性ショックや心タンポナーデ，脳や下肢，腎な

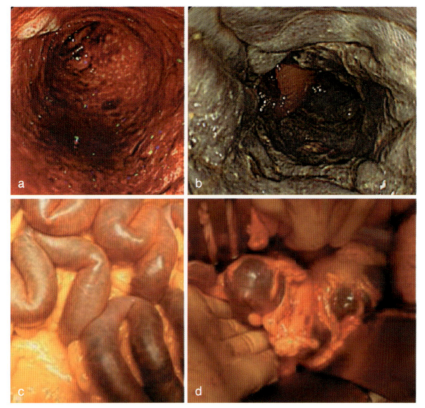

図4 ● 腸管虚血に至った症例の内視鏡所見と試験開腹所見
a: 上部内視鏡検査による十二指腸粘膜の発赤・びらん
b: 下部内視鏡検査による結腸粘膜の壊死
c: 腸管虚血に陥った小腸所見（粘膜壊死による腸管内の出血と腸管壁の色調変化）
d: 腸管壊死に陥った結腸所見

どの多臓器の虚血，SIRSによる肺障害など，同時多発的に種々の病態が混在するため，治療の優先順位を適切に判断しなければならない．

　偽腔の拡大によって真腔が圧迫されることによる真腔狭窄の場合は，真腔を拡大する治療が有用である．真腔の拡大には，人工血管置換術やステントグラフト挿入術（以下，TEVAR）でエントリーを閉鎖し偽腔の血流を低下させる方法（central operation），または，真腔にステントグラフトを挿入して，真腔そのものを拡大する方法，そして，真腔と偽腔を交通させて偽腔からの真腔の圧迫を軽減する開窓術がある．

　エントリーの閉鎖が優先されるのは特にA型解離の症例である．A型の場合は，破裂による心タンポナーデ，大動脈弁逆流，冠虚血や脳虚血などを合併しやすく，腸管虚血と同時に対処するには，エントリーの閉鎖が最優先される病態である．通常上行〜弓部大動脈にあるエントリーが人工血管置換術によって閉鎖されることで，真腔が拡大しそれだけで腸管虚血が解除される可能性がある．一方，上行〜弓部大動脈にエントリーがないタイプでは，上行〜弓部大動脈置換を行ってもエントリーの閉鎖ができないため，それだけでは下行大動脈以下の真腔を拡大することは期待できない．こうした症例や術前から下行大動脈の真腔が狭窄している症例には，弓部大動脈置換とともに下行

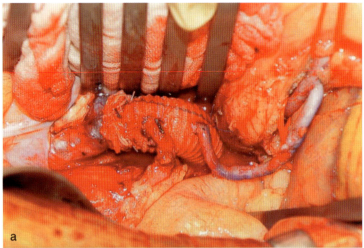
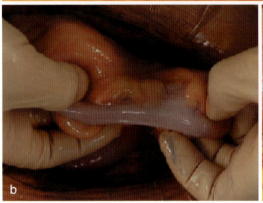
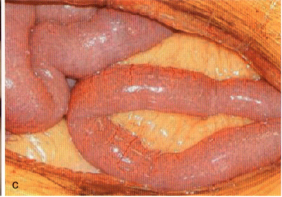

図 5 ● 下血で発症した腹部および下肢臓器虚血を呈する B 型解離に対する開窓術＋SMA バイパス症例
　a: 腎動脈下の人工血管置換術による開窓＋大伏在静脈による SMA バイパス作成＋IMA 再建
　b: 開腹時，血行再建前の腸管の色調は腸管壁の血流低下によって全体に青紫色を呈していた．
　c: 開窓＋SMA バイパス作成による血行再建で腸管の色調は正常に改善した．

表 1 腸管虚血を合併する急性大動脈解離の治療戦略

腸管虚血のメカニズム	治療
大動脈真腔の狭窄	人工血管置換や TEVAR によるエントリー閉鎖 TEVAR による真腔の拡大 開窓術（フラップ切除・人工血管置換・カテーテル治療）
分枝の狭窄・閉塞 （分枝への解離進展・入口部狭窄）	腹部分枝へのバイパス 血管内治療（ステント留置など）
非閉塞性腸管虚血（NOMI）	血管拡張薬持続動注 血圧管理 試験開腹・腸管の減圧 全身の循環管理
全身の循環不全による腸管を含む末梢循環障害	全身の循環管理 適正な体液管理 敗血症の予防・治療

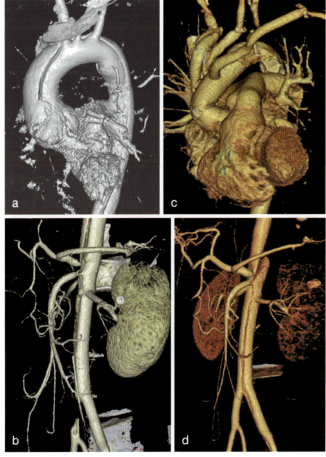

図6 ● 腹痛と右下肢痛で発症した腸管および右下肢虚血を伴う A 型急性大動脈解離に対する frozen elphant trunk 法〔自己弁温存大動脈基部再建（David）＋弓部置換併施〕
a: 術前 CT（胸部）　上行大動脈から解離が下行大動脈まで連続して発生しており，大動脈基部が約 5 cm に拡大している．
b: 術前 CT（腹部）　腹部大動脈では真腔が狭窄し，CeA および SMA の起始部が狭窄し，右総腸骨動脈が起始部で途絶している．
c: 術後 CT（胸部）　大動脈基部から弓部大動脈まで人工血管置換され，下行大動脈にオープンステントが留置されている．
d: 術後 CT（腹部）　下行大動脈の偽腔は胸部においては消失し，腹部の真腔が拡大して CeA および SMA の起始部狭窄，右総腸骨動脈起始部の閉塞も解除された．リエントリーから残存した偽腔に CeA の高さまで逆行性に血流が流入している．

大動脈に frozen elephant trunk を留置する方法や，上行〜弓部置換術後に TEVAR を追加する必要がある（図6）．エントリー閉鎖後も腹部臓器虚血が持続もしくは進行する症例もあるため，術中や術後に積極的に試験開腹や術中のエコーなどによって腸管血流を評価し，バイパスの追加を行うなど速やかな対応が重要である．
　B 型急性大動脈解離で破裂や臓器虚血を伴わない uncomplicated type には今まで一般に降圧療法

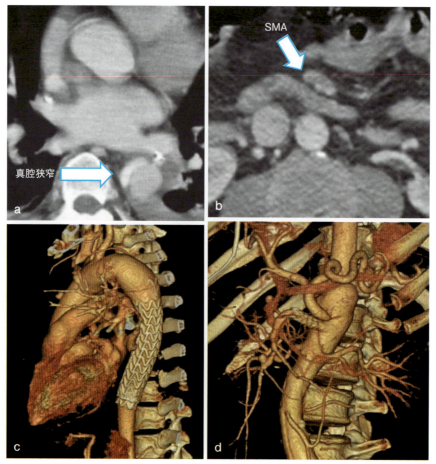

図7 ● 上行大動脈置換を行ったA型急性大動脈解離術後に発生した腹部・下肢血行障害に対して血管内治療を追加した症例
a: 遠位弓部大動脈にあるエントリーが残存しているため胸部下行大動脈の真腔が狭窄している.
b: 解離がSMAに進展し, 末梢で閉塞している.
c: TEVARによるエントリー閉鎖
d: SMAに対するステント留置およびパッチ形成による血行再建

が主に行われてきたが, 最近はTEVARによるエントリー閉鎖が遠隔成績を改善するという報告[9,10]が増えてきており, 今後の治療の主流になると考えられる. 同時に腹部臓器虚血を呈するcomplicated typeのB型解離に対しても形態的にエントリー閉鎖で虚血解除可能な症例は, 今後は治療の第1選択になりうると考えられるが, 分枝への血行再建などを組み合わせた集学的治療が必要（図7）という認識が必要である[11,12]. アクセス不能またはエントリーが弓部分枝にかかるなどの理由からTEVARでエントリー閉鎖が困難なB型解離に対しては弓部置換＋frozen elephant trunk, または弓部置換＋TEVARのような複合的な手術によりエントリー閉鎖を考慮する必要があるが, 胸部下行大動脈の破裂などの所見がなければ, 腸管虚血の解除が最優先で, エントリー閉鎖にこだわる必要はない.

腹部臓器および下肢虚血の解除にエントリー閉鎖をしない, もしくはできない場合で, 真腔狭窄

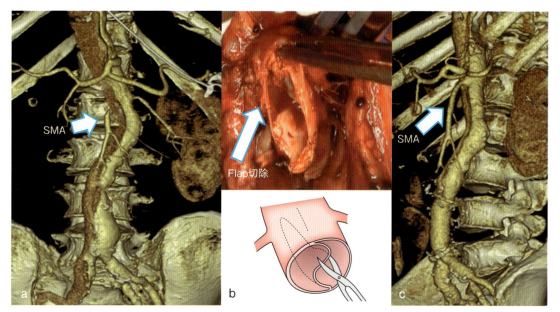

図8 ● 腹痛で発症したB型急性大動脈解離による右下肢およびSMA血行障害に対して、人工血管置換による腹部大動脈開窓術を行った症例
a: 術前CTでは偽腔によるSMA起始部圧排により狭窄を生じている.
b: 中枢側の大動脈断端でフラップを切除し、真腔と偽腔の両方に吻合する.
c: 術後CTでは開窓術によってSMA起始部の狭窄は解除され、右総腸骨動脈の偽腔も消失した.

を解除するには腹部大動脈および腹部分枝への直接の介入が必要である。このなかで腹部大動脈の開窓術は非常に簡便で有効な方法である。これは真腔と偽腔の間に大きな交通を作ることで、真腔と偽腔を等圧にし、偽腔による真腔の圧迫を軽減することで真腔狭窄を解除するものである。腎動脈下だけの腹部大動脈を操作すると大きな開窓にならない可能性もあるが、この場合は中枢側を二孔式（double barrel）に吻合して人工血管置換することで有効な開窓術となる[13]（図8）.

SMA, CeAへの分枝に解離が及ぶことで腸管血流が低下している症例に関しては真腔拡大だけでは解決しないことがあり、この場合は腹部分枝へのバイパス作成による直接の血行再建術が必要である。通常はバイパスのソースを血流が良好な方の腸骨動脈にすることが多いが、下肢虚血も併発している場合は、開窓術と同時に必要になることもある。この場合は人工血管置換による開窓術を選択した方が、解離した大動脈壁にバイパスの中枢側吻合をする必要がないので有利である（図5）. 症例によっては腹部分枝へのステント留置により分枝の真腔を拡大して血行再建可能な症例もある（図7）.

まれに急性大動脈解離に非閉塞性腸管虚血を合併することもあり、この場合はCTでは腸管血流があるようにみえても乳酸アシドーシスが進行する病態で診断に苦慮することがある。腹部血管造影所見から診断し、パパベリンやプロスタグランジンE_1製剤の選択的持続動注によって改善する可能性があるが（図3b, c）, イレウスチューブ挿入や開腹による腸管壁の減圧や血管内脱水の改善による血行動態の維持など全身管理が必要である.

腸管虚血の所見が確定しない、または腸管壊死の可能性がある場合は遅滞なく積極的に試験開腹することが必要である。必要があれば壊死腸管の切除と人工肛門増設を行う.

急性大動脈解離に伴う腸管虚血症例は，保存治療のみでは死亡率は50％以上で，TEVARや外科的血行再建術を行っても死亡率は約25％と依然として高いといわれる[11]．当施設では，腹部臓器虚血を合併するB型解離に対するTEVARの治療経験は少ないが，開窓術を行った症例の死亡率は21.4％（3/14）で，特に近年の症例で人工血管置換による開窓術を導入し，試験開腹や積極的に腹部分枝への血行再建を早期に行うようになってからは死亡例がなく（0/7），救命率が改善してきている．また，腹部分枝へのバイパス作成による血行再建を行った症例の死亡率は，27.3％（3/11）と依然高いが，うち最近の5年間の症例では死亡例はなく（0/5），急性大動脈解離に合併する腹部臓器虚血に対しては，より早期に外科的治療によって介入するようになったことが治療成績の向上に寄与していると考えている．

■文献

1) Marco DE, et al. Clinical presentation, management, and short-term outcome of patients with type A acute dissection complicated by mesenteric malperfusion: Observations from the International Registry of Acute Aortic Dissection. J Thorac Cardiovasc Surg. 2013; 145: 385-90.
2) Kimura N, et al. Utility of the Penn classification in predicting outcomes of surgery for acute type A aortic dissection. Am J Cardiol. 2014; 113: 724-30.
3) Augoustides JG, et al. Observational study of mortality risk stratification by ischemic presentation in patients with acute type A aortic dissection: the Penn classification. Nat Clin Pract Cardiovasc Med. 2009; 6: 140-6.
4) Girdauskas E, et al. Surgical risk of preoperative malperfusion in acute type A aortic dissection. J Thorac Cardiovasc Surg. 2009; 138: 1363-9.
5) Tolenaar JL, et al. Predicting in-hospital mortality in acute type B aortic dissection: evidence from International Registry of Acute Aortic Dissection. Circulation. 2014; 130: S45-50.
6) Akutsu K, et al. Acute type B aortic dissection with communicating vs. non-communicating false lumen. Circ J. 2015; 79: 567-73.
7) Minami T, et al. Mid-term outcomes of acute type B aortic dissection in Japan single center. Ann Thorac Cardiovasc Surg. 2013; 19: 461-7.
8) Shiiya N, et al. Management of vital organ malperfusion in acute aortic dissection: proposal of a mechanism-specific approach. Gen Thorac Cardiovasc Surg. 2007; 55: 85-90.
9) Nienaber CA, et al. Strategies for subacute/chronic type B aortic dissection: the Investigation Of Stent Grafts in Patients with type B Aortic Dissection (INSTEAD) trial 1-year outcome. J Thorac Cardiovasc Surg. 2010; 140: S101-8; discussion S42-6.
10) Christoph AN, et al. Endovascular repair of type B aortic dissection long-term results of the randomized investigation of stent grafts in aortic dissection trial. Circ Cardiovasc Interv. 2013; 6: 407-16.
11) Frederik HWJ, et al. Acute type B aortic dissection complicated by visceral ischemia. J Thorac Cardiovasc Surg. 2015; 149: 1081-6.
12) Colin R, et al. Progress in management of malperfusion syndrome from type B dissections. J Vasc Surg. 2013; 57: 1283-90.
13) Trimarchi S, et al. Open fenestration for complicated acute aortic B dissection. Ann Cardiothorac Surg. 2014; 3: 418-22.

〈安達晃一〉

§4. 急性大動脈解離の治療

5. 臓器虚血への対応
d. 四肢虚血

　急性大動脈解離による臓器血流障害は，短期および長期予後に大きな影響を与える重大な合併症である．心臓，脳，脊髄，腸管，腎臓，下肢など重要臓器の血流障害への的確で迅速な治療が急性大動脈解離の治療成績をさらに向上させると考えられる．ここでは，四肢の虚血，特に下肢虚血についてその治療法を中心に述べる．

1　病態

　近年，臓器血流障害の病態として，偽腔血流増加のため大動脈レベルで真腔狭窄をきたし真腔より分枝している動脈の血流障害をきたす dynamic type と，分枝した動脈まで解離が及んだうえにリエントリーが形成されず真腔狭窄を起こす static type の2種類の分類が提唱された[1]．両者の合併もみられる[2]．
　これらの分類は治療法の選択の点からも大いに有用であり，central repair（CR）が必要なのか，あるいは分枝にバイパスや血管内治療など直接血行再建が必要なのかを判断する根拠となりうる．また特にA型急性大動脈解離手術の際に腋窩動脈や大腿動脈を送血路として選択することが多いが，送血部の動脈自体が解離している場合は送血路として使用することは避けるべきであり，この点からも四肢虚血の病態把握は重要である．

2　頻度

　急性大動脈解離における腕頭動脈や鎖骨下動脈の狭窄や閉塞による上肢の脈拍消失や虚血は2～15％の症例でみられると報告されている[3]．
　一方，下肢虚血の合併頻度は，A型では9.5～15.2％と報告されており[4,5]，B型では急性大動脈解離の国際多施設共同登録試験である International Registry of Acute Aortic Dissection（IRAD）のデータで9.5％と報告されている[6]．当院では，A型では76/695例＝10.9％，B型では35/465例＝7.5％（1994年1月～2014年12月に初期治療を行った急性大動脈解離）であった．A型，B型のいずれでも臓器血流障害をきたした虚血臓器として心臓，脳，脊髄，腸管，腎，下肢のなかで，下肢が最も高率であった．

3 診断

　急性大動脈解離に伴う下肢虚血の診断は，比較的容易である．胸痛，背部痛，腹痛など大動脈解離症状に加え，急性下肢動脈閉塞症の症状や身体所見から推測しうる．急性下肢動脈閉塞症の典型的症状は5Pすなわちpulselessness（動脈拍動消失），paleness（蒼白），pain（疼痛），paresthesia（知覚鈍麻），paralysis（運動麻痺）である．大動脈解離はCTにより確定診断され，大動脈および分枝の解離の進展範囲，真腔の狭窄の程度などを評価する．このCTによる画像診断と虚血臨床症状で急性大動脈解離による下肢虚血の診断がなされる．一方で注意が必要なのは，CT未施行の症例において下肢虚血の症状が強く前面に出ることでそれに目をとらわれ，原疾患である大動脈解離自体の診断が遅れることがあることである．特に我々心臓血管外科医においては，急性下肢動脈閉塞の原因疾患の鑑別診断として急性大動脈解離の存在を常に念頭におくべきである．

4 治療

　治療の要点が下肢虚血に対しては，救肢のための血行再建と，虚血再灌流障害であるコンパートメント症候群とmyonephropathic metabolic syndrome（MNMS）への対策に集約されるのは，下肢急性動脈閉塞が血栓塞栓症などその他の原因によるものと同様である．そのうえで急性大動脈解離という重篤な原疾患との治療戦略が重要である．

a．A型急性大動脈解離

　臓器血流障害を合併したA型急性大動脈解離については，大動脈解離自体が手術適応となることが多く，CR施行で多くの症例で血流障害が解除されるが[4]，問題はCRが完了するまでにある程度の時間を要するためにその間の血流障害が各臓器に不可逆的変化をもたらすことである．下肢虚血では，虚血時間が長時間になれば，再灌流後のコンパートメント症候群やMNMS発生が危惧されるため，当施設では虚血症状の強い症例ではまずは手術待機中に下肢への一時的バイパスをCRに先行させている．血流障害のない上肢から下肢への一時的バイパスを人工血管手術の準備と平行して行い，それに次いで下肢血行再建とCRを遅滞なく行っている．具体的には，6～7Frシースイントロデューサーを健常な上腕動脈と虚血側の大腿動脈にそれぞれ刺入し，両者をつなぐことで上腕動脈−大腿動脈間外シャントを作成，下肢虚血を解除する．CRとして多くの場合人工血管置換術が選択されるが，この際に腋窩動脈とともに虚血側大腿動脈を人工血管吻合によるside graft techniqueで送血路とすることにより体外循環開始時より下肢虚血を改善せしめることができる．ただし前述したとおり，送血路として用いるには人工血管吻合部自体に解離がないことが望ましい．CR後も下肢虚血の残存した症例で腋窩−大腿動脈間バイパス術または左右大腿動脈間バイパス術を行う．

b．B型急性大動脈解離

　病態に応じて，腋窩動脈−大腿動脈間バイパス術や左右大腿動脈バイパス術など非解剖学的バイ

パス術，fenestration やステント留置などの血管内治療，さらには胸部ステントグラフト内挿術（thoracic endovascular aortic repair: TEVAR）や大動脈人工血管置換による CR など，種々の選択肢がある．従来，特に血流障害臓器が下肢のみの場合，非解剖学的バイパスが広く選択され，救肢という点ではその成績も良好である．

一方で，合併症のない B 型急性大動脈解離の手術治療の是非が論議されるようになり，重症合併症を有する B 型急性大動脈解離の大動脈外科治療も，偽腔開存型 B 型急性大動脈解離における下肢血流障害に対する外科的あるいは血管内治療による血行再建術も大動脈解離診療ガイドラインでは class I となった現在，下肢虚血のみ解除するのか，あるいは CR を行うのかなど術式については，遠隔成績までを視野にいれて考慮するべきである．慢性期の合併症のない B 型大動脈解離症例に対する INSTEAD trial において，TEVAR が内科治療に比べて 5 年以上の遠隔期成績での大動脈関連死亡低下や遠隔期病変進行抑制に有効であったという報告[7]や，合併症のない B 型急性大動脈解離の少なくとも 1/3 の症例で 5 年以内に大動脈関連合併症で手術を要するという報告[8]など考慮すると，下肢虚血合併 B 型急性大動脈解離についても，遠隔成績まで加味して今後 TEVAR が積極的に選択されていくのではないかと考える．

上記のことを考慮すると，dynamic type ではエントリー閉鎖のための CR と，特に解剖学的に可能ならば TEVAR を，static type には虚血をきたしている分枝への直接的ステント留置や非解剖学的バイパスが推奨され[9]，病態に応じた治療が選択されるべきである．また，虚血症状の強い症例では，A 型急性大動脈解離と同様に血行再建の準備に平行した救急外来での一時バイパスを先行させる戦略をとるべきである（図 1, 2）．

c. コンパートメント症候群

虚血による毛細血管透過性が障害された組織への血流再灌流により，組織が急激に浮腫をきたし，骨格筋区画内圧が上昇して筋肉の圧迫壊死，神経麻痺が発生する．これをきたした四肢の筋区画の筋膜を切開してその区画＝コンパートメントの減圧をはかる必要がある．さらには CHDF など血液浄化療法を要することもある．減張切開の適応の決定にはコンパートメント内圧の測定が重要であり，20～40 mmHg 以上が筋膜切開の適応とされる．コンパートメント症候群が疑われる場合は，コンパートメント内圧を測定し，併発した場合は遅滞なく筋膜切開を行う必要がある[10]．虚血症状の強い症例では，CR やバイパス手術などの待機中救急外来などで，簡便に行える下肢への一時的バイパスを CR や非解剖学的バイパスに先行させることによる一刻も早い下肢への再灌流療法が，このコンパートメント症候群や次に述べる MNMS を予防しうる．

d. myonephropathic metabolic syndrome（MNMS）

急性動脈閉塞症の再灌流後に腎，心，肺など多臓器にわたり障害をきたす予後不良の病態である．病態の本態は虚血再灌流障害に伴う横紋筋融解症による高ミオグロビン血症，代謝性アシドーシス，高カリウム血症であるとされてきたが，近年，サイトカインの関与も推測されている．4 時間を超える大腿を含む下肢全体の完全虚血では虚血再灌流障害により MNMS は必発ともいわれる．血流再開前より利尿や尿アルカリ化に努め，血行再開後も血液浄化療法などによる集中治療が必要であるが，救命のために肢切断となることもある．

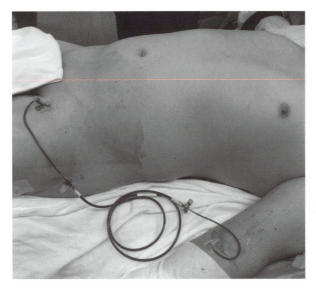

図1 ● 50歳男性．左下肢虚血を合併した B 型急性大動脈解離
強い下肢虚血症状に対して，TEVAR 準備に平行して，まずは救急外来で左上腕動脈-左大腿動脈間一時バイパスを行った．

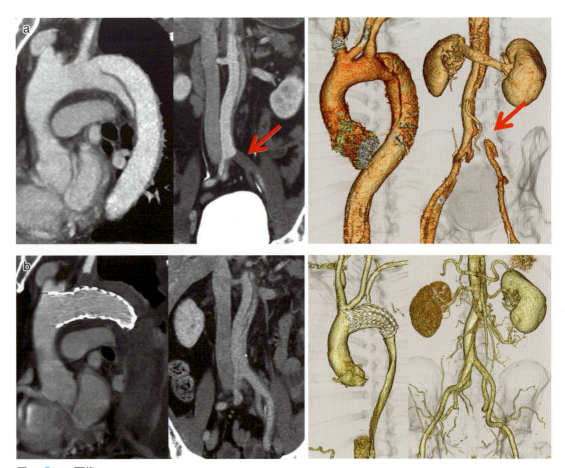

図2 ● CT 画像
 a: 来院時．dynemic type による左下肢虚血．矢印は閉塞した総腸骨動脈．
 b: TEVAR 術後．TEVAR による CR で左下肢虚血は解除された．コンパートメント症候群，MNMS を含む合併症なく，経過良好であった．

5 治療成績

　(他臓器虚血も含む)下肢虚血を合併した急性大動脈解離の病院死亡率は，A 型で 14.5〜17.7%[4,5]，B 型で 22.4%[6]と報告され，特に B 型では下肢虚血合併が多変量解析による病院死亡の危険因子[6]とされている．

　また，先に述べたように下肢虚血を合併した急性大動脈解離において，救命，救肢のための術後コンパートメント症候群や MNMS への対策も重要である．当院において，A 型急性大動脈解離に合併した下肢虚血に対して CR に先行した上腕動脈-大腿動脈間外シャントを積極的に施行するようになった 2005 年 10 月以降，同外シャントを 43 例中 7 例に施行したが，これらの術後にコンパートメント症候群および MNMS の発生は 1 例もなかった．

まとめ

　急性大動脈解離における下肢虚血合併は，腸骨動脈・大腿動脈まで広範囲に解離が進展している，あるいは大動脈が解離のため高度狭窄・閉塞していることを示すものである．大腿動脈の脈拍を触知するというきわめて簡便な方法が下肢虚血評価の第 1 歩であり，常に下肢虚血を念頭に置いた診療が必要である．

　A 型については，特に下肢虚血症状の強い症例で CR に先行した下肢動脈への一時バイパスが有用である．また B 型については，病態に応じた術式選択が重要であり，非解剖学的バイパスのみならず遠隔期大動脈イベント予防の点からも今後は TEVAR が積極的に行われていくと考えられる．

■文献

1) Williams DM, et al. The dissected aorta: percutaneous treatment of ischemic complications-principles and results. J Vasc Intervent Radiol. 1997; 8: 605-25.
2) DiMusto PD, et al. Endovascular management of type B aortic dissections. J Vasc Surg. 2010; 52 (4 Suppl) 26S-36.
3) 髙本眞一, 他. 循環器病の診断と治療に関するガイドライン(2010 年度合同研究班報告). 大動脈瘤・大動脈解離診療ガイドライン (2011 年改訂版).
4) Charlton-Ouw KM, et al. Management of limb ischemia in acute proximal aortic dissection. J Vasc Surg. 2013; 57: 1023-9.
5) Mehta RH, et al. Predicting death in patients with acute type a aortic dissection. Circulation. 2002; 105: 200-6.
6) Tolenaar JL, et al. Predicting in-hospital mortality in acute type B aortic dissection: evidence from International Registry of Acute Aortic Dissection. Circulation. 2014; 130 (11 Suppl 1): S45-50.
7) Nienaber CA, et al. Endovasucular repair of type B aortic dissection long-term results of the randomized investigation of stent grafts in aortic dissection trial. Circ Cardiovasc Interv. 2013; 6: 407-16.
8) Hughes GC, et al. Management of acute type B aortic dissection. J Thorac Cardiovasc Surg. 2013; 145: S202-7.
9) Uchida N, et al. Surgical strategies for organ malperfusions in acute type B aortic dissection. Interact Cardiovasc Thorac Surg. 2009; 8: 75-8.
10) Norgren L, et al. Inter-society consensus for the management of peripheral arterial disease (TASC Ⅱ). J Vasc Surg. 2007; 45 Suppl S: S5-67.

〈輕部義久〉

§4. 急性大動脈解離の治療

5. 臓器虚血への対応
e. トピックス: グルーについて

　生体糊（Biological glue）が急性大動脈解離手術に大きな変革をもたらしたことは間違いなく，1977年にGuilmetらが，Gelatin-resorcin-formalin（GRF）glueを大動脈解離壁の断端形成に使用し報告した[1]．その後，Fibrin glue，BioGlueも断端形成に使用されており，これら3種類の生体糊について紹介する．

1　GRF glue

　GRF glueはGR液（gelatin + resorcinol）とF-activator（formaldehyde + glutaraldehyde）の2つの液からなり，これを偽腔に投与して混合することで糊として活性化し，偽腔が閉鎖される（図1）．

　1977年よりGRF glueはGuilmet，Bachetらのグループにより急性大動脈解離手術に臨床使用された．1999年にBachetらが，急性大動脈解離204例にGRF glueを使用し，偽腔閉鎖手技を簡略

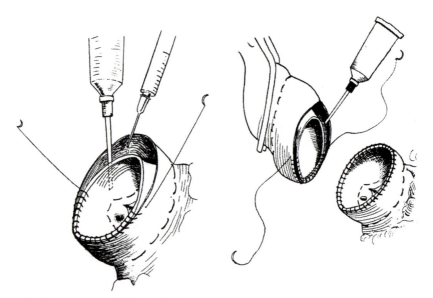

図1 ● GRF glueの偽腔への注入
　（Reprinted with permission: Guilmet D, Bachet J, Goudot B, Laurian C, Gigou F, Bical O, et al. Use of biological glue in acute aortic dissection. J Thorac Cardiovasc Surg. 1979; 77: 516-21. Copyright Elsevier.）

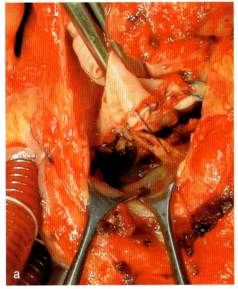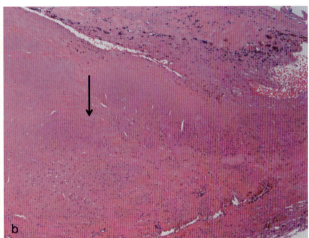

図2 ● 大動脈基部壊死の所見
a: 大動脈基部の人工血管吻合部が離開している．GRF glue を注入した偽腔閉鎖部で組織壊死を認める．
b: 組織所見（ヘマトキシエオジン染色 40倍）．中膜弾性線維細胞の核が消失している（→部分）．

化することで，手術時間や体外循環時間は短縮され，20%が65歳以上の患者に，29.4%で上行弓部大動脈置換を施行したが，手術死亡率は21%と良好であると報告した[2]．

これをうけて欧州やアジアではGRF glueが広く普及し，大動脈解離手術成績の向上が報告された[3]．

しかし，その後，遠隔期においてGRF glue使用の吻合部に仮性瘤が発生する報告[6-12]があり，GRF glueのF-activatorによる組織毒性が原因と考えられた．このためアメリカ合衆国のFood and Drug Administration (FDA) は，GRF glueの臨床使用を許可していない．

2001年にKazuiらの報告[4]では，生体糊（GRF glue 53例，BioGlue 4例）を使用した57例の大動脈解離手術，7%（GRF glue 3例，BioGlue 1例）で大動脈基部に再解離が発生した．GRF glueを使用した大動脈壁と人工血管の縫合ラインに破綻が生じていた．

2006年のSuzukiらの報告[3]では，221例にGRF glueを使用し，術後生存193例のうち31例（16%）で，GRF glueを使用した大動脈基部に仮性瘤が発生し，再手術が必要となった（図2a）．組織検査ではGRF glueのformaldehydeによると考えられる組織壊死が発生していた（図2b）．

F-activator液は少量では糊の強度が不十分だが，過剰投与は組織壊死発生のリスクとなる．GRF glue使用のガイドラインでは，F-activator液は，GR液の4~6%使用が推奨されており，1 mLのGR液にF-activator液2~3滴の使用が目安である．しかし，実際の手術では2つの液の使用量と混合方法は，外科医の判断にまかされるのが実情である．

GRF glueの利点と欠点についての議論は，近年も存在している．

2012年にYamanakaら[5]は，140例に基部断端形成にGRF glue使用した血管壁は，テフロンフェルトで補強すれば，手術死亡率が9.3%と良好で，遠隔期に大動脈基部の仮性瘤発生を認めないと報告した．

一方で，同じ 2012 年に Concistrè ら[6]は，A 型急性大動脈解離 250 例の手術死亡は 15.6％で，術後 5 年の再手術回避率は 82％であるが，再手術リスク因子の 1 つは，初回手術における GRF glue の使用であると，報告している．

GRF glue の合併症についての問題はいまだ未解決であるが，遠隔期に GRF glue の毒性が原因と思われる仮性瘤発生の報告[3,4,6]が多く存在するのは事実である．

2 Fibrin glue

Fibrin glue はヒト血液から製剤化されたフィブリノゲンとトロンビンからなり，混合されることで，糊として活性化する．

1984 年より Séguin らが急性大動脈解離症例の断端形成に Fibrin glue を使用を開始した．1994 年には急性大動脈解離による大動脈弁閉鎖不全が発生した 15 例の基部断端形成に Fibrin glue を使用した治療成績において，手術死亡は 1 例（6.7％）で大動脈弁閉鎖不全に関連する死亡はなく，術後平均 2.3 年の遠隔までは，再開離や瘤発生はないと報告[7]した．

しかし，Casselman ら[8]は，Fibrin glue の偽腔注入のみの断端形成では，耐久性が不十分で，遠隔期に 40％（2/5 例）で再手術を必要としたと報告した．

Fibrin glue は GRF glue に比較して，糊としての強度は劣り，Fibrin glue で偽腔を閉鎖した大動脈壁は，テフロンフェルトで補強する必要性が高いと考えられている．

2007 年に Nakajima らは，閉鎖すべき偽腔の形態に似せて作製した fabric sheet（ポリエステル 0.61 mm; Bard Sauvage Fabric, Tempe, AZ）を Fibrin glue につけ，これを偽腔に挿入して閉鎖する方法による 100 例の治療成績を報告し，死亡率 9％，再手術回避率は 5 年，10 年ともに 98±2％であり，この方法の耐久性に問題がないことを示した[9]．

Fibrin glue は糊としての強度は GRF glue に劣り，フェルトによる大動脈壁補強の手術操作が必要となるが，Fibrin glue 自体の毒性による再手術の報告はなく，これは大きな利点である．

3 BioGlue

BioGlue は 45％ウシ血清アルブミン（BSA）と 10％グルタルアルデヒド（glutaraldehyde）の 2 つの溶液からなり，使用時にそれぞれ充填されたシリンジから送出される際に，アプリケーターチップ内で適切な配合（BSA：glutaraldehyde＝4：1）に混合される．偽腔に注入して断端形成でき，また人工血管縫合部位に塗布することで，縫合ラインを補強して出血を予防できる．

アメリカ合衆国では 1997 年から多施設ランダマイズ試験として，急性大動脈解離症例における BioGlue の臨床使用が開始され，その成績が 2001 年にアメリカ胸部外科学会で Bavaria らにより発表され，2002 年論文として報告[10]された．報告によると，低体温循環停止時間と手術時間の短縮，出血量の減少がもたらされた．これをうけて 2001 年 12 月 FDA が心臓血管外科領域で BioGlue 使用を許可し，日本では 2011 年より大動脈解離症例に対して臨床使用が可能となった．

2003 年に Coselli[11]らは，心臓血管外科手術 151 例（BioGlue 使用 76 例，未使用 75 例）の多施設前向き試験で，BioGlue が血管吻合部出血量を著明に減少させ，ICU 期間，入院期間を短縮したと

報告した．

　BioGlue は脆弱な組織の補強に有効であり，アメリカ合衆国では心臓大動脈手術の広い領域で使用が認められている．急性大動脈解離のみならず，大動脈基部置換や弓部置換術などの大動脈疾患全般で使用が可能であり，さらに心臓領域では，弁形成および弁置換術，心筋梗塞中隔穿孔や左室瘤手術などにも使用でき，有効性が報告されている．

　BilGlue の有効性は高いが，使用におけるリスクとして，1）組織毒性，2）塞栓症，3）不適切部位への滴下を認識しておく必要がある．

a．BioGlue の組織毒性

　2001 年 Kazui ら[4]は，急性大動脈解離に BioGlue を使用した症例で仮性瘤形成が発生し，GRF glue より毒性は低いが，BioGlue も大量使用により組織壊死や仮性瘤形成のリスクが存在すると指摘した．

　2006 年 Fehrenbacher[12]らの，1998 年 8 月から 2002 年 6 月までの大動脈手術 92 例（急性大動脈解離 12 例含む）での BioGlue の使用成績では，仮性瘤が初期の 3 例（3.3%）に発生した．その後，BioGlue 使用部位はテフロンフェルトで補強することで，仮性瘤発生は認めなくなったと報告した．

　2002 年に Erasmi ら[13]は BioGlue 使用部分には 3 カ月後には強い炎症反応が発生し，異物反応から組織肥厚を起こす可能性があり，これは心タンポナーデ，大静脈や肺動脈の圧迫，冠動脈入孔部の狭窄などの合併症発生の危険があると報告した．

　また，冠動脈入孔部周辺に大動脈解離が及ぶ症例では，解離腔に BioGlue が必要以上に注入されると，急性期にも冠動脈狭窄が発生する危険がある．この予防には BioGlue を必要最低限で偽腔に注入し，すみやかに大動脈内側よりガーゼなどで圧迫して，偽腔の余剰な BioGlue は除去することが大切である．BioGlue は薄い層で十分に偽腔閉鎖が可能であり，余剰な BioGlue で冠動脈入孔部を圧迫，狭窄させない事が重要である．また偽腔に残る BioGlue を少量にすることは，術後炎症反応を軽減することにもなる．BioGlue による冠動脈狭窄予防に，冠動脈に細いカテーテルを挿入して内腔確保しておき，BioGlue を偽腔に注入する方法もあるが，冠動脈入孔部付近に解離が及んでいれば，このカテーテル挿入操作で冠動脈内膜損傷を発生しないよう注意が必要である．

b．BioGlue の塞栓症

　1995 年に Carrel[14]らが一般的に生体糊による塞栓症発生のメカニズムには，1）glue を真腔に誤って注入，2）glue が末梢に存在するリエントリーから真腔に流入，3）血管吻合の針穴からの漏出，による 3 つがあると報告した．塞栓症予防にはこれを周知して，使用する必要がある．

　特に危惧されるのは脳梗塞であり，2002 年に Passage[15]らは，BioGlue を使用した 115 例のうち 10 例（9%）で脳血管合併症が発生したと報告した．原因は BioGlue と関連なしとしたが，比較的高率であった．

　一方，2003 年 Coselli ら[11]による多施設前向き検討 151 例（BioGlue 使用 77 例，未使用 74 例）の脳梗塞発生率は，BioGlue 使用群で低率（1.3% vs 4.1%）であった．BioGlue が血管吻合部の出血を著明に減少させ，大動脈置換後，早期から安定した循環動態が確立，維持されるため，脳合併症を軽減したと報告した．

c. BioGlue の不適切部位への滴下

　BioGlue の大動脈真腔や心室内などへの不適切な滴下は問題となる．BioGlue はアプリケーターチップ内でウシ血清アルブミンと 10% グルタルアルデヒドが混合するとすぐに重合し始め，20～30秒以内に固まり，2 分で結合強度が高まる．したがって，不適合部位への滴下はその部位に高度付着し，除去により組織損傷発生の危険がある．大動脈基部における BioGlue 使用で，誤って大動脈弁に BioGlue が付着すると，この除去によって大動脈尖破壊が発生すれば，大動脈弁置換が必要となる．また前述の BioGlue による塞栓症発生のリスクとなる．

　偽腔閉鎖に BioGlue を使用する際には，大動脈内腔や大動脈周囲にガーゼを置いて，偽腔から漏れ出る BioGlue などが不適切部位で固まらないようにする必要がある．

　大動脈基部真腔のガーゼは大動脈弁，冠動脈入孔部を保護し，BioGlue が塞栓子となることを予防する．また大動脈周囲においたガーゼは，心臓刺激伝導系や，横隔神経などを BioGlue 付着による組織毒性から保護する．

　乾燥で BioGlue は固まりやすいため，ガーゼを生理食塩水などで湿らせておけば，ガーゼに付着した BioGlue は固まりにくく，周囲組織にも固着しにくい．しかし逆にガーゼの水分が解離腔に漏れ出ると，偽腔に注入した BioGlue の結合強度が低下し，偽腔閉鎖を阻害するため注意が必要である．

■文献

1) Guilmet D, et al. Use of biological glue in acute aortic dissection. Preliminary clinical results with a new surgical technique. J Thorac Cardiovasc Surg. 1979; 77: 516-21.
2) Bachet J, et al. Surgery for acute type A aortic dissection: The hospital Foch experience (1977-1998). Ann Thorac Surg. 1999; 67: 2006-9.
3) Suzuki S, et al. Aortic root necrosis after surgical treatment using Gelatin-Resorcinol-Formaldehyde (GRF) glue in patients with acute type A aortic dissection. Ann Thorac Cardiovasc Surg. 2006; 12: 333-40.
4) Kazui T, et al. Role of biologic glue repair of proximal aortic dissection in the development of early and midterm redissection of the aortic root. Ann Thorac Surg. 2001; 72: 509-14.
5) Yamanaka K, et al. Durability of aortic valve preservation with root reconstruction for acute type A aortic dissection. Eur J Cardiothorac Surg. 2012; 41: e32-6.
6) Concistrè G, et al. Reoperation after surgical correction of acute type A aortic dissection: risk factor analysis. Ann Thorac Surg. 2012; 93: 450-6.
7) Séguin JR, et al. Aortic valve repair with fibrin glue for type A acute aortic dissection. Ann Thorac Surg. 1994; 58: 304-7.
8) Casselman FP, et al. Durability of aortic valve preservation and root reconstruction in acute type A aortic dissection. Ann Thorac Surg. 2000; 70: 1227-33.
9) Nakajima T, et al. Midterm results of aortic repair using a fabric neomedia and fibrin glue for type A acute aortic dissection. Ann Thorac Surg. 2007; 83: 1615-20.
10) Bavaria JE, et al. Advances in the treatment of acute type A dissection; An integrated approach. Ann Thorac Surg. 2002; 74: s 1848-52.
11) Coselli JS, et al. Prospective randomized study of a protein-based tissue adhesive used as a hemostatic and structural adjunct in cardiac and vascular anastomotic repair procedures. J Am Coll Surg. 2003; 197: 243-53.
12) Fehrenbacher JW, et al. Use of BioGlue in aortic surgery: proper application tecniques and results in

92 patients. Heart Surg Forum. 2006; 9: E794-9.
13) Erasmi AW, et al. Inflammatory response after BioGlue application. Ann Thorac Surg. 2002; 73: 1025-6.
14) Carrell TW, et al. Experimental techniques and models in the study of the development and treatment of abdominal aortic aneurysm. Br J Surg. 1999; 86: 305-12.
15) Passage J, et al. BioGlue Surgical Adhensive-Ann appraisal of its indications in cardiac surgery. Ann Thorac Surgery. 2002; 74: 432-7.

〈鈴木伸一〉

§4. 急性大動脈解離の治療

6. 急性大動脈解離の降圧治療とリハビリテーション

1 急性大動脈解離の降圧治療

　急性大動脈解離は死亡率の高い疾患であり，迅速な診断ならびに治療を要する危急的疾患である．The International Registry of Acute Aortic Dissection（IRAD）からの報告では，上行大動脈に解離が及ぶStanford A型急性大動脈解離に対する保存的治療の院内予後はきわめて不良であり，原則として緊急手術が推奨されている[1-4]．一方で，生存退院した患者の3年生存率は90.5％と良好な遠隔期成績が報告されており[5]，術後患者においても再解離や残存解離腔の拡大などの血管イベントを抑制するために降圧治療が重要である．また，合併症のないStanford B型急性大動脈解離は保存的治療の院内成績も良好であり，本邦のガイドラインでも急性期より降圧療法を主体とした内科的治療が推奨されている[1,2]．

　2014年1月～12月の間に急性大動脈解離の診断で当院入院となった症例は133例であった．そのうち，Stanford A型が97例（72.9％）であり，Stanford B型が36例（27.1％）であった．当院での治療方針は，Stanford A型に対しては原則的に全例緊急手術を行う方針としている．Stanford B型に対しては降圧療法を主体に保存的治療を選択し，切迫破裂症例や大動脈径が60 mmを超える場合，臓器虚血や四肢虚血症状を伴う場合は手術を検討する方針としている．その治療方針に基づきStanford A型に対しては88例（90.7％）が緊急手術を施行されており，A型全体の院内死亡率は6.2％であった．また，Stanford B型に対しては33例（91.7％）が保存的治療を選択されており，B型全体の院内死亡率は2.8％であった．

　このように，急性大動脈解離の治療方針やその予後は病型や偽腔の状態・ULP（ulcer-like projection）の有無など病態により異なるが，いずれの病態においても適切な降圧療法を行うことは必須と考えられる．

a. 保存的治療症例に対して

　急性期治療において重要なことは，安静・鎮痛，降圧ならびに心拍数のコントロールである[1]．鎮痛に関しては，モルヒネ塩酸塩またはブプレノルフィン塩酸塩を用いて積極的に除痛を図るべきである．降圧治療に関しては，β遮断薬を主体に収縮期血圧で100～120 mmHg程度を目標に積極的な降圧治療を図ることが推奨されている[1,3,4]．また，急性期は迅速な降圧を得るために，β遮断薬に加えて塩酸ニカルジピンやニトログリセリンなどの持続静注を併用することが多い．β遮断薬は収縮期血圧ならびに心拍数コントロールに有用であり，またdP/dtの低下により血管壁に対する応

力を減少させ大動脈解離の進展を抑制することも期待される．先述のIRADからの報告でも，β遮断薬による慢性期の予後改善が示されており[6]，禁忌がない限り導入することが望ましい．また，その他の降圧薬としてACE阻害薬やカルシウム拮抗薬においても，長期の血管イベントや死亡を抑制する可能性が報告されている[6-8]．現状では，β遮断薬を主体に複数の降圧薬を組み合わせることが一般的と考えられる．

また，心拍数コントロールに関してはStanford B型急性大動脈解離患者を対象とした観察研究で，急性期に心拍数60回/分未満を目標に積極的な心拍数コントロールを行った結果，β遮断薬の有無にかかわらず有意に慢性期の解離関連イベントが抑制されたと報告されている[9]．ガイドラインでは，β遮断薬を用いた積極的な心拍数コントロールが推奨されているが[1,3,4]，塩酸ジルチアゼムやベラパミル塩酸塩など非ジヒドロピリジン系カルシウム拮抗薬によるコントロールも行われる．

慢性期における最大の目標は再解離ならびに破裂の予防であり，良好な血圧コントロールは再解離の発症を約1/3に減らすと報告されている[1]．急性期同様にβ遮断薬を中心に複数の降圧薬を併用しコントロールすることが多いが，目標血圧値に関しては本邦のガイドラインで130〜135 mmHg未満，欧州心臓病学会のガイドラインでは130/80 mmHg未満にコントロールすることが推奨されている[1,4]．良好なコントロールを得るためには，適切な降圧薬の選択に加えて急激な血圧上昇をきたすような運動や排便時の努責を避けることなどの生活指導を併せて行うことが重要である．

b．手術治療症例に対して

術直後の超急性期は，臓器灌流維持に配慮しながら十分な降圧治療を行う．急性期は離床に伴い徐々にADLを拡大していくが，保存的治療症例と同様にβ遮断薬を主体とした降圧治療を行う．目標血圧に関しては，本邦のガイドラインでは安静時血圧130 mmHg未満，負荷後150 mmHg未満にコントロールをすることが推奨されている．血圧に留意しながら安静度を徐々に拡大し，負荷中の血圧を評価してリハビリ合否を判定する[10]．

また，慢性期の降圧目標も非手術症例と同様に130〜135 mmHg未満にコントロールをすることが推奨されている[1]．この時期にはトレッドミル運動負荷試験で収縮時血圧が180 mmHgを超えない場合には，自転車やランニングなどの有酸素運動は許容されている．

2　急性大動脈解離のリハビリテーション

急性大動脈解離に対するリハビリテーションに期待される効果として，早期離床に伴う身体機能やせん妄の改善，炎症性胸水による無気肺の予防などが期待できる．それに伴い早期退院・社会復帰率向上につながることが期待されるため，急性期からのリハビリテーション実施が推奨されている[1,10]．ただし，急性大動脈解離は病型や偽腔の状態，合併症の有無によりその予後が異なるため，一律のリハビリテーションプログラムで対応することは困難と考えられる．また，発症早期ほど再解離のリスクも高いため，リハビリテーションは十分な降圧治療のもとに行われるべきである．

表1 標準リハビリテーションプログラム

適応基準: Stanford A 型偽腔閉鎖型と Stanford B 型
- 大動脈の最大径が 50 mm 未満
- 臓器虚血がない
- DIC の合併（FDP 40 以上）がない

除外基準（使うべきではない状態）
1) 適応外の病型
2) 適応内の病型であるが，重篤な合併症がある場合
3) 不穏がある場合
4) 再解離
5) 縦隔血腫
6) 心タンポナーデ，右側優位の胸水

ゴール設定（退院基準）
1) 1日の血圧が収縮期血圧で 130 mmHg 未満にコントロールできている
2) 全身状態が安定し，合併症の出現がない
3) 入浴リハビリが終了・または入院前の ADL まで回復している
4) 日常生活の注意点について理解している（内服，食事，運動，受診方法など）

表2 短期リハビリテーションプログラム

適応基準: Stanford B 型
- 最大短径 40 mm 以下
- 偽腔閉鎖型では ULP を認めない．
- 偽腔開存型では真腔が 1/4 以上
- DIC の合併（FDP 40 以上）がない．

除外基準（使うべきではない状態）
1) 適応外の病型
2) 適応内の病型であるが，重篤な合併症がある場合
3) 再解離

ゴール設定（退院基準）
1) 1日の血圧が収縮期血圧で 130 mmHg 未満にコントロールできている
2) 全身状態が安定し，合併症の出現がない
3) 入浴リハビリが終了・または入院前の ADL まで回復している
4) 日常生活の注意点について理解している（内服，食事，運動，受診方法など）

a. 保存的治療症例に対して

保存的治療の対象となるのは，Stanford B 型急性大動脈解離と一部の Stanford A 型偽腔閉鎖型解離である．保存的治療が選択された急性大動脈解離に対する Phase I リハビリテーションは，本邦のガイドラインでは臓器虚血の有無，造影 CT 所見（偽腔の状態，大動脈径，ULP の有無，真腔の大きさ）ならびに血液検査結果によって，標準リハビリコースと短期リハビリコースに分けて施行されている（表1，表2)[1]．降圧目標は安静時収縮期血圧 90〜130 mmHg 未満とし，心拍数も 60 回/分未満になるようにコントロールを行う[1]．早期離床はせん妄の発生や炎症性胸水に伴う無気肺

表3 入院リハビリテーションプログラム

ステージ	コース	病日	安静度	活動・排泄	清潔
1	標準・短期	発症〜2日	他動30度	ベッド上	部分清拭（介助）
2	標準・短期	3〜4日	他動90度	同上	全身清拭（介助）
3	標準・短期	5〜6日	自力座位	同上	歯磨き，洗面，ひげそり
4	標準・短期	7〜8日	ベッドサイド足踏み	ベッドサイド便器	同上
5	標準	9〜14日	50m歩行	病棟トイレ	洗髪（介助）
5	短期	9〜10日	50m歩行	病棟トイレ	洗髪（介助）
6	標準	15〜16日	100m歩行	病棟歩行	下半身シャワー
6	短期	11〜12日	100m歩行	病棟歩行	下半身シャワー
7	標準	17〜18日	300m歩行	病院内歩行	全身シャワー
7	短期	13〜14日	300m歩行	病院内歩行	全身シャワー
8	標準	19〜22日	500m歩行	外出・外泊	入浴
8	短期	15〜16日	500m歩行	外出・外泊	入浴
			退院		

の予防，長期臥床による下肢静脈血栓症を予防するうえで重要であり，十分な血圧コントロールのもとで積極的なリハビリを進めることが推奨されている．合格基準は負荷後の収縮期血圧が150 mmHg未満であれば合格とし，段階的にステージをあげる（表3）[1]．合格しなければ降圧薬を増量し，翌日に再施行とする．

退院後のPhase IIリハビリプログラムは，入院中の安静に伴うdeconditioningの改善を主な目的に施行される．退院後の1カ月間が相当するものと考えられるが，この時期には500m以内の軽い散歩程度が望ましい．また，Phase IIIリハビリプログラムは社会（職場）復帰し，日常生活を行う時期であり，退院後1カ月以降に相当する．血圧コントロールが最も重要であるため，トレッドミルなどの運動負荷試験により，血圧と活動範囲の評価が必要となる．

b. 手術治療症例に対して

急性大動脈解離に対する手術治療症例は，緊急手術や術前の血行動態が不安定な症例が多く，また周術期に脳梗塞や呼吸障害など様々な合併症を伴うことが多い．さらに，高齢患者の増加や術後の長期臥床に伴う身体機能低下をきたし，それらがリハビリテーション施行の阻害要因になることが多い[10]．本邦での偽腔開存型Stanford A型急性大動脈解離術後患者に対するリハビリテーションに関する多施設共同研究では，座位開始病日ならびに立位開始病日が有意な術後リハビリ進行遅延の規定因子であった[11]．術後リハビリ進行遅延の主な要因として脳梗塞や意識障害など神経学的障害が最も多く，次いで術前からの低身体機能，呼吸器合併症が主な要因であった．早期離床のためには，術後早期より端座位保持を行い呼吸器からの離脱ならびに呼吸器合併症の予防を図ることが重要であり，合併症や呼吸循環動態を考慮し安全性を評価しながら，早期の歩行練習を行うことが

■ 表4 ■ 大血管疾患リハビリテーション進行の中止基準

1．炎症 　・発熱 37.5℃以上 　・炎症所見（CRP の急性増悪期）
2．不整脈 　・重症不整脈の出現 　・頻脈性心房細動の場合は医師と相談する
3．貧血 　・Hb 8.0 g/dL 以下への急性増悪 　・無輸血手術の場合は Hb 7.0 g/dL 台であれば医師と相談
4．酸素化 　・SpO_2 の低下（酸素吸入中も 92％以下，運動誘発性低下 4％以上）
5．血圧 　・離床期には安静時収縮期血圧 100 mmHg 以下，140 mmHg 以上 　・離床時の収縮期血圧の 30 mmHg 以上の低下 　・運動前収縮期血圧 100 mmHg 以下，160 mmHg 以上
6．虚血性心電図変化，心拍数 120 bpm 以上

有用と考えられる（表4）[10]．リハビリ進行に伴い段階的に日常生活動作が確立されてくるため，日常生活の注意点などの退院時指導を行うとともに外来での収縮期血圧の管理指標を設定し，血圧測定法・時間帯，記録法などを指導し退院とする．

現時点では，急性大動脈解離術後症例に対する術後リハビリテーションプログラムの明確な基準はない．当院では開心術後のリハビリプログラムに準じて実施しており，病態や合併症の有無，血圧コントロールをみながら症例毎に個別に対応している．当院での検討では，70％程度の症例は開心術後プログラムに準じて進行可能であり，リハビリテーションによる合併症を併発することはなかった．

■ 文献

1) 高本眞一，他．循環器病の診断と治療に関するガイドライン．大動脈瘤・大動脈解離診療ガイドライン（2011 年改訂版）．Cir J. 2013; 77: 789-828.
2) Hagan PG, et al. The International Registry of Acute Aortic Dissection (IRAD): new insights into an old disease. JAMA. 2000; 283: 897-903.
3) Hiratzka LF, et al. Guidelines for the diagnosis and management of patients with thoracic aortic disease: executive summary. JACC. 2010; 55: 1509-44.
4) 2014 ESC Guidelines on the diagnosis and treatment of aortic diseases. Eur Heart J. 2014; 35: 2873-926.
5) Tsai TT, et al. Long-term survival in patients presenting with type A acute aortic dissection (insights from the International Registry of Acute Aortic Dissection [IRAD]). Circulation. 2006; 114 (1 Suppl): I350-6.
6) Suzuki T, et al. Type-selective benefits of medications in treatment of acute aortic dissection (from the International Registry of Acute Aortic Dissection [IRAD]). Am J Cardiol. 2012; 109: 122-7.
7) Takeshita S, et al. Angiotension-converting enzyme inhibitors reduce long-term aortic events in

patients with acute type B aortic dissection. Circ J. 2008; 72: 1758-61.
8) Sakakura K, et al. Determinants of long-term mortality in patients with type B acute aortic dissection. Am J Hypertens. 2009; 22: 371-7.
9) Kodama K, et al. Tight heart rate control reduces secondary adverse events in patients with type B acute aortic dissection. Circulation. 2008; 118: S167-70.
10) 心血管疾患におけるリハビリテーションに関するガイドライン（2012年改訂版）．
11) 斎藤正和, 他. 多施設共同研究による偽腔開存型 Stanford A 型急性大動脈解離術後患者の術後リハビリテーションの検討. JJCR. 2014; 19: 84-9.

〈萩谷健一　桃原哲也〉

§4. 急性大動脈解離の治療

7. B型大動脈解離に対するオープン手術

　Stanford B型急性大動脈解離（以下，急性B型解離）の自然予後は急性A型解離に比べ良好である．一方，その手術成績はきわめて不良である．したがって，急性B型解離の治療方針は，破裂や臓器灌流障害（malperfusion）などの合併症がある場合のみを手術適応とし，合併症がなければ内科治療（降圧，鎮痛，安静）を選択して慢性期に一定の瘤径基準に達した時点で手術を行うことが原則である．しかし，最近の臨床研究で，急性期のエントリー閉鎖が術後良好な大動脈リモデリングを引き起こし，慢性期における大動脈関連死や解離関連イベントを減少させることが示された．今後，B型解離の手術時期や治療法が再検討される可能性が高いと思われるが，本稿では，現時点における急性および慢性B型大動脈解離の手術適応および術式などについて説明する．

1 急性B型大動脈解離

a. B型大動脈解離の急性期治療

1) 内科治療

　前述のごとく，合併症を有さないB型解離は内科治療が基本である（内科治療による院内死亡率10%）[1]．この際，破裂の危険性が特に高い発症後48時間以内（超急性期）は絶対安静が推奨される．血圧100〜120 mmHg，脈拍数60/minを目標に静注薬（ニカルジピン，ニトログリセリン，β遮断薬など）を使用するとともに，静注麻薬（モルヒネ）によって十分な鎮痛を図る．その後，自覚症状やCT（大動脈径，偽腔の状態，臓器灌流障害の有無など），エコー，胸部X線，血液検査所見などを参考として，状態が安定していれば，徐々に安静度の拡大を図る．血圧コントロールが良好であれば，慢性期の解離関連イベントを減少させうるACE阻害薬，β遮断薬などの内服を早期に開始する．

2) 外科治療・手術適応

　日本循環器学会ガイドラインに基づく急性B型解離の手術適応は以下の通りである[2]．
　（class I）
　　・偽腔破裂，再解離などを生じた場合
　　・腎不全，腸管循環障害，四肢血栓塞栓症など臓器灌流障害を合併した場合
　（class IIa）
　　・血圧コントロール，疼痛に対する薬物治療に抵抗性の場合
　急性期に手術適応となるB型解離はA型の約1/20に満たないほど少なく，国内で年間200例程度である．外科治療後の院内死亡率は32%で，その治療成績は不良である[3]．一方，TEVARの治

療成績は比較的良好で，ガイドライン上，合併症を有する急性B型解離に対するTEVARはclass Iのエビデンスレベルとされている．また，合併症を有さない急性B型解離であっても瘤径40 mm以上[4]，偽腔の部分血栓化[5]などは慢性期の大動脈関連イベントの危険因子であり，このような症例では急性期治療（TEVAR）を行うべきとする意見もある[6]．2014年のESCガイドラインでは合併症のない急性B型解離に対するTEVARは推奨クラスがⅡbからⅡaに引き上げられている[7]．

b．急性期のオープン手術の実際

急性期の外科治療の目的は，血行動態の安定化と臓器灌流障害の改善にある．

1）手術環境

可能であれば血行動態破綻時に迅速に血管内処置が行えるハイブリッド手術室を使用し，急激な血圧の変動に注意しながら全身麻酔下に手術を行う．動脈圧ラインは，四肢の灌流障害がなければ右上肢および左右いずれかの下肢に留置する．臓器循環を保てる最低限の圧を維持できるように輸液管理を行い，昇圧薬の単発使用は控える．心機能増悪例ではSwan-Ganzカテーテルを留置する．全身麻酔後は経食道心エコー（TEE）により，心機能および真腔・偽腔状態の経時的変化を注意深く観察する．

左開胸手術では，分離肺換気用のダブルルーメン気管チューブを使用し，右側臥位で手術を行う．体外循環を要する手術であれば大腿動静脈を露出する．

2）手術方法

急性期の術式には主に以下の4つがある（図1）．

a：エントリー部を含む大動脈の人工血管置換術．「臓器灌流障害の原因が偽腔圧上昇に伴う真腔圧迫である場合（dynamic obstruction），エントリーを切除して人工血管置換術を行い真腔血流を増加，偽腔血流を減少させる．」

b：解離フラップの開窓術．「偽腔の減圧を目的として，大きなリエントリーを作成する．この方法のメリットは開腹で施行でき開胸を要さない点である．」

c：主要臓器に対する血行再建術（腹部分枝，肋間動脈，下肢動脈など）．「解離が分枝血管および臓器血流障害をきたしているような場合（static obstruction）は，血行再建術による速やかな血流再開が望ましい．」

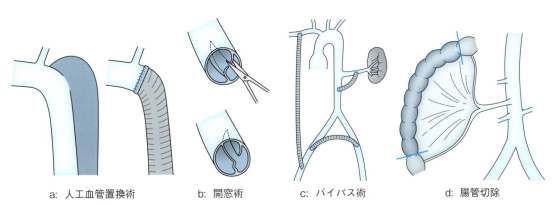

a: 人工血管置換術　　b: 開窓術　　c: バイパス術　　d: 腸管切除

図1 ● B型大動脈解離に対する急性期外科手術

d：腸管切除．「臓器灌流障害により生じた腸管壊死に対する治療方法で，適応となる症例の治療成績は不良である．」

近年カテーテル技術の進歩により，TEVARによるエントリー閉鎖術[8]，バルーンカテーテルやガイドワイヤーを用いた血管内開窓術，ステント留置による分枝血行再建術などが上記外科治療a～cに代わる治療法として確立し，急性B型解離に対する外科治療は限定的となりつつある．

c. 急性期オープン手術の治療成績

2012年の胸部外科学会の年次報告では，急性B型解離に対するオープン手術は112例，エントリー閉鎖目的のTEVARは110例で，院内死亡率はそれぞれ21.4％，6.7％であった[9]．

2　慢性B型大動脈解離

a. B型大動脈解離の亜急性期・慢性期治療

1）内科治療

再解離と破裂の予防を目的として血圧管理を行う．瘤径拡大や破裂の予防にはβ遮断薬が有効とされている．CTやMRIを用いた定期的なフォローアップを行い，適切な時期に手術を検討することが肝要である．

2）外科治療・手術適応

日本循環器学会ガイドラインに基づく慢性B型解離の手術適応は以下の通りである[2]．

（class I）
・破裂をきたした場合
・急速な瘤径拡大（5 mm/6カ月以上）を認めた場合
・大動脈径　60 mm以上の場合

（class IIa）
・薬物コントロールできない高血圧を伴う偽腔開存型解離
・大動脈径　55～60 mmの場合
・大動脈径　50 mm以上のMarfan症候群患者

合併症のないB型解離でも3年生存率は80％程度と報告されており，その生命予後は必ずしも良好ではない．これは慢性期の大動脈解離関連イベントによるところが大きく，特に前述した危険因子（大動脈径40 mm以上，偽腔の部分血栓化）を有する症例に対して厳重なフォローアップを行い，適切なタイミングで外科治療を行うことが，亜急性期から慢性期の大動脈解離症例において重要である．

b. 慢性期手術の実際—胸腹部大動脈置換術—（図2）

慢性B型解離の手術は左開胸下あるいは左開胸・開腹下に行われる．解離範囲や部位ごとの大動脈径，全身状態などをもとに症例ごとに置換範囲を検討する．術前の造影CT所見（偽腔の範囲，各部位での大動脈径，Adamkiewicz動脈の位置など）が術式を決定する上で非常に重要である．

1）手術環境

　急性期と同様に準備する．慢性期手術では術前の時間的余裕があるため，CTによるAdamkiewicz動脈の同定，術前の腸管準備，術前日のCSFドレナージ用カテーテルの留置などが可能である．

2）体外循環

　下行大動脈置換あるいは胸腹部大動脈置換を行う際の補助循環法としては，大腿動・静脈を用いた部分体外循環法，左心バイパス法，低体温循環停止法などがある．左心バイパス法はヘパリン量を減らすことができるが，大量出血や低酸素血症に対する対応は困難である．低体温循環停止法は中枢遮断が不要となる点や冷却による臓器保護が得られる点で優れているが，体外循環時間の延長や出血傾向（特に肺出血）の懸念がある．補助循環法は施設によりさまざまであるが，われわれの施設では人工心肺を使用した大腿動脈-大腿静脈部分体外循環を基本としている．大腿動脈への送血管挿入時は偽腔内への迷入に十分に注意し，浅く（3〜5 cm）挿入する．脱血管は右大腿静脈からの挿入を原則とし，TEEガイド下に右房まで誘導する．体外循環開始時および大動脈遮断直後に，送血圧の異常な上昇やTEE上の異常所見（真腔の狭小化など）がないことを確認することはきわめて重要である．

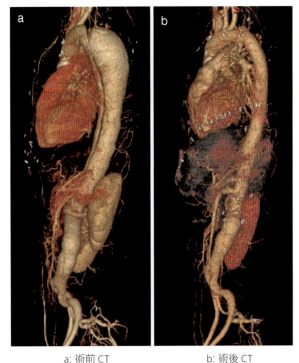

a: 術前CT　　b: 術後CT

図2 ● B型大動脈解離に対する慢性期外科手術：胸腹部大動脈置換術

3）手術方法

a）皮膚切開〜視野展開

　右側臥位で分離換気下に手術を行う．開胸の高さは手術部位によるが，われわれは近位下行置換では第4肋間，遠位下行置換では第7肋間開胸を基本としている．適宜，上下の肋骨を切断して良好な視野を確保する．病変が広範囲の場合は，2カ所の肋間からアプローチすることも多い．胸腹部置換の場合は，左肩甲骨後方〜左腹部に及ぶ皮膚切開（spiral incision）を行い，横隔膜を弧状切開し（横隔神経保護のため），後腹膜アプローチで腹部大動脈までを露出する．

b）体外循環の確立

　大動脈の中枢および末梢の遮断部位，再建が必要な主要分枝の剥離・テーピングが終わり次第，全身ヘパリン化し，体外循環を開始する．脊髄保護，臓器保護の観点から，大動脈遮断は可能な限り小範囲に区切り，少しずつ手術部位を移動していく分節遮断法を用いる．大動脈遮断中は遮断部位の中枢側と末梢側の灌流が別々に維持（部分体外循環であれば冠動脈や弓部分枝は自己心からの拍出，遮断部位より末梢側は体外循環による灌流）されるので，上肢・下肢それぞれの血圧をモニ

ターし，適切な臓器灌流が行われるように灌流量の調整を行う．

c) 中枢側大動脈吻合

　左鎖骨下動脈起始部まで解離病変が及んでいることが多く，部分体外循環法の場合は左総頸動脈と左鎖骨下動脈の間で大動脈遮断を行い，左鎖骨下動脈を同時に遮断する必要がある．弓部大動脈での遮断操作を回避したい場合には，低体温循環停止下に open proximal anastomosis を行う．中枢吻合終了後は，中枢側遮断を人工血管に移し，左鎖骨下動脈への血流を再開する．低体温循環停止法を用いた場合は，この時点でグラフト側枝からの灌流を再開する．われわれの施設では，大動脈吻合は外側テフロンフェルト補強下に4-0モノフィラメント連続縫合で行っている．

d) 分節動脈（肋間動脈あるいは腰動脈）の再建

　大動脈切開後に分節動脈からの血液逆流を放置すると脊髄灌流圧の低下（steal 現象）を生じ脊髄虚血の原因となる．そのため，大動脈切開前に予めクリップで分節動脈を遮断するか，大動脈切開後速やかにバルーンカテーテルを挿入して，血液逆流による脊髄虚血を回避する．未閉鎖の分節動脈を見落とさないようにフラップを切除して確認する．術前CT所見に基づきAdamkiewicz動脈と連続性のある分節動脈を再建し，それ以外の分節動脈は縫合閉鎖する．ただし，電気生理学的モニタリング（MEP）で大動脈遮断に伴い波高の低下・消失や遅延などを認め脊髄虚血が示唆された場合は，遮断範囲内の分節動脈も可及的に再建する．

　分節動脈の血行再建法には，a: 島状再建，b: 小口径グラフト間置，c: 大動脈斜切断・再建（beveled fashion）などがある（図3）．a, c は分節動脈の開存性に優れるが，b よりも大動脈壁が大きく残されるので将来的な瘤化の懸念がある．

e) 腹部分枝再建

　胸腹部大動脈置換術においては専用の4分枝付きグラフトを使用し，ボタン状に繰り抜いた腹部分枝を個別に再建する．われわれの施設では腹部分枝再建は5-0モノフィラメント連続縫合で行い，原則としてフェルト補強は行っていない．

f) 末梢側大動脈吻合

　下行大動脈置換の場合，末梢側の大動脈吻合を真腔のみに行うか，両腔の血流を維持する（double

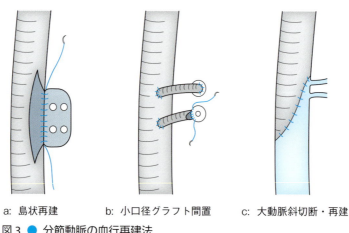

a: 島状再建　　　b: 小口径グラフト間置　　　c: 大動脈斜切断・再建

図3 ● 分節動脈の血行再建法

barrel）ように行うかは，術前の画像検査で主要分枝が真腔，偽腔いずれからの分枝であるかを見極め，術後に臓器血流障害を生じないように決定する．

4）脊髄保護

大動脈解離に対する胸部下行・胸腹部大動脈置換における最も重篤な合併症の1つは術後の脊髄障害である．対麻痺は，術中の一時的脊髄虚血の影響あるいは分節動脈を閉鎖することによって起こる合併症で，特に大動脈解離のように血行動態が不安定な症例や臓器灌流障害がある症例では合併率が高いことが知られている．B型解離の手術において，脊髄障害の予防は非常に重要である．

現在一般的に使用されている脊髄保護法は，a）脊髄への血流確保，b）脊髄代謝の抑制，c）その他，の3つに大別される[10]．

a）脊髄への血流確保

1．Adamkiewicz動脈（AKA）の同定と再建

脊髄は前2/3が前脊髄動脈，後1/3が後脊髄動脈によって栄養されており，前脊髄動脈の灌流域には下半身の運動を支配する運動野，前角などが存在する．前脊髄動脈に最も太い枝を出している血管はAKAと定義され，通常Th8-L2の範囲の分節動脈から分枝する．術中，術後に脊髄血流を維持する上でAKAの正確な同定と再建，脊髄虚血時間の短縮は非常に重要であり，下記の方法が用いられる．

①CTアンギオグラフィーによるAKAの術前同定
②小範囲分節遮断による脊髄虚血時間の短縮
③MEP（あるいはSEP）による脊髄虚血のモニタリング
④AKAと連続性のある分節動脈の再建

2．collateral network conceptに基づく血流確保

collateral network conceptとはGrieppらにより提唱された脊髄保護の考え方で，AKAからの血流が途絶しても鎖骨下動脈や内腸骨動脈からの側副血流が十分であれば脊髄循環が保たれるというものである[11]．この理論によれば，体循環血流量の増加と髄腔圧低下を図り相対的脊髄循環を改善することが脊髄保護上有効であり，下記の方法が用いられる．

①補助循環: 遮断末梢側への酸素化血流の維持（末梢側血圧の維持）
②脳脊髄液（CSF）ドレナージ: 脊髄腔の減圧により脊髄灌流圧勾配を維持する．髄腔圧＜10～13 cmH$_2$O，ドレナージ量＜15 mL/hrに設定し，術後3日目まで継続する．抗血小板薬2剤使用例は1剤を中止，血小板が10万/μL以上あることを確認したうえでカテーテルを挿入し，硬膜外血腫などの合併症を予防する．
③分節動脈からの血液逆流回避: 大動脈切開時の肋間動脈からのstealを遮断クリップやバルーンカテーテルで防止する．

b）脊髄代謝の抑制

臓器保護，特に中枢神経系の保護において組織代謝を低下させることの有効性は古くから知られている．低体温法は代謝を低下させるきわめて有効な手段である．

①全身冷却
②硬膜外冷却カテーテルの留置: 全身低体温による代謝低下は脊髄虚血に対しては有効であるが，人工心肺時間延長，凝固障害が生じるなど不利な点がある．脊髄局所冷却法は，低体温に

より生じる合併症を加えることなく，脊髄代謝低下を行える有効な脊髄保護法として期待される[12]．

c) その他

薬理学的脊髄保護（ナロキソン，ステロイド，マンニトールなど）．

5）臓器保護

脊髄保護と同様に，術中虚血にさらされる主要臓器の保護は積極的に行われるべきである．大動脈遮断中，腹部主要分枝（腹腔動脈，上腸間膜動脈，左右腎動脈）には，カテーテルを挿入して選択的持続灌流を行う（通常 150〜200 mL/min 程度）．腎臓に対しては，冷却リンゲル液による間歇的灌流が有用との報告もある[13]．

B 型解離の多くは病変が広範囲（遠位弓部から総腸骨動脈まで）で，一期的手術の手術侵襲は非常に大きく，早期死亡や脊髄障害のリスクが高いことが知られている．もちろん，若年者，Marfan 症候群，全長にわたり瘤径が太い場合などは一期的広範囲置換を考慮するが，それ以外の症例では解離範囲全長を一期的に置換することに固執せずあまり太くない（大動脈径 4 cm 以下が目安）部分は残し，より太い部分のみを置換する分割手術を選択する場合も多い．再手術の際には癒着剝離を要し手術時間が長くなるが，再手術時の成績は比較的良好で，厳重なフォローアップを行えば分割手術の選択も合理性があると考えられる．

c. 慢性期オープン手術の治療成績

2012 年の胸部外科学会の年次報告によれば，慢性 B 型解離に対するオープン手術は 571 例，TEVAR は 492 例であり，院内死亡率はそれぞれ 8.6％，2.6％であった[9]．慢性 B 型解離に対する TEVAR は，周術期に安定した血行動態が得られること，大動脈遮断が不要であること，側副血行路が保持されることなどの利点によって，オープン手術より脊髄合併症の頻度が低いとの報告が多い．しかし一方で，慢性解離に対する TEVAR は，エントリー閉鎖のみを行っても急性期のような大動脈リモデリングが必ずしも期待できないこと，腹部分枝の近傍にあるリエントリーの閉鎖がしばしば困難で多くの症例で偽腔血流が残存することなど，多くの課題があり，長期における有効性はいまだ確立されていない．今後，術式やテクノロジーの改良が図られ，さまざまなエビデンスが構築されることによって，オープン手術，TEVAR の手術適応は流動的に変化していくと予想される．しかしながら，現状においては，適切な患者選択を行い，綿密な治療計画に基づき，安全かつ効果的なオープン手術を行うことは B 型解離の治療上きわめて重要である．

■文献

1) Suzuki T, et al. Clinical profiles and outcomes of acute type B aortic dissection in the current era: Lessons from the international registry of aortic dissection (IRAD). Circulation. 2003; 108 (suppl II): 312-7.
2) 高本眞一，他．大動脈瘤・大動脈解離診療ガイドライン（2011 年改訂版）．
3) Hegan PG, et al. The International Registry of Acute Aortic Dissection (IRAD): New insights into an old disease. JAMA. 2000; 283: 897-903.
4) Kato M, et al. Determining surgical indication for acute type B dissection based on enlargement of aortic diameter during the chronic phase. Circulation. 1995; 92 (9 Suppl): II107-12.
5) Tsai TT, et al. Partial thorombosis of the false lumen in patients with acute type B aortic dissection.

N Engl J Med. 2007; 357: 349-59.
6) Nienaber CA, et al. Randomized comparison of strategies for type B aortic dissection: the Investigation of STEnt Grafts in Aortic Dissection (INSTEAD) trial. Circulation. 2009; 120: 2519-28.
7) Erbel R, et al. 2014 ESC Guidelines on the diagnosis and treatment of aortic diseases: Document covering acute and chronic aortic diseases of the thoracic and abdominal aorta of the adult. The Task Force for the Diagnosis and Treatment of Aortic Diseases of the European Society of Cardiology (ESC). Eur Heart J. 2014; 35: 2873-926.
8) Kato N, et al. Midterm results of stent-graft repair of acute and chronic aortic dissection with descending tear: the complication-specific approach. J Thorac Cardiovasc Surg. 2002; 124: 306-12.
9) Masuda M, et al. Thoracic and cardiovascular surgery in Japan during 2012. Gen Thorac Cardiovasc Surg. 2014; 62: 734-64.
10) Shimizu H, et al. Current strategies for spinal cord protection during thoracic and thoracoabdominal aortic aneurysm repair. Gen Thorac Cardiovasc Surg. 2011; 59: 155-63.
11) Griepp, RB, et al. Spinal cord perfusion and protection during descending thoracic and thoracoabdominal aortic surgery: the collateral network concept. Ann Thorac Surg. 2007; 83: S865-9.
12) Shimizu H, et al. Thoracic and thoracoabdominal aortic repair under regional spinal cord hypothermia using a special designed epidural catheter. Eur J Cardio-thorac Surg. 2014; 46: 40-3.
13) Koksoy C, et al. Renal perfusion during thoracoabdominal aortic operations: cold crystalloid is superior to normothermic blood. Ann Thorac Surg. 2002; 73: 730-8.

〈北原大翔　志水秀行〉

§4. 急性大動脈解離の治療

8. B型解離に対するステントグラフト治療

　胸部大動脈瘤に対するステントグラフト治療（thoracic endovascular aortic repair: TEVAR）は，導入されてからやっと20年という新しい術式である．この術式は根治性と革新性を併せ持った低侵襲術式であるが，その技術面においてまだまだ未熟な部分も多い．しかし今後さらなる進歩も期待できる領域であり，遠隔成績が望める可能性を十分に含んでいる．

　大動脈解離は日本において，欧米に比べて非常に頻度の高い疾患である．一般的には3倍ほど高いといわれている．原因としては，民族性の可能性が考えられており，アジア諸国でも日本と同様に高い頻度を示している．この大動脈解離のうち，今回はB型大動脈解離に絞って話を進める．

1　B型大動脈解離に対する治療戦略

　B型大動脈解離は一般的に急性期と慢性期に分類される．急性B型大動脈解離においては，症状，合併症がある complicated type と，それらがない uncomplicated type に分けられる．それらの治療においては通常，complicated type B aortic dissection は手術を，uncomplicated type には降圧安静治療（内科的治療）を行ってきた．つまり現状の通常手術では，uncomplicated type への手術リスクは高いと考えられており，内科的治療で十分と判断されている．しかし内科的治療（best medical treatment）を uncomplicated type に施行した場合，5年以内に約40％の内科的治療患者が，60 mm 以上への瘤の拡大や破裂を認めている[1,2]．すなわち40％の uncomplicated type の患者が手術を必要とするのである．

　我々はその結果から，B型大動脈解離において，大動脈瘤（偽腔）の拡大を予測する必要があることがわかった．そこで我々は41例の uncomplicated acute type B dissection を対象として大動脈拡大因子を検討した．その検討により，発症時の大動脈径（全体径）40 mm が予測因子となった．そこで発症時に大動脈全体径が 40 mm 以上の症例と 40 mm 以下の症例に分類した．その両群で大動脈拡大回避率を検討し，発症時 40 mm 以下の群が有意に高値を示した[3]．つまり発症時大動脈径が 40 mm を超えていれば，uncomplicated type であろうとも手術を行った方がいいということである．ただ uncomplicated type に対する外科的手術の成績は決して良好なものではなく，侵襲性も強い．そこで低侵襲手術で成績の良好な術式が期待された．

2　ステントグラフトデバイス

　我々は，1990年頃より動物実験を開始し，それにて良好な成績を得た後，1993年にB型解離性

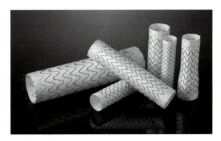
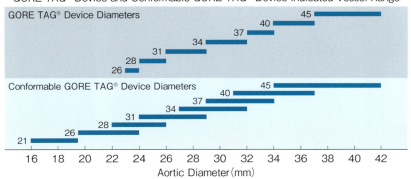

図1 ● Gore 社の conformable TAG（cTAG）デバイス
tapered graft がラインアップされているのと，各々のデバイスでの treatment range が広いことが TAG と比較してもわかる．

大動脈瘤にステントグラフトを導入したが，我々の自作デバイスとしては thin wall polyester woven graft に Gianturco Z stent を用いていた．初期の成績はデバイスの問題などにより満足できる結果ではなかったが，現在までいくつかの工夫を行い良好な成績を得るレベルまで技術革新ができた[3]．企業製造ステントグラフトに関しては，欧米で多くの企業製造ステントグラフトが製造され，認可使用されている．日本では，2008年より TAG（W. L. Gore and Associates, Flagstaff, Arizona, USA）が，2009年より Talent（Medtronic Endovascular, Minneapolis Minnesota, USA）が保険認可され，その後多くのデバイスが承認されている．解離デバイスとしては，TX-D（Cook, Bloomington, Indiana, USA）が急性 B 型解離用のデバイスとして保険承認され（図1），早々にcomfortable TAG（cTAG）も B 型大動脈解離に対する適応を取得した．このデバイスは素晴らしい flexibility と treatment range の広さを有しており，解離に対して有用であると思われる（図2）．

　大動脈瘤に対するステントグラフト治療の進歩は，そのデバイス自体と delivery system の進歩がすべてであるといって過言ではない．現時点でも，欧米では素晴らしいステントグラフトが製造されている．今後，アメリカの FDA の承認が降りてから日本の FDA での承認がスタートするというきわめて時代遅れのシステムを改善するために，International clinical trial が積極的に取り入られることを切に望む．

3　解離性大動脈瘤に対するステントグラフト治療

　現在，解離性大動脈瘤に対する open surgery が良好な成績が得られていないことから，内科的降

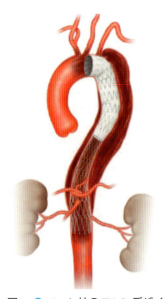 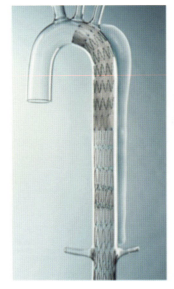 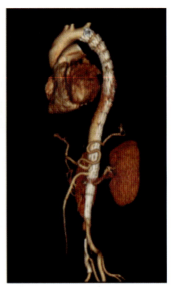

図2 ● Cook 社の TX-D デバイス
tapered graft としては初めて 10 mm の taper を実現しており，中枢側にベアーステントおよびバーブがない．また末梢には flexibility に富んだベアーステントがラインアップされている．

圧安静療法がB型大動脈解離に対する通常治療となっている．ただ遠隔期において偽腔の拡大を生じる症例は少なくなく，その時点では Maga aorta となり胸腹部全置換術に類似した手術となってしまうことが多い．そのような多大な侵襲のある手術では当然，脊髄麻痺を含む重篤な合併症を併発することも少なくない．そこで低侵襲であるステントグラフト手術の登場となるわけである．

そこで今回，これまでの分類に従って急性・慢性解離に分け，それぞれのカテゴリーでステントグラフト治療の現状について検討した．

4 急性B型大動脈解離

急性とは通常発症から 14 日以内と定義されている．また大動脈破裂（rupture）や灌流障害（malperfusion）をきたしている症例を complicated type とし，そのような症状を有していない症例を uncomplicated type と定義されている．

急性期（発症より2週間以内）におけるステントグラフト治療は，エントリーを早期に閉鎖することにより胸部では解離前の状態，つまり偽腔の消退を期待しやすい．1990年代よりステントグラフト手術の研究を行ってきた Stanford 大学でも急性大動脈解離に対するステントグラフト治療は早期および遠隔期に関しても良好な成績を報告している[4]．ただステントグラフトを作成するにおいて，非常に厳密な計測が必要であると考えている．つまり急性期のまだ不安定で脆弱なフラップに，新たなエントリーを作ることはなんとしても避けたい．そこで我々は急性大動脈解離において，正常血管に landing するステントグラフト中枢側は血管の 1.1～1.2 倍とするが，できる限り正常血管（非解離部）に landing することにしている．末梢側は解離部分に landing せざるを得ないため，1.05～1.1 倍としている．この作成方法では，ほとんどの症例で tapered graft が必要となるが，以

前は厳密に作成したhome-madeのステントグラフトを用いていたが，企業デバイスが存在するなかで，home-madeは用いるわけにはいかないため，現状では企業製造 tapered graftを用いるが，1本では不可能な場合が多く，末梢から2本のステントグラフトを用いることによってさらにtapereをつける術式を一般的には使用している．

　最近の解離性大動脈瘤に対するステントグラフト治療を述べた39論文での609例では，手術成功率が98.2%であり，術後合併症では，脳梗塞は1.9%，脊髄麻痺が0.8%ときわめて低く，良好な治療方法であると論じている[5]．我々の1993年からの179例の急性B型解離に対する成績では，発症からTEVARまでの平均日数は5.8日であり，発症直後にTEVARを施行したからといって，術中術後の合併症が高いわけではなく，上記の方法でTEVARを行えば，TEVARまでの期間は予後に関係なかった．早期成績においては，入院死亡が2.8%と良好であり，術後合併症としては腎機能障害が2.8%，腸管壊死が5例（1.7%）とやはり術前 malperfusion のあった患者が術後，その灌流不全臓器に虚血からの壊死を認めている．このデータから考えても，術式としては malperfusion の解除が，まず第1選択として推奨されている．その治療方法としてやはりその malperfusion の形態，つまり dynamic か static かを検討することがきわめて重要であろう．では合併症のない症例（uncomplicated type）ではどうであろうか．当然現在では，投薬降圧安静治療が主流である．しかし遠隔期で大手術をせざるを得ないこともあり得る．ADSORB trial では[6]，uncomplicated acute B dissection に対するステントグラフト治療が優れているとの結論であるが，この trial では適応が不明瞭で，先に述べたようにこの治療のエンドポイントが破裂予防，さらにはそれを誘発する瘤の拡大を予防することである以上，それに基づいたステントグラフト治療導入適応を今後さらに明らかにする必要があると思われる．

　遠隔期においても，やはりステントグラフト末梢部に melting による new entry の形成がなされることが大きな問題である．そのため我々はステントグラフトの末梢端は，必ず大動脈が曲がっていない部位に留置されるようにその長さを決定している．しかし根本的にはデバイスの radial force および flexibility を十分に考慮した開発が今後もさらに必要になると思われる．

5　慢性B型大動脈解離

　慢性とは発症から14日以上のB型解離と定義されている．早期慢性期もしくは亜急性期（だいたい3カ月と定義されていることが多い）と，さらに細分化する報告も散見される．大動脈解離の治療を行う上で，現状では慢性大動脈解離の症例の多くを占めているこの分野を慎重に検討する必要がある．

　これまで中期成績を検討したところ，慢性B型大動脈解離に対するステントグラフト治療は，急性B型大動脈解離に比して生存率，心血管因性死亡回避率，大動脈イベントにおいて有意に低値を示す多くの報告が散見される[7,8]．そのため慢性期に対するステントグラフト治療は，いまだに controversial であるといわれている．Nienaber らは合併症のない（uncomplicated type）亜急性期，慢性期の解離性大動脈瘤に対して降圧投薬治療とステントグラフト治療の randomized study である INSTEAD trial を行った．1年後の結果からは uncomplicated type B chronic dissection に対するステントグラフト治療の有用性は明らかにできなかったが[8]，5年の INSTEAD XL のデータで

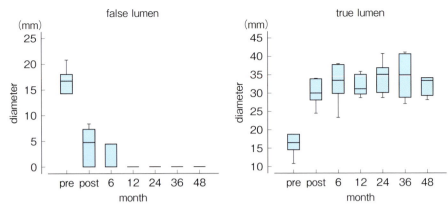

図3 ● 急性B型解離におけるaortic remodeling(Sayer D, et al. Eur J Vasc Endvasc Surg. 2008; 36: 522-9)[10] 図のようにステントグラフト挿入後，false lumenは早々に縮小，消失し，true lumenが拡大していることがわかる．このような状態をaortic remodelingとよんでいる．

は，ステントグラフト治療の有用性が明らかとなった[9]．ただこのトライアルの問題点は，対象が1年以内の症例であるため，慢性B型解離全体が対象になったわけではない．INSTEAD XLではaortic remodelingも良好に生じており，この対象期間が大きくこの成績を左右している可能性がある．つまりINSTEAD trialのみでuncomplicated type B chronic dissectionに対して，ステントグラフト治療が有効であるとはいいがたい．

近年，急性B型大動脈解離において，aortic remodelingが生じやすいことが報告されている（図3）[10,11]．aortic remodelingはTEVARにて真腔が拡大し，偽腔が縮小し大動脈解離が発症前の状態に近づくことである．一般的にはaortic remodelingが生じることは，TEVARにより良好な状態を惹起できたと考えられている．我々のデータでは，急性解離

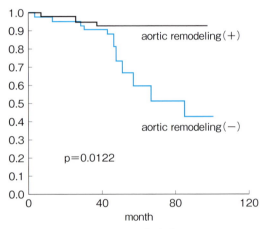

図4 ● aortic remodeling（＋）群とaortic remodeling（−）群における大動脈イベント回避率の遠隔成績比較

aortic remodeling（＋）症例では，大動脈イベントはaortic remodeling（−）症例に比べて，有意に低かった．すなわちaortic remodelingが起こる症例では，TEVAR後良好な遠隔期成績が望めるという結果である．

のうち81％の症例でaortic remodelingを認めた．次にaortic remodelingを認めた症例と，認めなかった症例に大動脈イベント回避率について検討を行った．その10年間の遠隔期成績では有意にaortic remodelingを認めた群が有意に高値を示した（図4）．つまり，TEVARの導入によりaortic remodelingを認めれば，良好な遠隔期成績が確約されることがわかった．

その結果をもとに，我々の慢性B型大動脈解離症例について，発症からTEVARの期間とaortic remodelingの発症率を検討すると，6ヵ月を超えると急激に発生率が50％以下となる．これをreceiver operating characteristic curve analysis（ROC curve analysis）で検討を行った．それによ

ると optimal cut-off value は約 6 カ月であった．つまり aortic remodeling から慢性 B 型大動脈解離の TEVAR 治療を考えると，発症から 6 カ月以内が良好な治療適応患者であり，それを超えると TEVAR の遠隔期成績は不良となるということが判明した．

しかしなぜ aortic remodeling が早期のみに生じるのか，またはほかに B 型大動脈解離の予後を規定する因子はないのか，まだ明らかにされていないことが多々ある．そのため今後，大動脈解離が多い日本，さらにはアジア諸国を含んだその因子評価と新たなる TEVAR 治療導入の適応基準を研究する大きな International trial を積極的に進める必要があると切に思う．

おわりに

今後ステントグラフト治療は，さらなる進歩が見込める．今後デバイス自体の開発（fenestrated や branched など），挿入システムの改良，デバイスへの補助機能の追加（薬剤塗布 etc）など開発競争がなされるであろう．そのような新しいデバイス，特に大動脈解離に特化したデバイスの開発が望まれる．最終的には A 型大動脈解離に対して，現在のように慢性 A 型解離に少し改良された現状デバイスを用いるのではなく，新しい発想で開発されたデバイスがそれほど遠くない未来に登場すると期待している．そのような変化の中で，どのような治療方法に改善，進歩していくか次世代に期待するところであるが，10 年後の未来が非常に楽しみである．

■文献

1) Kato M, et al. Determining surgical indications for acute type B dissection based on enlargement of aortic diameter during the chronic phase. Circulation. 1995; 92（9 Suppl）: II107-12.
2) Marui A, et al. Toward the best treatment for uncomplicated patients with type B acute aortic dissection. A consideration for sound surgical indication. Circulation. 1999; 100［suppl II］: II-275-80.
3) Kato M, et al. Outcomes of stent-graft treatment of false lumen in aortic dissection. Circulation. 1998; 98（19 Suppl）: II305-11; discussion II311-2.
4) Dake MD, et al. Endovascular stent-graft placement for the treatment of acute aortic dissection. N Engl J Med. 1999; 340: 1546-52.
5) Eggebrecht H, et al. Endovascular stent-graft placement in aortic dissection: a meta-analysis. Eur Heart J. 2006; 27: 489-98.
6) Brunkwall J, et al. the ADSORB Trialists. Endovascular repair of acute uncomplicated aortic type B dissection promotes aortic remodelling: 1 year results of the ADSORB trial. EJVES, Volume Issue-p.1e7 Month/2014.
7) Eggebrecht H, et al. Endovascular stent-graft treatment of aortic dissection: determinants of post-interventional outcome. Eur Heart J. 2005; 26: 489-97.
8) Nienaber CA, et al. Nonsurgical reconstruction of thoracic aortic dissection by stent-graft placement. N Engl J Med. 1999; 340: 1539-45.
9) Nienaber CA, et al. for the INSTEAD-XL trial. Endovascular repair of type B aortic dissection long-term results of the randomized investigation of stent grafts in aortic dissection trial. Circ Cardiovasc Interv. 2013; 6: 407-16.
10) Sayer D, et al. Aortic morphology following endovascular repair of acute and chronic type B aortic dissection: Implications for management. Eur J Vasc Endovasc Surg. 2008; 36: 522-9.
11) Watanabe Y, et al. Aortic remodeling as a prognostic factor for late aortic events after thoracic endovascular aortic repair in type B aortic dissection with patent false lumen. J Endvasc Ther. 2014; 21: 517-25.

〈倉谷　徹〉

§5. 慢性期の大動脈解離

1. A型大動脈解離のフォローアップ

　近年の診断技術・手術手技・術後管理の向上により，本邦における急性大動脈解離，特にA型大動脈解離の治療成績は改善しており，これに伴い，初期治療後の慢性期に再手術（追加手術）が施行される症例も増加傾向である．本稿では，急性A型大動脈解離初回手術後の遠隔成績に関する報告を，近位側（大動脈基部）・遠位側（弓部下行大動脈）と部位別に解説する．慢性期の大動脈解離の薬物治療に関しては，次稿B型大動脈解離のフォローアップで述べる．

1 急性A型大動脈解離近位側再建後の遠隔成績

　急性A型大動脈解離手術の近位側再建法には，いくつかの術式が存在する．自己弁と大動脈基部組織を温存する再建術式（supra-commissural replacement of the ascending aorta: SCR法）が最も多く使用され，Marfan症候群に代表される大動脈弁輪拡張症や基部にエントリーが存在している症例では，大動脈基部手術（Bentall型基部置換手術や自己弁温存手術）が実施される．術後早期には稀であるが，SCR法施行後の遠隔期に再手術が施行される症例はある一定頻度で存在する．その原因として，大動脈弁閉鎖不全症を合併する大動脈基部拡大の進行や大動脈再解離の他，まれではあるが，吻合部仮性動脈瘤形成，感染などがあげられる．急性A型大動脈解離における大動脈弁温存手術2,402例（SCR法2,284例，re-implantation手術59例，re-modeling手術59例）の治療成績をまとめたメタ解析研究によると[1]，近位側再手術回避率は5年89%・10年79%であり，2度以上の大動脈弁閉鎖不全症回避率（SCR法のみ対象）は5年96%・10年85%であった．一方，大動脈基部手術は，SCR法と比較して，在院死亡率を上昇させず，遠隔成績も近位側再手術の頻度が低いと報告されている（SCR法144例 vs Bentall型手術77例＋re-implantation手術5例の比較試験）[2]．また，Subramanianらはさらに，Bentall型手術（130例），re-implantation手術（27例），re-modelling手術（51例）の3群間比較を行った．その結果，自己弁温存大動脈基部手術群（re-implantation手術，re-modelling手術）の5年近位再手術回避率はそれぞれ90%以上であり，Bentall型手術と遜色ない治療成績であることが報告された[3]．症例に応じて，初回手術でこれらの手術術式を実施することも，急性A型大動脈解離の遠隔予後改善には重要であると思われる．

　急性A型大動脈解離の近位側吻合の断端形成の際には，gelatin resorcin formalin（GRF）glue, Bio Glue, Fibrin glueなどのglue製剤が使用されることが多い．Fibrin glueに関する報告例がないが，GRF glue（ホルムアルデヒド含有）やBio Glue（グルタルアルデヒド含有）に関しては，急性A型大動脈解離手術での使用後に，炎症反応と組織壊死が誘発され，吻合部仮性動脈瘤が形成されることがあると報告されている[4,5]．glue製剤使用後の仮性動脈瘤に関しては，施設間で発生率に

表1 遠隔期に近位側再手術を施行された症例の患者特徴・再手術のまとめ

	合計 17例
初回手術時の特徴	
平均年齢　平均±標準偏差	53±12 歳
男性	11 例（65%）
高血圧	11 例（65%）
Marfan 症候群	1 例（6%）
大動脈弁閉鎖不全症≧Ⅲ°	11 例（65%）
初回近位側の再建術式	
supra-commissural replacement of the ascending aorta	16 例（94%）
supra-commissural replacement of the ascending aorta＋CABG	1 例（6%）
再手術となった原因	
大動脈基部拡大	15 例（88%）
仮性動脈瘤形成	1 例（6%）
感染	1 例（6%）
初回手術〜再手術までの期間　平均±標準偏差	4.3±3.5 年
再手術術式	
Bentall 型基部置換手術	15 例（88%）
大動脈弁置換手術	2 例（12%）
再手術死亡症例	1 例（6%）

差があり，また適正使用により発生が予防できるとの報告もある[6]が，注意深い経過観察が望まれる．

　急性 A 型大動脈解離の初回手術で，機械弁での大動脈弁置換手術が実施される場合には，術後の抗凝固療法が必要となる．急性 A 型大動脈解離手術における人工弁選択（生体弁 vs 機械弁）に関しては，まだそのカットオフ年齢を含めて，十分なコンセンサスは得られていない．Song らは，急性 A 型大動脈解離術後早期の抗凝固療法が，遠位大動脈における偽腔の部分開存率を低下させ，完全開存率を増加させると報告している[7]．今後の研究報告が待たれるが，機械弁移植などにより術後に抗凝固療法が実施される症例では，遠位側大動脈リモデリングが抑制される可能性があるため，定期的な CT 検査が重要である．

　当科で1990 年 1 月〜2014 年 4 月までに緊急手術を実施した急性 A 型大動脈解離症例は 605 例であり，リング型グラフト内挿術 16 例を除く 589 症例の近位側再建法の内訳は，SCR 法 546 例（93%），Bentall 型手術 30 例（5%），re-implantation 手術 1 例（0.2%），大動脈弁置換術 12 例（2%）であった．全体の在院死亡率は 9.4%（57/605）であり，近位側再建術式別に在院死亡率の差は認めなかった．遠隔成績は，諸家の報告とほぼ一致し，近位側再手術回避率は 5 年 98%・10 年 93%であり，17 症例に近位側大動脈再手術を施行した．再手術を実施した 17 症例の患者特徴と再手術のまとめを表 1 に示す．再手術を施行された症例の初回手術時平均年齢は 53 歳と若く，Ⅲ°以上の高度大動脈弁閉鎖不全症を呈する症例を多く認めた．初回手術時の術式としては全例 SCR 法（＋CABG）が

施行されており，平均 4.3±3.5 年後に再手術（88％は Bentall 型手術）が実施された．人工血管感染を合併し緊急手術を施行した 1 例が術中の多量出血で死亡したが，他の症例は全例生存退院し，術後合併症も長期人工呼吸器管理（48 時間以上）3 例，気管切開施行 1 例のみであった．術前の高度大動脈弁閉鎖不全[8]や若年年齢（60 歳未満）[9]などが，遠隔期の近位側再手術の危険因子と報告されており，当科の検討でもこれらの点は確認された．近位側再手術の治療成績は良好であるので，high risk 群では，SCR 法施行後の基部拡大と大動脈弁閉鎖不全症の進行を念頭においた注意深い経過観察を行い，適切な時期に再手術を実施することが重要である．

2 遠位大動脈に残存する偽腔開存が急性 A 型大動脈解離の予後に及ぼす影響

　解離している上行大動脈の切除とともに内膜亀裂（エントリー）の切除が，急性 A 型大動脈解離の初回手術の目的となるが，エントリー切除後も DeBakey II 型解離以外の症例では遠位側大動脈に偽腔が残存することが多い．急性 A 型大動脈解離術後の慢性期においても，残存する偽腔と真腔間に血流の交通があれば，遠位側大動脈の拡大・再解離・破裂などの大動脈イベントが発生しやすくなると報告されている[10]．このため，急性 A 型大動脈解離術後の遠隔期フォローアップでは，初回手術後の造影 CT 検査による偽腔の状態評価（開存/部分開存/血栓閉塞）が重要な存在と位置づけられている．当科は，急性 A 型大動脈解離の初回手術後急性期に，ほぼ全例で造影 CT 検査を施行している．この画像データを用いて，遠位側大動脈に残存する偽腔開存が急性 A 型大動脈解離の遠隔予後に及ぼす影響を retrospective に解析した[11]．1990 年 1 月〜2013 年 3 月までに緊急手術を実施した急性 A 型大動脈解離 534 例中，生存退院した症例は 484 症例であり，このうち追跡調査が可能であったのは 472 症例（男性 245 例女性 227 例，平均年齢 63.5±12.2 歳）であった．さらに，腎機能障害や造影剤アレルギーなどのため単純 CT のみ実施された症例は 21 例であり，残る 451 例で術後 2 週間以内に造影 CT 検査を実施した．この 451 例を人工血管置換した遠位側大動脈の偽腔形態により，偽腔開存群（280 症例，部分開存を含む）と血栓閉塞群（171 症例）の 2 群に分類し，遠隔生存率と大動脈イベント（遠位大動脈の再解離・破裂・再手術および突然死）を比較検討した．上行弓部置換実施症例は偽腔開存群 16％（45/280）vs 血栓閉塞群 12％（20/171），エントリー切除率は偽腔開存群 75％（210/280）vs 血栓閉塞群 75％（128/171）と 2 群間で差は認めなかったが，血栓閉塞群が有意に高齢で（平均年齢，偽腔開存群 60.0±12.1 歳 vs 血栓閉塞群 68.7±10.2 歳，$p<0.01$），男性比率が低かった〔偽腔開存群 58％（162/280）vs 血栓閉塞群 42％（71/171），$p<0.01$〕．比例ハザード法による多変量解析では，年齢・男性・遠位大動脈の偽腔開存が遠隔死亡の危険因子であり，Marfan 症候群・エントリー非切除・遠位側大動脈径 45 mm 以上・遠位大動脈の偽腔開存が大動脈イベントの危険因子であった．リスク調整後の解析結果（図 1）では，遠隔生存率・大動脈イベント回避率双方とも，偽腔開存群が血栓閉塞群と比較して低値であり，術後に残存する偽腔開存が大動脈イベントの発症を介して遠隔予後に影響を及ぼすことが示された．高齢者でより偽腔が血栓閉塞しやすいという現象は，血栓閉塞型大動脈解離に関する過去の論文でも報告されており[12]，本研究でも確認された．

　急性 A 型大動脈解離術後の下行大動脈の形態変化に関しては，Park らが DeBakey I 型解離 122 例の遠隔期造影 CT の解析結果を報告している（平均観察期間 33.6 月）[13]．術直後の造影 CT で，

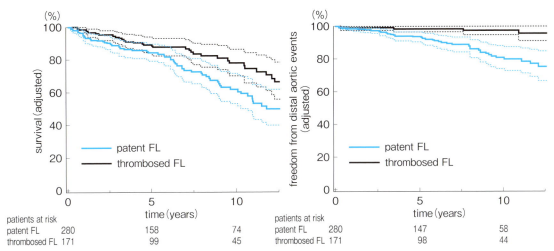

図1 ● 遠位側大動脈の偽腔状態（開存 vs 血栓閉塞）により解析したリスク調整後の生存率（左）と大動脈イベント回避率（右）（Kimura N, et al. J Thorac Cardiovasc Surg. 2015; 149（2 Suppl）: S91-8. e1.[11]）より許可を得て転載）

FL: false lumen.

　偽腔が腹部大動脈まで完全に血栓閉塞している症例，もしくは腹部大動脈では偽腔が開存していても下行大動脈が血栓閉塞しかつ真腔径＞偽腔径の症例では，96％（23/24）と高い確率で遠隔期の大動脈リモデリングが進行し，全体の下行大動脈径も縮小した．これに対して，偽腔完全開存群では51％（49/97）が経過観察に大動脈径拡大（1 cm 以上の拡大）を呈した．さらに下行大動脈で偽腔が血栓閉塞していても，腹部大動脈で偽腔開存し，下行大動脈の真腔径＜偽腔径の場合には，72％（8/11）と高い確率で大動脈径拡大を示した．このように，術後早期の造影 CT から得られる情報はその後の外来フォローアップの方針決定に有用であり，特に若年者では遠位側の偽腔形態を考慮に入れて，綿密な経過観察の計画を立てることが望ましい．

　遠位側大動脈に対する追加治療の実施基準は，施設間での若干の相違はあるものの，一般的には最大径（55 mm もしくは 60 mm）や急速な大動脈拡大（5 mm/年もしくは 10 mm/年など）で判断する．急性 A 型大動脈解離術後の遠隔期に遠位側大動脈破裂，もしくは突然死により死亡した 18 症例の当科での検討[11]では，18 例中 17 例において遠位側大動脈の偽腔は開存していた．さらに死亡 1 年以内に CT 検査を施行していた 10 症例の画像解析結果では，破裂前の下行大動脈径の中央値は 55 mm（50～67 mm）であり，6 症例は径 50～56 mm で破裂をきたした．この 6 症例のうち 10 mm/年を超える急速な大動脈拡大を呈した症例は 1 例のみであったため，急速ではなくても明らかな増大傾向が確認され，かつ全身状態がよい症例では，55 mm 前後で追加治療の実施を検討すべきものと考える．

■文献

1) Saczkowski R, et al. Aortic valve preservation and repair in acute type A aortic dissection. Eur J Cardiothorac Surg. 2014; 45: e220-6.
2) Hysi I, et al. Aortic root surgery improves long-term survival after acute type A aortic dissection. Int

J Cardiol. 2015; 184: 285-90.
3) Subramanian S, et al. Valve-sparing root reconstruction does not compromise survival in acute type A aortic dissection. Ann Thorac Surg. 2012; 94: 1230-4.
4) Hachimaru T, et al. [Proximal anastomotic pseudoaneurysm due to gelatin-resorcin-formalin (GRF) glue after replacement of ascending aorta for acute aortic dissection; report of a case]. Kyobu Geka. 2008; 61: 242-5.
5) Luk A, et al. Complications of Bioglue postsurgery for aortic dissections and aortic valve replacement. J Clin Pathol. 2012; 65: 1008-12.
6) Kunihara T, et al. Optimal proportions of gelatin-resorcin-formalin components in aortic surgery. Eur J Cardiothorac Surg. 2009; 36: 962-6.
7) Song SW, et al. Effects of early anticoagulation on the degree of thrombosis after repair of acute DeBakey type I aortic dissection. Ann Thorac Surg. 2011; 92: 1367-75.
8) Bekkers JA, et al. Acute type A aortic dissection: long-term results and reoperations. Eur J Cardiothorac Surg. 2013; 43: 389-96.
9) Dell'Aquila AM, et al. Fate of the preserved aortic root after treatment of acute type A aortic dissection: 23-year follow-up. J Thorac Cardiovasc Surg. 2013; 146: 1456-60.
10) Yeh CH, et al. Risk factors for descending aortic aneurysm formation in medium-term follow-up of patients with type A aortic dissection. Chest. 2003; 124: 989-95.
11) Kimura N, et al. Reoperation for enlargement of the distal aorta after initial surgery for acute type A aortic dissection. J Thorac Cardiovasc Surg. 2015; 149: S91-8. e1.
12) Evangelista A, et al. Acute intramural hematoma of the aorta: a mystery in evolution. Circulation. 2005; 111: 1063-70.
13) Park KH, et al. Midterm change of descending aortic false lumen after repair of acute type I dissection. Ann Thorac Surg. 2009; 87: 103-8.

〈木村直行〉

§5. 慢性期の大動脈解離

2. B型大動脈解離のフォローアップ

　B型大動脈解離の慢性期のフォローアップは内科的薬物療法が中心となる．もちろん，フォローアップ中に大動脈径の拡大などが生じて，外科的手術療法が必要となることがあるため，適切なタイミングでCTなどの画像フォローを行うことは重要である．しかし，実際にどのくらいの頻度でCTを取ればよいかなどは，もともとの大動脈径などにも左右されるため，個々の症例で設定するしかない．一方で，内科的薬物療法は降圧療法が主となる．どれくらい血圧を下げるとよいかといったエビデンスは少ないが，降圧薬の種類によって予後が異なるとする報告もある．また，慢性期のフォローというよりも急性期のバイオマーカーや心拍数といった指標が慢性期に影響するという報告もある．実際，急性期の方がデータを採取しやすいため，慢性期に影響を与える急性期指標の方が報告が多い．本稿では主にB型大動脈解離の慢性期の薬物療法および慢性期に影響する急性期指標などについて述べる．

1　B型大動脈解離の慢性期の薬物療法

　降圧療法が慢性期薬物治療の中心となるが，収縮期血圧の降圧目標は130 mmHgとしているものと，135 mmHgとしているものがあり，一定の見解はない[1]．現状では，大動脈解離以外の合併症がない場合の降圧目標は130〜135 mmHg以下になるかと考えるが，より積極的な降圧療法が長期予後を改善するというエビデンスは乏しい．降圧療法のもう1つの重要なポイントとして，降圧薬の種類によって長期予後に差がでるのかということがあげられる．古典的に大動脈解離にはβ遮断薬が推奨されているが，β遮断薬が実際にB型解離の予後に関係するのかを含めて，個々の降圧薬について述べる．

a．β遮断薬

　大動脈解離に関する国際的な共同Registryである，The International Registry of Acute Aortic Dissection（以下IRAD）によると，退院時処方の情報があり，退院後にフォローアップが行われた合計1,301名の急性大動脈解離症例（内579名がB型解離）の予後を解析して，退院時処方が死亡率に与える影響を検討したところ，β遮断薬はA型解離患者の良好な予後とは関連していたが，B型解離患者の予後とは有意な関連がなかったと報告している[2]．
　一方，Genoniらは71名のB型大動脈解離患者を後ろ向きに調査して，β遮断薬投与された群では大動脈拡大，入院および手術などが少なかったと報告している[3]．我々も自施設の202名の急性B型解離患者を対象とした後ろ向き研究において，中央値55カ月のフォローアップ期間で観察し，

44名の遠隔期死亡を認めた[4]．単変量Cox回帰分析ではβ遮断薬の内服が良好な予後と関連していたが，多変量Cox回帰分析では有意差は消失した[4]．ただし，β遮断薬で考慮すべきことは，エビデンスが確立する前にすでにガイドラインなどで大動脈解離にはβ遮断薬を投与すべきと記載があることから，実際には上記のIRADの報告でも実に90％以上の患者がβ遮断薬を内服していた[2]．こういった状況下ではβ遮断薬の優位性を検討することは難しい．

b．Ca拮抗薬

先に紹介したIRADの報告では，Ca拮抗薬の内服はB型解離患者の慢性期の良好な予後と有意な関連を認めた[2]．また，我々の報告においてもCa拮抗薬内服は単変量および多変量Cox回帰分析にて良好な予後と関連していた[4]（表1）．Ca拮抗薬が良好な予後と関係していたはっきりとした理由は不明であるが，可能性としては降圧効果がより強く，確実な降圧が得られたということがあげられる．しかし，IRADおよび我々の報告いずれもその根拠に迫るようなデータはない．

表1 総死亡に対する多変量Cox回帰分析 (Sakakura K, et al. Am J Hypertens. 2009; 22: 371-7[4] より許可を得て転載)

variables	HR	95%CI	p value
age (per 10 year incremental)	1.32	0.93-1.87	0.13
maximum aorta diameter (per 1 mm incremental)	1.01	0.97-1.04	0.67
heart rate at discharge (per 1/min incremental)	1.00	0.97-1.03	0.86
previous MI or angina pectoris	1.88	0.68-5.19	0.22
impaired renal function at admission (eGFR≦60 mL/min)	2.07	0.94-4.57	0.07
impaired renal function at discharge[*1] (eGFR≦60 mL/min)	3.41	1.58-7.33	0.002
calcium channel blockers[*2]	0.38	0.15-0.97	0.04
β-blockers[*2]	0.60	0.29-1.24	0.17
ACE inhibitors[*2]	0.54	0.25-1.17	0.12
ARBs[*2]	0.69	0.15-3.11	0.63
α-blockers[*2]	1.40	0.54-3.59	0.49
diuretics[*2]	1.04	0.42-2.56	0.93

all variables which were age, maximum aorta diameter, heart rate at discharge, previous MI or angina pectoris, calcium channel blockers, β-blockers, ACE inhibitors, ARBs, α-blockers, diuretics, and impaired renal function at admission were simultaneously adjusted in one step.
ACE inhibitors: angiotensin-converting enzyme inhibitors, ARBs: angiotensin receptor blockers, CI: confidence interval, eGFR: estimated globerular filtration rate, HR: hazard ratio, MI: myocardial infarction.

[*1] impaired renal function at discharge was substituted for impaired renal function at admission in the model.
[*2] reference group is "no antihypertensive medication at discharge".

c. ACE 阻害薬

　Takeshita らは 73 名の急性 B 型解離患者を平均 873 日フォローし，ACE 阻害薬を内服していた 34 名と内服していなかった 39 名の患者群で予後を比べたところ，ACE 阻害薬の内服が大動脈イベントの発症をエンドポイントとした場合の良好な予後と関連していたと報告している[5]．一方で，先の IRAD の報告では ACE 阻害薬は予後との関連を認めなかった[2]．また，我々の報告においても ACE 阻害薬は単変量解析においては良好な予後と関連していたが，多変量解析ではその有意差が消失した[4]．

　上記のごとく，各種降圧薬について紹介したが，残念ながら決定的なエビデンスはない．これらの研究はいずれも観察研究であり，Ca 拮抗薬，β 遮断薬ともに本当に予後を改善することができるのかは不明であり，前向きの無作為化試験が必要であろう．また，β 遮断薬という薬剤ではなく，Kodama らは心拍数を 60 未満に tight にコントロールした群が，心拍数 60 以上の通常心拍群よりも長期予後がよいことを報告している[6]．合計 171 名の B 型解離患者を 32 名の tight HR 群と 139 名の通常心拍群に分けたところ，中央値 27 カ月のフォローアップ期間に，tight HR 群では 12.5% に，通常心拍群では 36% に有害事象を認めた（Odds ratio: 0.5, CI: 0.08-0.88, $p<0.01$）．ただし，β 遮断薬や Ca 拮抗薬など心拍数に影響を与える薬剤の内服率は両群で有意差がなく，β 遮断薬は tight HR 群で 78.1%，通常心拍群で 79.1% と差がなかった．Kodama らの研究は β 遮断薬使用の有無よりも，結果として心拍数がどれくらい下がったかがより重要である可能性を示唆している．一方，B 型解離ではないが，Ohnuma らは A 型解離患者の慢性期予後には心拍数が関連がなかったことを報告している[7]．434 名の A 型解離患者の慢性期予後を入院中の心拍数で 4 グループ（心拍数 70 以下，70〜79，80〜89，90 以上）に分けて予後を比べたが，有意差を認めなかった[7]．

2　B 型大動脈解離の慢性期に影響する急性期指標

　IRAD は 189 名の内科的治療を行われた B 型大動脈解離患者の長期予後を追跡し，3 年間の生存率が 77.6% とあまり良好ではないことを報告している[8]．また，外科的治療も含めた 242 名の B 型解離患者において，女性，大動脈瘤の既往，動脈硬化の既往，腎不全，胸水貯留などが有意な長期予後不良因子であると報告している[8]．我々は 202 名の B 型解離患者の長期予後の検討から，腎機能障害が有意な予後因子であることを報告している[4]．その他，偽腔開存型解離が予後不良であること[9]，発症時の大動脈径が大きいとその後の長期フォローにおいて手術適応となることが多いことも報告されている[10]．一方，大動脈径の拡大や偽腔開存といった画像診断のみでなく，C-reactive protein（CRP）などの炎症マーカーも予後因子として重要であることを我々は報告している．我々の施設に入院した B 型大動脈解離患者を初回入院時のピーク CRP 値によって 4 群〔低値群（T1）0.60〜9.37 mg/dL，中等値群（T2）9.61〜14.87 mg/dL，高値群（T3）14.90〜32.60 mg/dL，およびピーク値を得られなかった群（UG）〕に分け，その予後を比較したところ，ピーク CRP 高値群（T3）およびピーク CRP を得られなかった群（UG）の予後が有意に悪く，ピーク CRP 低値群（T1）の予後が有意によかった（図 1）[11]．また，多変量解析で他の因子を調整した後も，ピーク CRP 値は

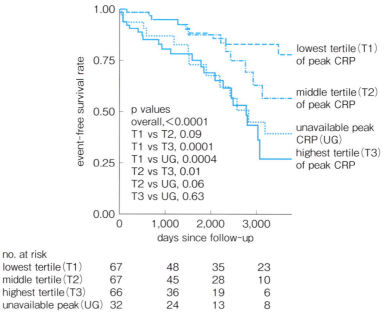

図1 ● ピークCRP値によって4群に分けられたグループのKaplan-Meier
曲線（Sakakura K, et al. Hypertension. 2010; 55: 422-9[11]より許可を得て転載）

有意な予後因子であった[11]．このことから，ピークCRP値は急性B型大動脈解離の重要な予後予測因子であることが示唆される．

3 実際にどのようなフォローアップが望ましいのか？

　慢性期のフォローアップで，まず押えておくべき情報は，急性期の大動脈の性状であろう．B型大動脈解離に対する急性期外科的治療の予後は不良であるため，一般的に血管外科医はimpending ruptureや急性臓器虚血などの重篤な状態以外は急性期の手術を避けることが多いため，すでに60 mm以上の瘤径がある状態で外来フォローとなることがある．このようなケースでは，外科医が手術のリスクとベネフィットのバランスが最良となるポイントを見つけ次第手術になると考えられるので，内科的薬物療法で乗り切ることを考えるよりも早期に血管外科医に委ねるべきである．

　その他の場合には目安となる大動脈径は55 mm以上，もしくは年間4 mm以上の増大が慢性期のTEVARやopen surgeryを考慮する目安であると報告されている[12]．降圧薬に関してはエビデンスレベルの高い報告はないが，Ca拮抗薬を中心に，また禁忌がなければβ遮断薬も使用するというのが標準的であると考える．これら2剤で，まずは収縮期血圧を130～135 mmHg以下にすることを目標とし，降圧目標に達しない場合にACE阻害薬やアンジオテンシンII受容体拮抗薬などを組み合わせて使用するというのが現実的な対応であろう．しかし，もっとも重要なことは今後，前向きの臨床試験が行われ，その結果に基づいた真に有効な降圧薬，真に意味のある降圧目標の設定がなされることであると考える．

■文献

1) Group JJW. Guidelines for diagnosis and treatment of aortic aneurysm and aortic dissection (JCS 2011)-digest version. Circ J. 2013; 77: 789-828.
2) Suzuki T, et al. Type-selective benefits of medications in treatment of acute aortic dissection (from the International Registry of Acute Aortic Dissection [IRAD]). Am J Cardiol. 2012; 109: 122-7.
3) Genoni M, et al. Chronic beta-blocker therapy improves outcome and reduces treatment costs in chronic type B aortic dissection. Eur J Cardiothorac Surg. 2001; 19: 606-10.
4) Sakakura K, et al. Determinants of long-term mortality in patients with type B acute aortic dissection. Am J Hypertens. 2009; 22: 371-7.
5) Takeshita S, et al. Angiotensin-converting enzyme inhibitors reduce long-term aortic events in patients with acute type B aortic dissection. Circ J. 2008; 72: 1758-61.
6) Kodama K, et al. Tight heart rate control reduces secondary adverse events in patients with type B acute aortic dissection. Circulation. 2008; 118: S167-70.
7) Ohnuma T, et al. Lower heart rate in the early postoperative period does not correlate with long-term outcomes after repair of type A acute aortic dissection. Heart Vessels. 2015; 30: 355-61.
8) Tsai TT, et al. Long-term survival in patients presenting with type B acute aortic dissection: insights from the International Registry of Acute Aortic Dissection. Circulation. 2006; 114: 2226-31.
9) Akutsu K, et al. Effects of the patent false lumen on the long-term outcome of type B acute aortic dissection. Eur J Cardiothorac Surg. 2004; 26: 359-66.
10) Hata M, et al. Optimal treatment of type B acute aortic dissection: long-term medical follow-up results. Ann Thorac Surg. 2003; 75: 1781-4.
11) Sakakura K, et al. Peak C-reactive protein level predicts long-term outcomes in type B acute aortic dissection. Hypertension. 2010; 55: 422-9.
12) Fattori R, et al. Interdisciplinary expert consensus document on management of type B aortic dissection. J Am Coll Cardiol. 2013; 61: 1661-78.

〈坂倉建一〉

§5. 慢性期の大動脈解離

3. 手術治療のタイミングと手術術式
（胸腹部置換を中心に）

　川崎幸病院・川崎大動脈センターにおける2003〜2014年の胸部大動脈手術2,691例のうち，慢性期の大動脈解離に対する手術は721例であり，そのうち基部・上行・弓部大動脈置換が218例であるのに対して，下行・胸腹部大動脈置換は503例とその69.7％が左開胸手術となっている．
　大動脈解離 Stanford type A は原則，急性期の時点で上行もしくは弓部大動脈置換を施行しており，慢性期の大動脈解離に対する手術の多くは Stanford type B，もしくは上行・弓部大動脈置換術後の残存解離部に対する手術となる．大動脈解離において，発症後2週間以上経過したものを慢性期と定義するが，症状がなく，大動脈径の拡大がないものに関しては血圧コントロールとCT検査を中心とした経過観察が基本となる．慢性期の大動脈解離は下行大動脈にとどまらず，腹部や腸骨・大腿動脈に及ぶ場合もしばしばであるが，急性期にみられるような臓器虚血症状を伴うことはまれである．大動脈解離慢性期における大動脈径の拡大（瘤化）は，大動脈解離を伴わない大動脈瘤と同様に破裂のリスクがあるため，これをもって手術適応とすることが多い[1,2]．

1　適応

　大動脈解離発症時の大動脈径・偽腔の状態は，慢性期における大動脈径の拡大・形態変化に重要な影響をもつ．発症時の最大径が40 mm以上，primary entryが胸部大動脈にあるものでは大動脈径の拡大リスクが高い[3]．また，発症時の最大径が40 mm以上・偽腔開存型では，拡大が60 mm以上に達する率や大動脈破裂のリスクが高いとされている[4]．発症時に大動脈径の拡大がなく，偽腔血栓閉塞型のものは予後良好である一方，偽腔開存型はしばしば瘤化を起こすとされる．いずれにしても，大動脈解離は発症時の形態にかかわらず全例で拡大を前提とした経過観察をすべきだと考えている．前述の通り，慢性期の大動脈解離は下行・胸腹部大動脈瘤に進行する可能性がある．下行・胸腹部大動脈瘤の25％が解離後の拡大によるものといわれている[5]．
　大動脈瘤・大動脈解離ガイドライン2011改訂版[6]による大動脈解離の慢性期治療における推奨度は表1の通りである．上記に加えて，当院では最大径50 mmをカットオフとして瘤径の拡大率が上昇する[7]などの理由から慢性大動脈解離の手術適応を最大径50 mm以上としている．当院で経験した破裂症例における最大径（mm）の分布を図1に示す．

表1　大動脈解離の慢性期治療における推奨

Class I
1. 大動脈の破裂，大動脈径の急速な拡大（5 mm 以上/6 ヵ月）に対する外科治療（Level C）
2. 大動脈径の拡大（60 mm 以上）を持つ大動脈解離に対する外科治療（Level C）
3. 大動脈最大径 50 mm 未満で合併症や急速な拡大のない大動脈解離に対する内科治療（Level C）

Class IIa
1. 薬物によりコントロールできない高血圧をもつ偽腔開存型大動脈解離に対する外科治療（Level C）
2. 大動脈最大径 55〜60 mm の大動脈解離に対する外科治療（Level C）
3. 大動脈最大径 50 mm 以上の Marfan 症候群に合併した大動脈解離に対する外科治療（Level C）

Class IIb
1. 大動脈最大径 50〜55 mm の大動脈解離に対する外科治療（Level C）

循環器病ガイドシリーズ．大動脈瘤・大動脈解離診療ガイドライン（2011 年改訂版）
http://www.j-circ.or.jp/guideline/pdf/JCS2011_takamoto_h.pdf（2015 年 12 月 15 日閲覧）

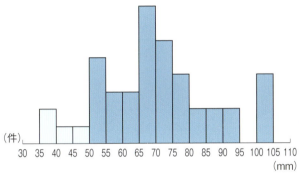

図1 ● 当院で経験した破裂症例における最大径（mm）の分布
破裂症例の 90.7% が 50 mm 以上である．

2　術式

a．左開胸アプローチ（下行大動脈置換）

　体位はすべて右側臥位とする．下行大動脈置換の場合は，近位側吻合が遠位弓部〜下行近位となるものは第 4〜5 肋間開胸，下行中位以下になるものは第 5〜6 肋間開胸としている．開胸は腹側の肋骨付着部を離断し，開胸肋間の上下にある肋骨をできる限り背側で離断する．肋骨離断時，周囲の肋間動静脈は十分に止血する．しばしば左肺と大動脈は炎症性に癒着しており，カニュレーションと吻合が可能な範囲内で，剥離範囲は最小限にとどめるように留意する．片肺管理で虚脱した左肺をガーゼで包むことで受動し，良好な術野を確保できる．

b．胸腹部アプローチ（胸腹部大動脈置換）

　体位・開胸方法は左開胸アプローチに準じる．かつて胸腹部大動脈置換で行われていた stoney position などの体位はとらず，全例下行大動脈置換と同様に右側臥位で行う．開胸肋間は，胸腹部大動脈瘤 Crawford 分類に準じ extent I・II では第 5 肋間開胸，extent III・IV では第 7〜8 肋間開胸としている．
　前記開胸方法に引き続いて Monks white line を切開し，疎な結合組織を剥離して後腹膜腔にアプローチする．腸腰筋の前面を右側方向に剥離し，腹部大動脈表面に達する．剥離時は脾臓の扱いに

注意する．脾臓は鈍的な操作でも容易に損傷・出血し，止血が困難である．また左尿管の位置を同定し，損傷を回避する．ascending lumber vein が腹部大動脈上を横断しており，これを処理・切離する．同静脈より頭側に左腎動脈が位置する場合が多く，これをランドマークに左腎動脈を同定することで大動脈のおおまかな位置関係が把握できる．

　横隔膜切開：開腹後，横隔膜を胸壁から約 5 cm 離して弧状に切開し，大動脈裂孔に到達する．切開時は一定間隔に絹糸（白/黒）を交互に横隔膜切開線に沿ってかけることで，閉鎖時のメルクマールとしている．同糸を切開時の牽引に使うこともできる．

　以上のアプローチにより，弓部大動脈から腸骨動脈までを一期的に手術可能である．ただし，右総腸骨領域においては右側臥位後腹膜側からのアプローチでは視野確保が困難なことがあるため，右総腸骨動脈の再建の場合には，腹部臓器をいったん正中に戻し，腹部正中切開による腹部大動脈瘤・腸骨動脈瘤手術時のように腹腔内からのアプローチを行うか，または段階的治療を選択することが多い．

1) 左鎖骨下動脈直後から拡大を認める場合

　左鎖骨下動脈直後から解離が始まり同部位に拡大を認め，なおかつ鎖骨下動脈近位側を遮断しても動脈瘤の完全な切除が困難な症例がある．そういった症例に対する治療戦略として，当院では，①大動脈全弓部置換術＋エレファントトランク挿入，②下行・胸腹部大動脈人工血管置換術の 2 期的手術を行っている．左開胸手術での中枢側吻合を容易にし，反回神経・横隔神経損傷のリスクを回避できる．中枢側遮断困難な例での，それ以外の選択肢としては左開胸超低体温循環停止法による中枢側吻合（open proximal）があげられる．また，同方法では低体温による臓器保護の有用性もある．ただし，当院では左開胸による超低体温循環停止法は手術時間の延長や手術手技の煩雑さといった点を考え，特に胸腹部大動脈人工血管置換術では基本的に正中切開弓部置換を先行する 2 期的手術で行っている（図 2）．

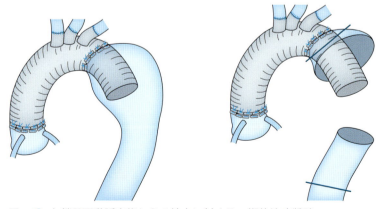

図 2 ● 左鎖骨下動脈直後からの拡大に対する 2 期的治療戦略
①大動脈全弓部置換術＋エレファントトランク挿入，②下行・胸腹部大動脈人工血管置換術の 2 期的手術を行うことで，左開胸手術での中枢側吻合を容易にし，反回神経・横隔神経損傷を回避する．

2）Pit fall

　胸腔内操作の際は食道の走行に注意が必要である．食道損傷により左膿胸・人工血管感染をきたすと根治はほぼ不可能で，敗血症・DIC・多臓器不全に進行し致死的である．食道損傷を起こさないためには食道の走行を確認することは必要であるが，経食道超音波のプローベの触診による位置の確認だけでは不十分である．特に慢性解離症例は発症時より高度な炎症により胸部大動脈と食道が広範囲に癒着している．症例によっては食道壁が広く薄く大動脈壁の半周に渡り癒着しており，一見しただけでは大動脈壁か食道壁かが判別困難な場合が多い．「ここには食道はない」と思われる部位に食道があると考える慎重さと，長軸方向に走る線維は食道であるという認識をもっての剝離が重要である．大動脈周囲の剝離はできるだけ大動脈の近くを大動脈壁に沿って行う．吻合や肋間動脈結紮の際には大動脈と食道の間に腸ベラなどを置き，十分な距離をとることで食道損傷を回避する．

3）体外循環

　わが国の多くの施設では人工心肺を使用した partial bypass 法が主流であるが，当院では左心バイパス法を基本としている．遠心ポンプのみで構成される左心バイパスは貯血リザーバーがなくポンプ吸引が使用できないため大量出血時の対応が困難，熱交換器がないために低体温時の対応ができないといった欠点が指摘される．この問題に対して当院の左心バイパス法は全例で貯血リザーバー，熱交換器（人工肺一体型）を組み込むことで対応している．リザーバーを組み込むことでポンプ吸引が2本使用可能となる．特に胸腹部大動脈手術では長時間手術によりしばしば低体温に陥るが，熱交換器（人工肺一体型）を組み込むことで，必要に応じた復温が可能である（図3）．

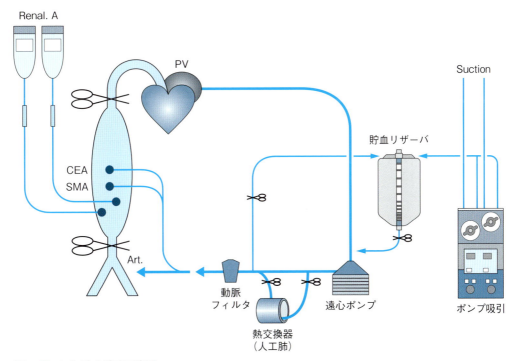

図3 ● 左心バイパス回路図
　当院の左心バイパスは全例で貯血リザーバー，熱交換器（人工肺一体型）が組み込まれる．

熱交換器を使用する際は，後述の活性凝固時間 activated coagulation time（ACT）300 秒以上に加え，ヘパリンを追加投与し ACT400 秒を目安に調整する．ヘパリン追加による出血増加の危険性はほとんどない．

a）カニュレーション，左心バイパス確立

脱血: 脱血部位の第 1 選択は左上肺静脈である．この部位からの脱血で十分な脱血が得られるため，脱血量が不足することはない．第 7〜8 肋間開胸などの下位肋間での開胸では左下肺静脈を用いる場合もある．肺静脈はカニューラ挿入時の空気混入に注意が必要であるが，カニューラと脱血回路をあらかじめ接続させ，回路充填液を逆流させながら挿入することで予防している．

送血: 送血部位の第 1 選択は左大腿動脈である．置換範囲が下行遠位に及ばないような下行置換の一部では，下行大動脈送血を選択することもある．

ヘパリン: 初回目安量は 1〜2 mg/kg で目標 ACT は 300 秒以上とする．

b）大動脈遮断

大動脈遮断の際は，遮断による大動脈損傷を回避するために貯血リザーバーに血液を脱血し，一時的に上肢血圧を 60 mmHg 程度まで下げる．十分に血圧が下がったことを確認して遮断を行う．大動脈遮断には大動脈損傷や塞栓症のリスクがあるため，遮断のやり直しは禁忌としている．遮断後は即座にリザーバー内の血液を体循環に戻し，血圧を平均血圧 90 mmHg 程度に維持する．大動脈遮断後，下肢血圧は遠心ポンプによる定常波となる．下肢の動脈圧波形が定常流であれば完全に大動脈遮断ができている確認となる．基本的には上半身と下半身の平均血圧を同圧で保つ．灌流指数は $1.4〜1.6\ \mathrm{L/min/m^2}$ で調整する．

c）中枢側吻合

大動脈切開し中枢側のトリミングを行う．4-0 もしくは 3-0 polypropylene を選択し，連続縫合ののちに全周性のフェルトプレジェットを用いた interrupted suture を行っている．

d）肋間動脈再建（胸腹部大動脈置換）

当院では肋間動脈の一対を再建しており，Th8-Th11 から経験的に選択している（肋間動脈の口径が大きく back flow が少ないなど）．再建方法は長期開存を期待できるという理由で島状再建を基本としている．再建する肋間動脈には A-shield（4 Fr 閉塞用バルンカニューラ）を挿入し，それ以外の肋間動脈・腰動脈は可及的速やかに結紮処理することで脊髄血流の steal を防ぐ．慢性大動脈解離では動脈硬化性大動脈瘤に比べて肋間動脈・腰動脈が十分に開存しており，back flow が多くなるため速やかな結紮処理が必要である．再建後，肋間動脈に血流を再開させる[8]．

e）血圧管理

当院では遠位側灌流（distal perfusion）および中等度低体温下に血圧を高めに維持することで脊髄保護を行っている．脊髄虚血の一因は肋間動脈灌流圧の低下と考えており，肋間動脈虚血時には側副血行路の血流を期待して上肢平均血圧 90 mmHg 以上を目標として血圧管理を行っている．

f）腹腔動脈，上腸間膜動脈の選択的灌流（胸腹部大動脈置換）

送血回路の分枝から 12 Fr のカニューレを用いて灌流する．灌流量は送血圧に依存するが，おおよそ 200〜300 mL/min である．

g）腎保護（胸腹部大動脈置換）

腎保護法には血液灌流法と腎冷却法がある．血液灌流法は酸素化血を送血する方法である．一方，

腎冷却法は冷却リンゲル液を定期的に間歇注入する方法である．冷却血液と冷却リンゲル液では，腎保護作用に有意差はないとされる[9]．当院では冷却リンゲル液による腎冷却法を選択している．具体的には，冷凍乳酸リンゲル液 1 L を半解凍しマンニトール 12.5 g とメチルプレドニゾロン 125 mg を加えた溶液を左右腎動脈へそれぞれ 250 mL を 30 分ごとに落差注入する．

h）遠位側吻合

中枢側と同様に吻合する．吻合終了後，遮断解除前に人工血管内の空気抜きを十分に行う．

i）大動脈遮断解除

遮断解除の際に問題となるのは血管内 debris や空気による塞栓症や，大動脈解離の発生である．遮断部位に負担をかけないよう，貯血リザーバーに脱血することで上肢圧を下げる．

j）腹部分枝再建（胸腹部大動脈置換）

分枝の位置関係から，右腎動脈，上腸間膜動脈，腹腔動脈，左腎動脈の順に再建する．再建後は腹部臓器の色調，ドップラーによる分枝・臓器の血流を確認している．

k）左心バイパスからの離脱

左心バイパス法の最大の利点は体外循環中の血圧調節がきわめて容易であることだが，吻合を終了し遮断解除した後に即座に体外循環を終了できることも利点の 1 つである．特に胸腹部人工血管置換では，腹部分枝の再建中に復温は完了しているため，遮断解除とほぼ同時に左心バイパスを終了し，プロタミンを投与しヘパリンを中和できる．

l）閉腹（胸腹部大動脈置換），閉胸

腹部臓器を正常な解剖学的位置に戻し閉腹を行う．横隔膜を前述した切開時の糸を目印として閉鎖する．閉胸の際，切断した肋骨は除去せず，上下の肋骨を糸で固定し肋間を閉鎖する．肋骨を除去しないことで，閉鎖部分に緊張がかかりにくいという利点がある．また，肋間を完全に閉鎖するため，肋軟骨は一部オーバーラップするようになる．

3　当院の成績

2003 年 1 月から 2014 年 12 月の 11 年間で当院では胸部・胸腹部大動脈瘤手術 2,691 例を行った．下行・胸腹部大動脈瘤手術は 1,135 例であり，そのうち 503 例が慢性解離に対して行ったものであ

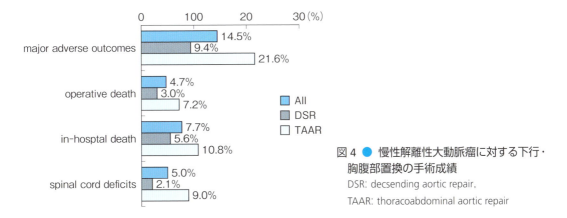

図 4 ● 慢性解離性大動脈瘤に対する下行・胸腹部置換の手術成績
DSR: decsending aortic repair,
TAAR: thoracoabdominal aortic repair

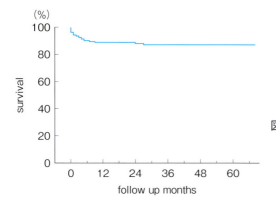

図5 ● 川崎幸病院・川崎大動脈センターにおける慢性解離性大動脈瘤に対する下行・胸腹部置換の生存率
1年88.7％，3年86.9％，
平均追跡期間16.4ヵ月

表2 high volume centerにおけるopen repairの成績

author	reported year	term	number	aneurysm	mortality
Crawford[14]	1986	1960〜1985	605	TAAA	8.9%
Coselli[12]	2007	1986〜2007	2286	TAAA	5%
LeMarie[13]	2012	2005〜2012	823	TAAA	8.4%
Zoli[10]	2010	1994〜2007	104	DSA＋TAAA〔AD（B）chronic〕	9.6%
Corvera[11]	2012	1995〜2009	93	DSA＋TAAA〔AD（B）chronic〕	7%

TAAA: thoracoabdominal aortic aneurysm, DSA: decsending aortic aneurysm, AD(B): aortic dissection (Stanford type B)

る．

　2008年1月以降，後半期6年間における慢性解離に対する377例では，大動脈解離発症から手術までの期間が平均64±56ヵ月，平均年齢は60.2±13.2歳，最大径は平均56.9±9.5 mmであった．手術成績は手術死亡4.7％，在院死亡7.7％，脊髄障害を5.0％となった（図4）．平均追跡期間は16.4ヵ月であり，1年生存率88.7％．re-intervention free rateは98.0％と，再手術・追加手術を要したものは少なかった（図5）．他施設の成績と比較しても，high volume centerにおいてopen repairは良好な手術成績を示している（表2）．

■文献

1) DeBakey ME, et al. Dissection and dissecting aneurysms of the aorta: twenty-year follow-up of five hundred twenty-seven patients treated surgically. Surgery. 1982; 92: 1118-34.
2) Crawford ES, et al. Aortic dissection and dissecting aortic aneurysms. Ann Surg. 1988; 208: 254-73.
3) Akutsu K, et al. Effects of the patent false lumen on the long term outcome of type B acute aortic dissection. Eur J Cardiothorac Surg. 2004; 26: 359-66.
4) Onitsuka S, et al. Long term outcome and prognostic predictors of medically treated acute type B aortic dissections. Ann Thorac Surg. 2004; 78: 1268-73.
5) Safi HJ, et al. Chronic aortic dissection not a risk factor for neurologic deficit in thoracoabdominal aortic aneurysm repair. Eur J Vasc Endovasc Surg. 2002; 23: 244-50.
6) 高本眞一，他．大動脈瘤・大動脈解離診療ガイドライン（2011年改訂版）．日本循環器学会．

7) Dapunt OE, et al. The natural history of thoracic aortic aneurysms. J Thorac Cardiovasc Surg. 1994; 107: 1323-3.
8) Christiansson L, et al. Aspects of the spinal cord circulation as assessed by intrathecal oxygen tension monitoring during various arterial interruptions in the pig. J Thorac Cardiovasc Surg. 2001; 121: 762-72.
9) Lemaire SA, et al. Randomized comparison of cold blood and cold crystalloid renal perfusion for renal protection during thoracoabdominal aortic aneurysm repair. J Vasc Surg. 2009; 49: 11-9.
10) Zoli S, et al. Long-term survival after open repair of chronic distal aortic dissection. Ann Thorac Surg. 2010; 89: 1458-66.
11) Corvera JS, et al. Open repair of chronic aortic dissections using deep hypothermia and circulatory arrest. Ann Thorac Surg. 2012; 94: 78-81.
12) Coselli JS, et al. Open surgical repair of 2286 thoracoabdominal aortic aneurysms. Ann Thorac Surg. 2007; 83: S862-4.
13) LeMaire SA, et al. Results of open thoracoabdominal aortic aneurysm repair. Ann Cardiothorac Surg. 2012; 1: 286-92.
14) Crawford ES, et al. Thoracoabdominal aortic aneurysms: preoperative and intraoperative factors determining immediate and long-term results of operations in 605 patients. J Vasc Surg. 1986; 3: 389-404.

〈尾﨑健介　山本　晋〉

§6. 今後の課題

1. 医療安全と大動脈解離

　現在，医療事故調査制度は全国一律の制度が整備されつつあるが，その内容や具体的プロセスについては多くの意見が出されており，制度が定着するまでにはまだ時間を要するものと思われる．今後様々な観点から検討，整備されて，患者，家族，医療担当者にとって納得のできる制度として確立されていくことが望ましい．

　制度の整備にあたっては，これまでの医療安全の取り組みの成果を十分に取り入れて，公正で透明性が確保され，今後の医療安全の向上に資する制度として運用されることが必要である．特に，医療事故を刑事事件として扱うことについては，厳に慎むべきであることは，これまでの医療界が厳しく学んだところである．しかしながら，わが国において依然として重大な医療事故を刑事裁判で裁こうとする傾向がなくならないことは，はなはだ遺憾である．

　ヒューマンエラーに基づく単純ミスを刑事判決で断罪しても，患者家族や医療者，そして国民の利益にはならない．刑事裁判では医療者個人が断罪されるのみで，システム上の問題は軽視され，医療安全に資することにはならないからである．

　筆者は大動脈解離に関連する医療訴訟（刑事訴訟も含む）において，鑑定書や意見書を作成する機会があり，また証人として出廷した経験から，大動脈解離の診療において争点になりやすい特徴的ないくつかの事項があることを知った．実地臨床上，こうした知識は不要な争いを回避する上で有用と考えられるので，経験に基づいて記載してみたい．

　争点になるのは，診断に関する事項が多く，注意義務違反の有無が問われることが多い．急性大動脈解離は救急外来で初診されることが多いので，筆者は救急外来での初期対応が重要と感じている．大動脈解離の診療において，診断の遅れは患者死亡と直結する．急性大動脈解離の見逃しを防止するために，初診を担当する救急外来担当医に対して，診断上の注意点などに関する特別講義を受講させることが事故防止に有効ではないかと考えている．

　なお，本稿で提示する症例は実例ではないが，筆者が経験した類似例を参考にしている．

1　急性大動脈解離の診断で問題になる事項

a. 血圧について，左右の血圧差（数値）を測定しなかったことが不適切であったか

　会社から帰宅後の61歳の男性例．帰宅直後気分不快で倒れて，深夜12時頃，救急車で来院した．会社の勤務終了後，飲酒したとのことで，アルコール臭があった．初診時，やや応答が緩慢であったが，右手血圧は93/57であった．救急外来で点滴を行い，経過をみていたが，その後急激に意識状態が悪化し，早朝の5時頃に心停止となり，死亡した．病理解剖で急性大動脈解離，心タンポナーデ

デによる心停止と診断された．救急外来初診時に，左右両側の上肢，下肢の血圧を測定しなかったことが争点の1つとなった．

　急性大動脈解離患者で上肢の脈拍に左右差が出現する原因は，大動脈壁の内膜剝離により，大動脈から分枝して上肢に血流を供給する鎖骨下動脈などに狭窄・閉塞が生じ，血流が阻害されるためである．

　血圧の左右差があることは大動脈解離の存在を疑う所見ではあるが，左右差がないからといって，大動脈解離を否定することにはならない．

　本例においては，看護記録に「四肢冷感なし，動脈触知良好」の記載があり，初診時には，触診による血圧の左右差はないと認定された．

　血圧測定は右上肢でなされている．四肢の脈拍触知が良好な場合，右上肢血圧測定に追加して，左上肢や両下肢の血圧を測定することは，一般に行われていないので，血圧の追加測定をしないからといって，過失とはいえない．

　血圧の左右差を診ておくこと，およびその結果を記載しておくことは重要である．

　本例においては，初診時，飲酒によるアルコール臭があり，医療者側が意識障害を診断する上で障害になった．

b．胸部X線写真について，縦隔部分の拡大や気管の偏位などから大動脈解離の発症を疑うべきものといえるか

　胸痛を訴えて来院した71歳男性．心電図と胸部X線検査を行った．心電図では左室肥大所見を認めるのみで，明らかな虚血所見はなかった．胸部X線所見ではやや縦隔陰影の拡大を認めた．しかし，症状は軽いと判断し，CT検査を実施することなく，帰宅させた．帰宅後に自宅で急死した．病理解剖で急性大動脈解離，心タンポナーデによる心停止の診断となった．

　この患者は救急搬送された病院に来院歴があり，以前の胸部X線写真との比較が可能であった．以前の胸部X線写真と比較すると縦隔陰影の拡大があり，その点が争点となった．

　胸部X線写真は臓器の投影像をみているので，撮影条件によって心臓や大血管から構成される縦隔陰影は変化する．特に立位と臥位（ベッド上）では，縦隔陰影に差が出る．立位ではX線の照射管球と患者・フィルムとの間に十分な距離があり，投影像であっても，実物に近い大きさで撮像が可能である．一方，臥位での撮影では，ベッド上の患者の上部に管球を固定して撮像する．管球と患者の距離が近い場合は，投影像である縦隔陰影は拡大して撮像される．ポータブル撮影装置を使用した場合は，管球と患者の位置がより近くなるので，縦隔陰影は一層拡大する．

　本例では，気管の偏位は以前の胸部X線写真でも見られていた．おそらく，以前から胸部大動脈の拡張があったのであろう．

　過失の有無については，以前のX線写真と比較して，撮影条件が立位とポータブル装置によるベッド上の臥位という違いがあることから，縦隔陰影の拡大から大動脈解離の存在に思い至らなかったことを過失とはしなかった．しかしながら，実際には解離は存在していたので，疑わしい場合は，CT検査を実施すべきであろう．なかには，明らかな縦隔陰影の拡大がない解離例も存在するので，注意が必要である．

　なお，胸痛を訴えて来院し，心電図検査，採血検査で異常を認めず，症状が軽快したとして帰宅

させたところ，自宅で急死した70歳の女性例があった．病理解剖により急性大動脈解離と診断されたが，この例では救急外来で胸部X線検査が実施されていなかった．胸痛例に対して胸部X線検査を行っていなかった場合は，過失が問われる可能性がある．

c. CT 診断を実施せずに大動脈解離の除外診断をしたことは不適切であったか

a. と同一症例．会社から帰宅後の61歳の男性例で，「大動脈解離の除外診断をしたこと」が争点となった．会社の勤務終了後，飲酒したとのことで，アルコール臭がしていた．倒れて救急車で来院している．

本例では虚血性心疾患の既往があり，心臓カテーテル検査も受けていることから，担当医は第1に狭心症の存在を疑った．そのため，二度にわたり心電図検査を実施している．心電図検査，採血検査では特に異常は指摘できなかった．胸部X線検査でも異常があるとは判定しなかった．四肢の脈拍は良好に触知し，重症感をもたなかった．

担当医は，「身体所見からは胸背部痛がないのと，血圧も変化ないですし，その他大きな身体所見，痛みの変化などもなかったので，大動脈解離は否定的」と考えた．

本例の診断においては，発症時の状況を確認することは重要であったが，発症時の詳細な状況は把握されなかった．家族は，「こちらから医師に，倒れたときの様子は説明していません」とのことであり，「医師から，特別何も聞かれませんでした」と話している．

受診当日，その病院の夜勤時間帯には，救急外来には3名の看護師が勤務していたが，本例の到着前に，心肺停止患者が2名来院しており，対応に追われていた．多忙ななかでの対応であり，担当医は患者本人への問診に際し，主に痛みの性状や持続時間などを聞いたが，「質問に対しての回答が緩慢で問診に対して回答するのが億劫といった感じでした」と述べている．発症時，すなわち倒れたときの状況を，医療者側が詳細に把握する機会はなかった．本例は，「激烈な胸部痛や背部痛」を伴わない非典型的な急性大動脈解離の発症例であり，解離の存在に思い至らなかったとしても，過失とまではいえないと考えられる．しかし，実際にはこのような発症状況はまれではない．

また，本例では運の悪いことに「アルコール臭」があった．担当医師は「受け答えが若干遅いようなところもあった」と感じた．後から考えれば，脳虚血による意識障害が存在していた可能性が考えられる．「アルコール臭」があったことにより，脳虚血による症状や患者の重症感が見逃された可能性がある．

d. 仮に，初診時に大動脈解離の発症を疑い，胸部造影 CT 検査などを行った場合，救命可能性はあったか．あったとすればその確率はどの程度か

症例は75歳女性．夜8時頃，自宅台所で調理中に倒れた．長女夫婦がその場にいて，ただちに救急車を要請し，搬送された．

救急車のなかで意識はもどり，病院到着時には歩行が可能になっていた．本人は「歩く」といって，救急外来の医師のいる診察室内に1人で歩いて入っていった．医師（卒後4年目）は本人に問診を行ったが，受け答えに異常は感じなかったと述べている．家族からの詳しい状況の事情聴取は行われなかった．

意識消失があったが，担当医は狭心症や不整脈を疑い，心電図と採血検査を行った．心電図では

心筋虚血を疑わせる所見はなく，採血検査でも異常を認めず，帰宅の方針とした．家族は戸惑っていた．

その後，患者は亜硝酸薬を処方され，タクシーで帰宅した．その深夜，就寝中に心停止となり，救急車で同じ病院に搬送された．蘇生はできずに死亡確認となり，病理解剖で大動脈解離，心タンポナーデによる死亡と確認された．

家族は重症感をもって救急車で搬送したにもかかわらず，救急担当医の対応は不十分で，適切な対応があれば救命できたのではないかと感じた．担当医が家族に倒れた状況を詳しくきけば，違った判断になった可能性がある．痛みを訴えない急性大動脈解離例がある（「健忘症状」も関係している）ことを，救急で初診を担当した若い医師は知らなかったと思われる．

仮に，初診時に大動脈解離の発症を疑い，胸部造影CT検査を実施したとすれば，大動脈解離と診断された可能性が高い．その場合は，緊急手術を準備し，実施する．仮に，そのように進んだ場合，本例における救命の可能性は，概ね50～60％程度と推定された．

本例ではCT診断で急性大動脈解離と診断された場合，当該病院で手術治療が可能なら手術準備を行い，実施する．当該病院での手術実施が不可能であれば，可能な病院に搬送する必要がある．検査中，あるいは搬送中のリスクを考慮する必要があるので，本例での救命確率は，一般的な手術実施救命率80％よりは，若干低く推定された．

2 急性大動脈解離の治療で問題になる事項

a．転院，転送の時期

転院，転送が遅れて救命できなかったことで，注意義務違反を問われた判決が複数ある．もちろん，急性大動脈解離と診断されていれば，緊急手術が実施可能な病院に転送を考えることになろう．しかし，急性解離の存在に思い至らない場合は，結果として転院の時期が遅れ，患者死亡となってしまう例があり，責任を問われることになる．

胸痛，失神，突然倒れる，動けなくなる，などの症状があった場合は，たとえ痛みが消失していても，急性大動脈解離の可能性に思い至り，心エコー検査や造影CT検査の実施を考慮した方が安全である．

b．手術の時期

手術時期に関しても，いくつかの争点がある．特に入院後，手術前に心停止となって救命できなかった例では，家族が納得しない場合がある．しかし，必要な手立てを尽くしている場合は，責任を問われることはない．入院後，手術室に搬送前に状態が悪化して心停止となることは珍しくないので，医療者側が十分に対応していることが家族に伝わっていれば，紛争になることはめったにない．理解できない家族や，結果を受け入れられない家族の場合もあるが，多くの場合，時間が解決してくれる．医療者側に問題がなければ，時間とともに家族も受け入れてくれることが多い．

3 鑑定医，臨床評価医の注意点

a．医療訴訟における意見書

　医療訴訟（民事訴訟）では，原告（多くの場合，患者側）が損害賠償を求め，被告（多くの場合，医療担当者側）がそれを否定し，裁判所に判決や仲裁を求める構図となる．裁判官は専門家ではないので，求めた損害賠償が適切か否かをすぐには判断できないため，専門家に意見をきくことになる．

　また，原告，被告，双方ともに，自分に有利になると思われる専門家の意見を裁判所に提出し，有利な判決や仲裁を得ようと努力する．

　そこで，「専門家」に意見書や鑑定書の提出が依頼されることになる．「」を付けたのは，「いいかげんな意見書」を提出する自称「専門家」が存在するからである．残念ながら，専門家集団の自律性に不十分な点があり，こうした似非「専門家」を排除するに至っていない．特に患者側弁護士は，訴訟を請け負うことで仕事が成り立っているという面があり，病院や医療担当者を安易に攻撃する自称「専門家」に依拠しがちである．こうした「専門家」が跋扈することは，患者，患者家族，医療担当者にとって不幸である．

　「いいかげんな意見書」では，裁判で勝訴することはできない．しかし，患者とその家族は弁護士と「専門家」に費用を支払わなければならない．患者を病気で失い，医療者のミスという誤解を強調され，費用まで支払わされたのでは，患者家族は悲惨である．こうした似非「専門家」を排除することも，学会などの専門家集団に課せられた重要な責務と考えられる．

b．意見書の記載にあたって注意すること

　筆者は，鑑定医，臨床評価医を依頼された場合は，少なくとも次の点に注意して意見書，鑑定書を記載するようにしている．

　今後，医療事故調査制度が整備されると，多くの医師が調査に関与し，意見を求められることになる．国民から信頼される医療制度確立のためには，責任ある意見書を作成し，真の専門家として医師が信頼されることが必要である．

1）公正性

　自己の利益を優先してはならない．あくまで公正性を第1に，医学的常識に則って記載する必要がある．

2）結果論に陥らないこと

　後からみた結果論で記載してはならない．その時点での医学的判断であることの認識が必要である．

3）十分な知識と経験

　対象とした領域に関しては，十分に勉強し，知識を得ること．自己の狭い知識と経験のみで判断，記載してはならない．

4）個別事情の考慮

　個人医院か地域の基幹病院か，医療担当者の経験や知識，施設のシステムや状況はどうか，患者

や家族の状況など，個別事情も考慮した記載が望ましい．

c. 刑事裁判における鑑定書

　これまでは民事訴訟についての記載であるが，刑事裁判においても，意見書（鑑定書）を記載する場合の注意点は同様である．刑事裁判の場合，原告は検察官（検事）となる．検察官は強制捜査権を含む強大な権力を持っており，被告を留置することも可能である．誤った情報が検察に入れば，被告の医療担当者は長期（数カ月から1年を超す場合もある）の拘留などの処置を受ける危険性があり，その場合は職を失い，社会的制裁を受け，その被害は計り知れない．刑事裁判において，原告側鑑定人として「いいかげんな意見書」を記載することがどれほど重大で，罪が重いかを考えてみてほしい．

　刑事裁判は民事訴訟とはまったく異なり，たとえ原告が裁判で負けても，原告（検察）は金銭を支払うわけでもなく，謝ることもしない．費用は国（税金）が全額支払うからである．たとえ被告が勝訴しても，被告の被害のみ甚大であり，多くは取り返しがつかない．被告の膨大な訴訟費用は，すべて被告が支払わなければならない．

　もう1つ大きな違いは，原告（検察）は国家権力という強大な力で裁判をコントロールしようとするので，原告の勝訴率は99％以上と圧倒的に高い．刑事裁判で訴追された場合に裁判で検察と闘うことがどれほど大変かは，この数字からも想像できる．

　刑事裁判における鑑定書は，これまで一部検察官の恣意的な選択で，個人的に依頼されて作成されてきたと思われる．検察側にも医療界に十分な情報源がなく，選択肢が限られていたという面もあった．起訴した以上，有罪にするのが検察官の目的となるので，有利な鑑定書のみを採用するということもある．今後は，少なくとも刑事裁判（医療関連事案）における鑑定書の作成は，学会などの専門家集団が責任をもって担当することが必要だと考える．そもそも，医療事故を刑事裁判で裁くこと自体が間違いであり，医療界をあげて刑事裁判化を阻止する必要があろう．

〈安達秀雄〉

§6. 今後の課題

2. 大動脈センターの設立と発展について
～大動脈チーム形成の有用性と今後の課題～

1 設立と発展

　川崎幸病院・川崎大動脈センターは2003年，川崎幸病院・心臓血管外科に併設した．当初は心臓血管外科の一部として大動脈外科手術を行うことを目的としていたが，大動脈手術件数の急激な増加により2006年からは大動脈手術に特化した形態へと変貌した．

　2007年には大動脈治療の専用病棟（ACU: Aortic Care Unit）の開設に伴い，大動脈センター専従看護師制を開始した．2012年の病院新築移転では，大動脈専用手術室3室（うち1室はハイブリッド手術室），ACU 16床（ACU1＝ICU；8床，ACU2＝HCU；8床），大動脈センター一般病床；42床，大動脈リハビリ室などを有する大動脈専門施設としてオープンし，2014年には胸部大動脈手術426例，腹部大動脈手術80例，ステントグラフト内挿手術194例，合計年間698例の大動脈手術を行うに至った．

2 大動脈センター職員の構成

　いうまでもなく，大動脈診療は医師だけでは成立せず，むしろ看護師，コメディカルスタッフ，事務職員の充実度・完成度が治療成績・診療効率に大きく影響する．近年の大動脈手術治療成績の劇的な向上には手術技術の進歩以上にこのような医療スタッフの充実が大きく貢献している．

　大動脈センター医師は，心臓血管外科医13名（手術担当）と放射線IVR医6名（ステントグラフト担当）で行っている．心臓血管外科医と放射線IVR医は外来部門を共有し，合同カンファレンスを通して診断・治療の一元化を図っている．

　看護師構成は，手術室専従看護師10名，ACU看護師40名，一般病床看護師34名である．いずれも大動脈センターの専従看護師である．臨床工学技士（CE）27名のうち9名が大動脈センター専従で体外循環を担当している．理学療法士（PT）3名，言語聴覚療法士（ST）1名，作業療法士（OT）1名が大動脈リハビリテーションの専従となっている．大動脈センターコーディネーターは6名で，すべての電話対応，初診時の病院案内から患者のマネージメント，入院・手術・検査などのスケジュール管理・変更・連絡などのすべてを担っている．

3 診療の流れに伴う各部署の役割

a. 外来診療（待機手術例）

待機手術については，初診外来を受診した患者は大動脈センター医師の診察により治療適応が決定されIC（informed consent）が行われる．一方，検査入院および手術治療を含めた治療計画は医師が立案するが，患者への手続き説明と入院案内の詳細はコーディネーターが担当し，患者の細かな質問に対応している．

b. 患者搬送（緊急手術例）

紹介元のある緊急症例については，ドクターカーによる患者搬送を行っている．ドクターカーは救命救急士（EMT）12名と，専用救急車3台の体制で運用している．ドクターカーは急性の大動脈疾患患者を初療病院（紹介元病院）より川崎大動脈センターに搬送することを目的としている．ドクターカーは24時間待機の上，要請があった場合には大動脈センター医師1名，EMT3名が乗車し初療病院まで急行する．現場では患者の診察・情報の取集を行うとともに，その場で手術の要否を判断し大動脈センターに連絡することにより，患者到着前に手術室を含めた手術の準備が完了する．この体制により患者到着から手術開始までの時間は1.9時間（2012～2014年）となり，IRAD（International Registry of Acute Aortic Dissections）の8.6時間[1]を大幅に下回ることとなった．また，気管内挿管にとどまらず，急性大動脈解離において血行動態の悪化の要因となる心タンポナーデもドクターカー内で心囊穿刺などを行うことにより早期に解除できる利点もある．

c. 手術体制

大動脈センター手術室（大動脈専用手術室2室＋ハイブリッド手術室1室）は大動脈手術専従看護師が担当している．大動脈手術専従看護師制では，直接介助，間接介助ともに，大動脈手術に特化することで，手術対応の実践力が強化され，大動脈外科手術の高度化，そして件数増加と常時緊急対応が可能となった．

大動脈手術専従看護師は，毎朝行われる術前カンファレンスに参加し手術に対応する手技，工程を組み立てる．このために看護師にも術式にとどまらず，CTおよび血管造影所見の理解は必須である．直接介助看護師は，術野における人工心肺回路の準備から術中の直接介助にとどまらず，全身冷却から循環停止，あるいは循環停止から加温時の回路の切り替えなどの業務を担っている．直接介助看護師に最も重要なことは，異なる術者の手術工程に対して，柔軟な対応を行い，術者のリズムを崩さないように配慮することである．このために手術術式を標準化し，術者により手術手技・手順が異なることのないように配慮している．

d. 大動脈治療室（Aortic Care Unit: ACU）での術後管理

大動脈手術の術後管理は看護師が主体となり行っている．ACU1（ICU基準）はベッド数8床，看護師配置2：1，ACU2（HCU基準）はベッド数8床，看護師配置4：1で運用している．ACU看

護師は大動脈手術の多様性についての知識・理解が不可欠である．看護師は，手術アプローチ，体外循環方法，人工血管置換部位，大動脈遮断部位，術中臓器虚血の状態などを加味し，適切な呼吸・循環管理を行う．

超低体温循環停止症例では術中の脳保護が行われているため，術後の神経学的所見に注意が必要である．また，胸腹部大動脈人工血管置換症例では，術直後の血圧管理（平均血圧80 mmHg以上），脳脊髄液ドレナージ圧（CSFD）および排液量の管理は対麻痺予防に非常に重要である．入院期間が長期化す

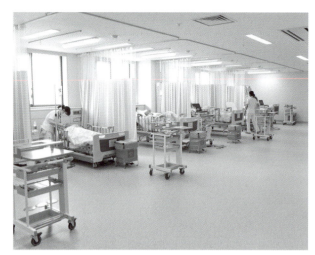

図1 ● 大動脈治療室（ACU）

る重症症例に対しては，早期のリハビリテーション介入や，医療ソーシャルワーカー（MSW）による退院調整を術後早期から行っている（図1）．

e．一般病床

術後急性期を離脱した患者は，ACUより一般床に転出する．一般床のベッド数は42床，看護師配置は7：1で運用している．一般床では，医師・看護師・理学療法士・管理栄養士・医療ソーシャルワーカー・大動脈センターコーディネーターと，患者に関わるスタッフが問題点と治療方針を共有するために，毎朝全員参加の合同カンファレンスを，全入院患者を対象として行っている．術前から術後超急性期を離脱したあらゆる患者に看護介入していくには，退院支援まで含めた他職種の協力が必要であり，連携協働の調整役割として看護師は存在している．

f．術後のリハビリテーション

術後リハビリは大動脈センター専従のリハビリスタッフが担当している．大動脈術後患者は通常，術翌日よりACUにおいてリハビリを開始する．

大動脈手術では特に呼吸器合併症への対応が重要であり早期離床は必須となる．左開胸で行う下行大動脈置換術や胸腹部大動脈置換術では術操作に伴う肺損傷や，肋間筋および横隔膜といった呼吸筋への侵襲により肺機能低下をきたすことがある．そのため無気肺や肺炎といった呼吸器合併症の予防・改善が重要である．近年では術後の早期離床プログラムの安全性・有効性が証明されてきており，術後1病日より室内歩行を開始する例も少なくない．

誤嚥性肺炎は最も注意すべき合併症である．声帯の運動に関与する反回神経は解剖学上，大動脈手術の影響を受けやすく術後に嗄声や嚥下障害をきたすことがある．摂食・嚥下機能の状態はSTが評価し，食形態の調整や嚥下機能障害に対するリハビリを行う．

近年では高齢者の手術患者は増加傾向にあり，術後の運動機能やADL（日常生活動作）/QOL（quality of life）の低下が課題となる．疼痛や消耗に加え，高齢者は術後せん妄や，種々の合併症を

きたしやすく廃用症候群に陥る危険性が高い．上述した早期離床プログラムに加え，高齢者では個別対応のADL訓練や作業療法も必要となり，OTが担当している．当センターでの80歳以上の胸部大動脈手術患者を対象とした検討では，術後ACU滞在日数，在院日数，歩行自立日数ともに80歳未満の若年者と差異を認めず，運動機能テストおよびADL自立度も術前同程度までの回復が得られている．

g．退院調整

　医療ソーシャルワーカー（MSW）が中心となって退院調整を行う．MSWも大動脈センター専任であり，退院支援を中心に患者の抱える生活環境の問題や，家族の対応を行う．

　手術患者と緊急症例を常時受け入れ可能な状態を維持するために，早期の退院調整は必須であり，自宅退院や転院を滞りなく完了することにMSWは大きく貢献している．

4　今後の課題

a．人材育成

　大動脈センター医師は，それまでの経歴にかかわらず初年度をレジデント，2年目をシニアレジデント，3年目以降をスタッフとしている．レジデントは大動脈患者管理を1年間学び，シニアレジデントは急性大動脈解離手術や弓部置換手術を担当する．スタッフは冠動脈手術・弁膜症手術を担当するほか，左開胸手術（胸腹部大動脈置換）や基部再建手術の修練を行うことにより5年間でほぼすべての大動脈手術を習得することを目標としている．修練期間中は心臓血管外科専門医取得を原則とし，修練期間終了後には本人の希望により放射線IVR科においてステントグラフト実施医・指導医を取得したり，社会人枠大学院にて学位取得する場合もある．

　ACU・手術室専従・一般床看護師は大動脈外科全般にわたる知識を学ぶ．わが国における看護師教育はオールラウンダーを目指す傾向にあり，1つの診療科に特化した看護を目指す看護師はむしろ少ないといえる．しかし，大動脈センター看護師は，大動脈診療に特化することにより医師と同様に，初診外来から検査・手術を経て，術後管理や退院指導までの一貫した看護を学び，実践することが可能となった．大動脈外科診療にかかわるプロフェッショナルとして，看護師には患者の治療の中心であるという自覚が生まれる．大動脈外科看護には，多様な知識と技術の習得が必要であり，大動脈外科を牽引していくチームの要として，学習の意義・動機づけを行っていけるよう取り組んでいる．

b．患者を断らない体制づくり

　近年増加の一途をたどる急性大動脈解離手術の受け入れは東京・神奈川などの首都圏においても決して問題がないわけではない．むしろ多くの施設において急性大動脈解離患者が発生した場合，手術治療を即座に行える施設への転送は困難な場合が多い．東京では，急性大動脈スーパーネットワークなど，複数の医療機関にまたがるネットワークも存在するが，十分に機能しているとはいい難い．急性解離患者が来院し転送先が決定されるまでに数病院に断られ，転送までに1時間以上を要することもまれではない．受け入れ側としては，特に手術症例数の多い施設では，緊急患者のた

めに常時手術室（麻酔医や手術室看護師を含む）を待機させておくことは不可能で，患者受け入れ要請があっても定時手術の終了まで手術開始を待たなければならない状況となり，迅速な受け入れは困難となる．当センターでは常時2名の執刀可能な医師を待機させるとともに，麻酔医・臨床工学技士および大動脈手術専従看護師も1チーム待機させることで，緊急手術に対応している．緊急患者受け入れ困難の理由で最も多いICUなどの集中治療室でのベッドコントロールについては，当院ERのホールディングベッドを緩衝用ベッドとして利用することにより常時ACU（ICU）への患者受け入れが可能となっている．このように医師・看護師・コメディカル・病院管理者のすべてが緊急患者の受け入れを最重要課題と認識することが「緊急を断らない病院」には必須である．急性大動脈解離，特に臓器虚血の合併症例では発症から手術開始までの時間が予後を決定する因子となる．このため，可能な限り多くの心臓血管外科施設において急性大動脈解離の手術（その多くはhemiarch repair）が常時可能で，しかも手術の質が担保されていることが望ましい．

　最後に，大動脈解離におけるもう1つの課題が，解離慢性期の胸腹部大動脈瘤である．特にCrawford ext. Ⅱなど，広範囲にわたる置換が必要な症例では，手術が敬遠される傾向にある．一方でTEVAR/EVARの普及からopen surgeryを行う頻度はさらに減少し，ステント治療が困難あるいは不可能な胸腹部大動脈瘤に対する治療の機会は失われる．胸腹部大動脈瘤手術の治療成績はhigh volume centerにおいては改善の傾向にある[2-4]．大動脈疾患治療を専門とする大動脈センターには，どのような症例に対しても常時治療が可能な技術維持と組織構築が必要である．

■文献

1) Harris KM, et al. Correlates of delayed recognition and treatment of acute type A aortic dissection. Circulation. 2011; 124: 1911-8.
2) Coselli JS, et al. Open surgical repair of 2286 thoracoabdominal aortic aneurysms. Ann Thorac Surg. 2007; 83: S862-4.
3) LeMaire SA, et al. Results of open thoracoabdominal aortic aneurysm repair. Ann Cardiothorac Surg. 2012; 1: 286-92.
4) Corvera JS, et al. Open repair of chronic aortic dissections using deep hypothermia and circulatory arrest. Ann Thorac Surg. 2012; 94: 78-81.

〈田中亜由美　山本　晋〉

索　引

あ行

新たな解離発生	63
意見書	178, 182
意識障害	35
意識消失	37
位相差 X 線 CT	19
一時的バイパス	130
医療事故調査制度	182
医療訴訟	178
腋窩動脈	84
送血	101, 103
エレファントトランク	92
遠位側大動脈に対する	
追加治療	163
遠隔成績	110
炎症性大動脈疾患	4
エントリー	58
切除	83, 92
閉鎖	126
横隔神経	172
オープンステント治療	96
オープンステント法	91

か行

開窓術	123
解離の準備状態	1
解離の層	69
架橋弾性線維	16
下肢虚血	82
合併症	54
下半身麻痺	35, 36
カラードプラ法	52
冠灌流	60
鑑定医	182
鑑定書	178, 182, 183
冠動脈	114
解離	114
血管内超音波	115
バイパス術	117
灌流障害	59
気管変位	179
偽腔開存型	162, 170
偽腔送血	62
偽腔内圧	69
偽腔の状態評価	162
偽腔閉塞型	81, 170
逆行性送血	117
逆行性脳灌流法	85
急性 A 型大動脈解離	71, 91, 105, 114
急性下肢動脈閉塞症	130
急性大動脈解離	52
急性動脈閉塞	36
狭心症	35
強制捜査権	183
胸痛	36
胸腹部アプローチ	171
虚血性胃炎	36
虚血性心疾患	56
近位側大動脈再手術	161
筋型動脈	15
経胸壁心エコー図	52
刑事裁判	178, 183
経食道エコー	93
血圧の左右差	179
結果論	182
血管型 Ehlers-Danlos 症候群	3, 11
結合織障害	2
血行力学的ストレス	4
血栓閉塞	162
検察官	183
健忘症状	181
降圧治療	125, 140
高血圧	3
公正性	182
コーディネーター	185
コンパートメント症候群	131

さ行

左室心尖部送血	84
左室壁運動異常	117
左心バイパス法	173
試験開腹	127
自己弁温存大動脈基部再建術	87
失神	36
縦隔陰影拡大	38, 179
縦隔血腫	58
集学的治療	126
重度意識障害	105
重要臓器虚血	81
手術の時期	181
出血性梗塞	106
術後の抗凝固療法	161
上行弓部大動脈置換	75
上行大動脈（真腔）	84
上行大動脈送血	102
除外診断	180
心エコー図	52
心筋虚血	56, 82, 118
真腔狭窄	121
腎結石	36
人工血管感染	173
人工血管置換	83
真性大動脈瘤	4
心尖部送血	100
心タンポナーデ	34, 52, 57, 69
心電図同期	42, 66
心囊水貯留	55
心囊ドレナージ	54
心囊内出血	69
心肺蘇生	57
心肺停止	57
腎保護法	174
腎冷却法	175
ステロイド	4
スポーツ中の急性大動脈解離	39
生体糊	87
静的閉塞	48
脊髄障害	93

脊髄麻痺	35
選択的順行性脳灌流法	85
選択的脳灌流	110
先天性疾患	2
造影CT	52, 120
臓器灌流障害	79
臓器虚血	120

た行

大腿動脈送血	99
大動脈解離	8
大動脈基部手術	160
大動脈スーパーネットワーク	24, 29
大動脈二尖弁	3
大動脈バルーン	95
大動脈弁逆流	59
大動脈弁閉鎖不全	52
大動脈リモデリング	146, 152, 163
大動脈瘤	8
多光子顕微鏡	19
弾性型動脈	15
弾性線維	1, 16
弾性板	16
減少	1
弾性板間架橋線維	2
胆嚢炎	36
逐次近似再構成法	42
中心送血	100
腸管虚血	82
超急性期大動脈修復術	106
低体温下循環停止	85
低体温療法	110
転院，転送の時期	181
東京都CCUネットワーク	27
東京都監察医務院	21
動的閉塞	48
動脈硬化	4
ドクターカー	185
突然死	21

な行

内膜損傷	97
日本循環器学会ガイドライン	146
乳酸アシドーシス	120
妊娠	4
脳灌流	59
脳虚血	82, 107
脳梗塞	35, 105
嚢状中膜壊死	1, 17
脳脊髄液ドレナージ	151
嚢胞状中膜変性	17

は行

破裂	81
反回神経	172
左開胸アプローチ	171
左開胸超低体温循環停止法	172
左膿胸	173
非閉塞性腸管虚血	122
フィブリリン	8
腹部エコー	120
腹部臓器虚血	92
腹部分枝	127
再建	175
平滑筋収縮蛋白質	11
閉塞型睡眠時無呼吸	4
閉塞のメカニズム	114

ま行

マグネシウム持続投与	110
右総頸動脈直接灌流法	109
脈拍の左右差	179

や行

腰痛	36
予後予測因子	168
45XOの染色体異常	3

ら行

ラプラスの法則	94
リハビリテーション	141
臨床評価医	182
ロサルタン	12
肋間動脈再建	174

欧文

ACE阻害薬	167
ACTA2遺伝子異常	3
ACU（Aortic Care Unit）	184
Adamkiewicz動脈	50, 149, 151
aortic cobweb	46
aortic remodeling	94, 158
aortic type	59
AVS	87
β遮断薬	165
BioGlue	134, 136
塞栓症	137
組織毒性	137
不適切部位への滴下	138
branch type	59
B型大動脈解離	154, 165
Ca拮抗薬	166
central operation	116, 123
central repair	129
COL3A1遺伝子	11
complicated type	126
complicated type B aortic dissection	154
CRP（C-reactive protein）	167
CSFドレナージ用カテーテル	149
cystic medial degeneration	17
DeBakey分類	44
dynamic obstruction	48, 147
dynamic type	129
ESCガイドライン	147
ET（elephant trunk）法	84
extra-anatomical bypass	109
FBN1遺伝子	8
FET（frozen elephant trunk）法	84, 125
fibrin glue	74, 134, 136
GRF glue	74, 134
IBPs（intramural blood pools）	47
IMH（intramural hematoma）	18, 45, 65
intentional delay	106
intramural hematoma	5
IVUS（intravascular ultrasound）	115
J graft open stent graft	97
kinking	95

lamellar unit 16	PAU（penetrating atherosclerotic ulcer） 18, 49, 65	steal 現象 150
Loeys-Dietz 症候群 3, 9	RCP 85	TEVAR 125
malperfusion 81, 91, 114	SCP 85	TGF-β 9
Marfan 症候群 2, 8	SCR 法 160	therapeutic time window 107
MDCT 41	shear stress 4	Turner 症候群 3
MNMS（myonephropathic metabolic syndrome）73, 131	Shprintzen-Goldberg 症候群 10	ULP（ulcer like projection） 45, 65
MYH11 遺伝子異常 3	SMAD3 遺伝子異常 3	uncomplicated acute type B dissection 154
Neri 分類 116	SMA の超音波画像 121	uncomplicated type 125
NOMI（non-occlusive mesenteric ischemia） 122	spiral incision 149	uncomplicated type B chronic dissection 157
open distal aortic anastomosis 法 83	Stanford 分類 43	vasa vasorum 4
open proximal anastomosis 150	static obstruction 48, 147	
	static type 129	

	だいどうみゃくかいり　　　しんだん　　ちりょう	
	大動脈解離　診断と治療の Standard	ⓒ

発　行　2016年1月25日　　初版1刷

編著者　井　元　清　隆
　　　　　い　もと　きよ　たか
　　　　上　田　敏　彦
　　　　うえ　だ　とし　ひこ
　　　　安　達　秀　雄
　　　　あ　だち　ひで　お

発行者　株式会社　中外医学社
　　　　代表取締役　青　木　　滋

　　　〒162-0805　東京都新宿区矢来町62
　　　　電　　話　03-3268-2701（代）
　　　　振替口座　00190-1-98814番

印刷・製本／三報社印刷（株）　　　　〈MM・YT〉
ISBN 978-4-498-03912-4　　　　Printed in Japan

JCOPY ＜(社)出版者著作権管理機構　委託出版物＞

本書の無断複写は著作権法上での例外を除き禁じられています．
複写される場合は，そのつど事前に，（社）出版者著作権管理機構
（電話 03-3513-6969，FAX 03-3513-6979，e-mail: info@jcopy.
or.jp）の許諾を得てください．